呼吸系统少见病病例解析

主　编　王洪武　徐凯峰

副主编　李月川　邹　珩　张　楠

人民卫生出版社

·北　京·

图书在版编目（CIP）数据

呼吸系统少见病病例解析/王洪武，徐凯峰主编
. —北京：人民卫生出版社，2023.4
ISBN 978-7-117-34437-1

Ⅰ.①呼… Ⅱ.①王…②徐… Ⅲ.①呼吸系统疾病
–病案 Ⅳ.①R56

中国国家版本馆 CIP 数据核字（2023）第 024984 号

| 人卫智网 | www.ipmph.com | 医学教育、学术、考试、健康，
购书智慧智能综合服务平台 |
| 人卫官网 | www.pmph.com | 人卫官方资讯发布平台 |

呼吸系统少见病病例解析
Huxi Xitong Shaojianbing Bingli Jiexi

主　　编：王洪武　　徐凯峰
出版发行：人民卫生出版社（中继线 010-59780011）
地　　址：北京市朝阳区潘家园南里 19 号
邮　　编：100021
E - mail：pmph @ pmph.com
购书热线：010-59787592　010-59787584　010-65264830
印　　刷：北京盛通印刷股份有限公司
经　　销：新华书店
开　　本：787×1092　1/16　　印张：17.5
字　　数：437 千字
版　　次：2023 年 4 月第 1 版
印　　次：2023 年 5 月第 1 次印刷
标准书号：ISBN 978-7-117-34437-1
定　　价：168.00 元

打击盗版举报电话：010-59787491　E-mail：WQ @ pmph.com
质量问题联系电话：010-59787234　E-mail：zhiliang @ pmph.com
数字融合服务电话：4001118166　E-mail：zengzhi @ pmph.com

编　者 （以姓氏笔画为序）

马　晖（天津市胸科医院）

王　平（中国医学科学院北京协和医院）

王　凯（天津市胸科医院）

王　俊（中国医学科学院北京协和医院）

王　莺（中南大学湘雅医院）

王亚妮（中国医学科学院北京协和医院）

王洪武（北京中医药大学东直门医院）

石　林（复旦大学附属中山医院）

叶　蓁（天津市胸科医院）

田　庄（中国医学科学院北京协和医院）

田欣伦（中国医学科学院北京协和医院）

刘　辉（首都医科大学附属北京儿童医院）

关育红（首都医科大学附属北京儿童医院）

孙雪峰（中国医学科学院北京协和医院）

李　毅（天津市胸科医院）

李小钦（福建省立医院）

李广生（天津市胸科医院）

李月川（天津市胸科医院）

李兰凤（福建省立医院）

李国平（成都市第三人民医院）

李冠华（天津市胸科医院）

李鸿茹（福建省立医院）

杨燕丽（中国医学科学院北京协和医院）

何　萍（成都市第三人民医院）

何雨荻（中国医学科学院北京协和医院）

余小丽（福建省立医院）

谷松涛（天津市胸科医院）

邹　珩（北京中医药大学东直门医院）

汪劭婷（中国医学科学院北京协和医院）

宋惜夕（复旦大学附属中山医院）

张　力（天津市胸科医院）

张　艳（中南大学湘雅二医院）

张　楠（应急总医院）

张冬睿（天津市胸科医院）

张永祥（天津市胸科医院）

张腾越（中国医学科学院北京协和医院）

陈正伟（福建省立医院）

陈晓阳（福建医科大学附属第二医院）

陈愉生（福建省立医院）

欧阳若芸（中南大学湘雅二医院）

岳文香（福建省立医院）

金美玲（复旦大学附属中山医院）

赵　芳（天津市胸科医院）

赵兵甜（天津市胸科医院）

赵顺英（首都医科大学附属北京儿童医院）

胡成平（中南大学湘雅医院）

胡思琪（中国医学科学院北京协和医院）

胡铭虹（福建医科大学附属龙岩第一医院）

施丽泳（福建医科大学附属第二医院）

贾　玮（天津市胸科医院）

徐文帅（中国医学科学院北京协和医院）

徐凯峰（中国医学科学院北京协和医院）

翁端丽（福建医科大学附属龙岩第一医院）

高永平（应急总医院）

涂润崴（福建省立医院）

黄健男（中国医学科学院北京协和医院）

焦丽娜（天津市胸科医院）

曾奕明（福建医科大学附属第二医院）

潘建辉（天津市胸科医院）

主 编 简 介

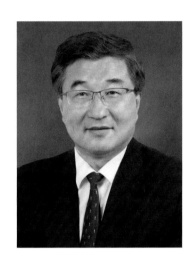

王洪武

- 教授，主任医师，博士研究生导师，博士后合作导师，享受国务院特殊津贴专家
- 北京中医药大学东直门医院呼吸病中心主任
- 中华医学会结核病学分会呼吸内镜介入治疗委员会主任委员
- 中国水利电力医学科学技术学会高原医学分会副会长兼呼吸及肿瘤介入治疗分会主任委员
- 亚洲冷冻治疗学会主席
- 国际冷冻协会执行理事

从事呼吸系统疾病及肿瘤研究近 40 年，擅长呼吸介入治疗，在呼吸内镜的应用和影像引导下的介入治疗方面有很深的造诣。连续三届荣登中国名医百强榜"全国呼吸介入治疗 Top 10 专家"，并荣获中国医师协会呼吸医师分会第十四届"优秀呼吸医师"称号。

获部级医疗成果一等奖 2 项、二等奖 8 项。在国内外发表论文 280 余篇，主篇著作 29 部，参编 25 部。获国家发明专利 4 项、实用新型专利 26 项。主持完成科技部重点课题及首发基金课题多项。

主 编 简 介

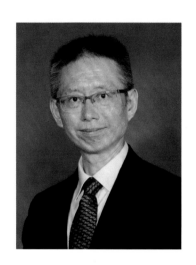

徐凯峰

- 教授，主任医师，博士研究生导师
- 中国医学科学院北京协和医院呼吸与危重症医学科副主任
- 中国罕见病联盟呼吸病学分会主任委员
- 中国医药教育协会呼吸病康复专业委员会慢阻肺康复分会主任委员
- 中国医师协会淋巴疾病专家委员会副主任委员
- *Orphanet Journal of Rare Diseases* 副主编

序

罕见病是指发病率较低、患病人数较少的疾病。早在 2002 年美国即出台了罕见病法案，促进了罕见病的研究和相关药物的研发，欧盟、日本也相继出台了罕见病相关法案。我国于 2018 年 5 月公布了《第一批罕见病目录》(121 种)，其中呼吸系统主要受累的疾病只有 14 种，远没有涵盖我们所见的罕见病。

由于我国人口众多，单纯参考国外患者的数量无法界定是否是罕见病，同时由于流行病学数据欠缺，也无法用发病率来界定。目前，我国罕见病方面相应的基础及临床研究都相对匮乏。

中国罕见病联盟自 2018 年 10 月成立以来，做了大量的工作。2019 年 2 月，国家卫生健康委员会发布《国家卫生健康委办公厅关于建立全国罕见病诊疗协作网的通知》(国卫办医函〔2019〕157 号)，2020 年 2 月 29 日全国罕见病诊疗协作网首次启动国家级 - 省级 - 地方诊疗远程多学科罕见病会诊，解决患者就医问题，在提升诊疗能力、改善药品可及性、关注患者社会学问题等方面做出更多努力。

近年来，中国医学科学院北京协和医院在呼吸罕见病方面做了大量的工作，特别对肺淋巴管肌瘤病、自身免疫性肺泡蛋白沉积症(特发性肺泡蛋白沉积症)、肺囊性纤维化、原发性纤毛运动障碍、特发性肺动脉高压等呼吸疾病进行了注册登记研究，取得非凡成就。

王洪武教授和徐凯峰教授特别注重罕见病资料的积累和整理工作。由于本书中很多疾病尚未列入国家罕见病目录，还需呼吸界同行们勠力同心，加强相关知识培训，熟悉掌握少见病 / 罕见病的诊断和治疗流程，按照相应的法律法规，规范地开展工作，为今后制定临床指南、共识、临床路径和技术标准起到积极的推动作用。

罕见病虽然少见，但多为基因方面的遗传性疾病，应引起呼吸界足够重视。希望能有更多的同仁加入少见病 / 罕见病的研究，弥补我国在这方面的缺陷。

张抒扬
中国医学科学院北京协和医院院长
2023 年 2 月

前　言

　　罕见病是指发病率极低的疾病，又称"孤儿病"。世界各国均根据自己国家的具体情况来认定罕见病，故认定标准存在一定的差异。2018年5月我国公布了《第一批罕见病目录》（121种），其中呼吸系统主要受累的疾病为14种。本书所列疾病虽属罕见，但由于缺少流行病学数据，还只能称为少见病。如果从患病人数角度来定义我国的罕见病，当一种疾病在我国的发病人数在14万人以内，即万分之一的发病率，可称为罕见病，但尚未形成国家认定的标准定义。

　　根据弗若斯特沙利文咨询公司（Frost & Sullivan）和北京病痛挑战公益基金会联合发布的《2022中国罕见病行业趋势观察报告》（简称《罕见病报告》），全球范围内已知的罕见病超过7 000种，全球各类罕见病患者总数已超过3亿，中国大约有近2 000万的各类罕见病患者。70%的罕见病在儿童期就已经发病，所以，儿童期的诊断至关重要。

　　2019年，国家卫生健康委员会遴选罕见病诊疗能力较强、诊疗病例较多的324家医院，组建了全国罕见病诊疗协作网，对罕见病患者进行相对集中的诊疗和双向转诊，以充分发挥优质医疗资源辐射带动作用，为破解罕见病诊断难和治疗难做出了巨大贡献。

　　《罕见病报告》显示，基于《第一批罕见病目录》中的121种罕见病，86种罕见病在全球有治疗药物，其中77种罕见病在中国有治疗药物；在2021年国家医保谈判后，已有58种药物纳入国家医保，覆盖29种罕见病。

　　据悉，95%的罕见病患者只能对症治疗。因为罕见，导致人们对这些疾病的认知非常有限，临床误诊率高，诊断非常困难。

　　为了提高对呼吸系统少见病／罕见病的认识，特组织国内近60位中青年医师撰写本书。共分七章，第一章为概论，介绍少见病／罕见病的发展过程；后六章分别为周围型肺肿瘤、弥漫性实质性肺疾病、慢性气道疾病、肺循环疾病、胸膜及纵隔病变、综合征，共收集全国50种呼吸系统少见病／罕见病。希望以此引起大家的重视。

　　希望本书引起更多同行的关注，多开展流行病学研究或注册研究，使更多的呼吸系统少见病进入国家罕见病目录中，使每一位罕见病患者得到更有效的治疗。

王洪武　徐凯峰
2023年2月

目　　录

第一章 概 论

顾名思义，罕见病指的是发病率较低、患病人数较少的疾病，包含着许多不同的疾病，其中大部分不为公众所知，专业人士也常对这些疾病的诊治缺乏了解。临床诊断和治疗均面临较大的挑战。

自美国 1983 年《孤儿药法案》立法以来，罕见病的研究作为一个整体被逐渐重视。美国在 2002 年又出台了《罕见病法案》，对罕见病的研究特别是药物研发起了很大的推动作用，也带动了整个医学研究的发展。世界各国对罕见病的研究和权益保障都非常重视，欧盟、日本也相继出台了罕见病相关法案。

2016 年 12 月，由中国医学科学院北京协和医院牵头，联合全国 20 家具有丰富罕见病资源的大型医院，启动了"十三五"国家重点研发计划精准医学专项"罕见病临床队列研究"项目。

2017 年起，中国医学科学院北京协和医院开设罕见病专病门诊。2018 年 10 月 24 日，中国罕见病联盟在北京成立。中国罕见病联盟是经国家卫生健康委员会医政医管局批准，由中国医学科学院北京协和医院、中国医药创新促进会、中国医院协会、中国研究型医院学会共同发起，50 余家具有罕见病相关专科的医疗机构、高等院校、科研院所、企业等联合组成的全国性、非营利性、合作性的交流平台。联盟成立大会发布了《中国第一批罕见病目录释义》。

2019 年 2 月，国家卫生健康委员会发布《国家卫生健康委办公厅关于建立全国罕见病诊疗协作网的通知》（国卫办医函〔2019〕157 号），中国医学科学院北京协和医院为牵头医院。

2020 年 2 月 29 日是第 13 个国际罕见病日，中国罕见病联盟宣布全国罕见病诊疗协作网首次启动国家级 - 省级 - 地方诊疗远程多学科罕见病会诊，开创了国内罕见病诊疗创新模式，有助于解决罕见病治疗医生和治疗中心严重缺乏问题。联盟还将继续推动 324 家诊疗协作网医院开展多学科远程会诊，解决患者就医问题，在提升诊疗能力、改善药品可及性、关注患者社会学问题等方面做出更多努力。

罕见病不是一个单纯的医学概念，世界各国对罕见病的界定有不同的标准。美国把全国发病总人数低于 20 万作为标准，主要发达国家定义的罕见病人口患病率为（4.0～7.5）/万。在我国，罕见病的患病率标准尚待确定，目前一般认为，国际普遍认定的罕见病在我国可以认定为罕见病，但（4.0～7.5）/万的标准也不适合我国的社会经济发展的现状。据估计，我国目前的罕见病总人数大约在 2 000 万人。2018 年 5 月，我国公布了《第一批罕见病目录》，这具有里程碑意义，结束了我国长期以来对罕见病缺乏清晰定义的历史。此后，罕见病诊疗、研究与保障迎来了快速发展。

国家《第一批罕见病目录》部分名单

分类	疾病名单
呼吸系统为主要表现	特发性肺动脉高压
	特发性肺纤维化
	肺淋巴管肌瘤病
	肺泡蛋白沉积症
	肺囊性纤维化
呼吸系统经常受累的系统性疾病	特纳综合征
	Castleman 病
	Erdheim-Chester 病
	朗格汉斯细胞组织细胞增生症
	马方综合征
	POEMS 综合征
	原发性轻链型淀粉样变
	系统性硬化症
	结节性硬化症

上表中显然没有包含许多相对常见的呼吸系统罕见病,相信在以后的罕见病目录中会逐渐增加。但清单式的罕见病目录终究不可能包含所有的罕见病,同样,我们也不能仅仅关注目录里的疾病。

一、罕见病诊治所面临的挑战

呼吸罕见病所面临的挑战与其他罕见病是相似的,在科研投入、专业人员队伍建设、适宜诊疗技术的应用及推广、先进诊疗技术研究等方面均与发达国家有相当的差距。

由于罕见病发病人数少,临床医生在面临少见病或罕见病时常感到经验不足,这需要呼吸专科医生加强疾病知识的培训和学习,提高诊断的警觉性,减少漏诊和误诊,这也是本书编写的初衷,希望通过临床病例给临床医生提供一些实际案例,启发思维,加强认识。

罕见病诊断常需要一些特殊的检查,这些检查常常不在医院的常规检查项目中,导致诊断困难。很多罕见病属于遗传性疾病,基因诊断是诊断遗传疾病的必备检查,但现在面临医院不能常规开展、收费和数据解读没有统一标准等问题。有些罕见病需要特殊的诊断方法,如肺囊性纤维化需要做汗液氯离子测试,因为患者人数太少,国内只有极少的中心开展。列为肺淋巴管肌瘤病和自身免疫性肺泡蛋白沉积症(又称特发性肺泡蛋白沉积症)诊断标准的血清血管内皮生长因子 -D(VEGF-D)和粒细胞 - 巨噬细胞集落刺激因子自身抗体(GM-CSF 自身抗体),也仅在个别实验室以科研方式开展。

对于任何疾病,如果要在治疗上有所突破,离不开对疾病的深入研究。罕见病由于病例数少,研究面临着很大障碍。有不少疾病目前对其患病人群都没有很好掌握,科研投入少,科研开展严重不足,无法对疾病机制进行深入的研究。临床研究的开展同样因无法收集到足够的样本量而困难重重。我国 2016 年开展了"罕见病临床队列研究",其中包括肺淋巴管肌瘤病、肺泡蛋白沉积症、肺囊性纤维化、原发性纤毛运动障碍、特发性肺动脉高压等呼吸疾病的注册登记研究。注册登记研究可以把分散的临床资源集中起来，有助于对罕见疾病开展研究工作，从而提高罕见病的临床诊断和治疗水平。

二、提高呼吸罕见病的诊治能力

提高罕见病诊治能力，已经成为学科建设的重要内容，需要不断提高罕见病的诊断警觉性，提高罕见病的识别能力；需要熟悉罕见病的临床和影像特征，了解其诊断方法，想办法帮助患者解决问题。举例来说，支气管扩张症是一种常见疾病，经常在门诊看到，但支气管扩张症患者中有超过 10% 的患者是由各种少见原因造成的，如果不注意，这些患者会被漏诊。这些少见原因包括普通变异性免疫缺陷、原发性纤毛运动障碍、肺囊性纤维化、弥漫性泛细支气管炎、先天性巨大支气管症和变应性支气管肺曲霉病等。仔细分析，这些少见疾病通过详细的病史询问（包括家族史）、临床与胸部影像特征的分析、一些常用的实验室检查（如免疫球蛋白、抗核抗体）等，很多并不难发现和诊断。大部分罕见病的临床表现与常见病并无明显差别，如果临床不注意，漏诊和误诊就难免发生。平时在临床诊断过程中，需要反复训练，使得诊断和鉴别诊断链条完整。临床指南、共识、临床路径与技术标准的制定和推广对罕见病临床诊治的规范化进行有积极作用，需要加强相关培训，不断强化罕见病的诊断和治疗流程。

1. **不断提高对罕见病临床特征的掌握** 罕见病虽然少见，但由于其临床具有很强的特征性，对于有诊断警觉性的医生，诊断并不十分困难。例如，对于双肺弥漫性囊性变，现在大家对肺淋巴管肌瘤病诊断的警觉性很高。但如果掌握了一些关联问题，临床思路就会更加开阔。例如，是否考虑到其他鉴别诊断、是否考虑到检查肺外受累（如肾血管平滑肌脂肪瘤）、是否有遗传性疾病结节性硬化症等。

2. **不断完善和提高诊断与治疗的手段** 罕见病或少见病除了常用的诊断方法，有一些大家不很熟悉或不常用的诊断和治疗方法。例如，特发性肺动脉高压需要右心导管检查，治疗药物在近 10 多年中发展很快，大部分药物在国内市场已经上市，并有多个药物进入了国家医保目录。特发性肺动脉高压的预后得到迅速改善。罕见病包含了不少遗传性疾病，基因检查在过去几年中越来越方便，测试价格也降低了很多。

3. **多学科协作** 罕见病常涉及多个学科，单个医生的经验常常不足，多学科协作模式在罕见病临床中特别重要，而且由于很多罕见病为遗传疾病，还需要遗传学专家加入到多学科协作中。通过多学科协作，高效解决临床问题，对团队的罕见病诊治水平的提高非常有益。多学科交叉是科研最活跃的地方，多学科协作对促进科学研究也有很好的推动作用。需要建立和充分利用好多学科协作队伍，并在全国罕见病诊疗协作网的框架下加强合作，共同提高。

（徐凯峰 王洪武）

第二章 周围型肺肿瘤

病例1 肺黏膜相关淋巴瘤

【主诉】

间断咳嗽、咳痰4年，加重1年。

【简要病史】

患者女性，46岁，4年前无明显诱因间断咳嗽、咳黄痰，无发热、乏力、盗汗，无胸痛、咯血。予以抗感染治疗症状部分缓解。1年前咳嗽、咳痰加重，伴有间断双侧膝关节疼痛，无眼干、口干，无皮疹、日光过敏，不伴黏膜溃疡、咯血、血尿。

20余日前出现活动后胸闷不适，就诊于当地医院，胸部CT（2015-06-15）：左肺上叶多发肺气囊，左肺多发实变，其内可见支气管充气征，纵隔内可见增大淋巴结。予以美罗培南抗感染治疗，效果欠佳，于2015年6月25日入住我院。患者自发病以来，饮食欠佳，睡眠可，二便正常，体重较前下降约10kg。入院诊断：左肺阴影原因待查 肺炎？肺结核？淋巴瘤？肺癌？

既往：高血压病史10余年，规律口服氨氯地平降压治疗。10年前诊断淋巴结核，予以抗结核治疗后颈部淋巴结缩小。否认吸烟、饮酒史。无外伤手术史，无毒物、粉尘、放射性物质接触史。适龄结婚，月经规律，育有1子1女，均体健，配偶体健。家族中无遗传病病史。

【诊治经过】

1. 入院查体　体温：36.5℃，脉搏：72次/min，呼吸频率：18次/min，血压：146/85mmHg（1mmHg = 0.133kPa）。神志清楚，慢性病容，全身皮肤黏膜无皮疹及出血点，浅表淋巴结未触及肿大，口唇及指甲无发绀，双肺呼吸音清，左上肺及吸气相啰音，未闻及明显湿啰音。心率：72次/min，律齐。腹部平软，肝脾未触及，无压痛、反跳痛。双下肢水肿（-），杵状指（-），病理征（-）。

2. 辅助检查

血常规：白细胞（WBC）4.40×10^9/L；中性粒细胞比例（GR%）70.20%；降钙素原（PCT）0.05ng/ml；红细胞沉降率（ESR）32mm/1h。冷凝集试验（-）；肺炎支原体IgM抗体（-）。肿瘤标志物：癌胚抗原（CEA）1.3ng/ml；神经元特异性烯醇化酶（NSE）13ng/ml；细胞角质

4

蛋白 19 片段抗原 21-1（CYFRA21-1）2.19ng/ml；癌抗原 12-5（CA12-5）129.20U/ml。干扰素试验：淋巴细胞培养 + 干扰素测定 A 68SFCs/10^6 PBMC（参考范围＜24SFCs/10^6 PBMC）；淋巴细胞培养 + 干扰素测定 B 44SFCs/10^6 PBMC（参考范围＜24SFCs/10^6 PBMC）。血气分析（未吸氧）：pH 7.43；肺泡气二氧化碳分压（P_ACO_2）38.6mmHg；肺泡氧分压（P_AO_2）67.6mmHg。体液免疫：免疫球蛋白 G（IgG）1 870mg/L；免疫球蛋白 M（IgM）91.7mg/L。

肺功能：第 1 秒用力呼气容积 / 用力肺活量（FEV_1/FVC）66.27%；FEV_1 占预计值百分比（FEV_1%）52.4%；支气管舒张试验（–）。一氧化碳弥散量测定 - 单次呼吸法（D_LCO-SB）：轻度减低，68.2mmol/（min·kPa）。

心电图：窦性心律。

心脏彩超：左室略大。右室前壁厚度：4.0mm，右室流出道内径：26mm，肺动脉压：30mmHg。

胸部增强 CT（图 1-1、图 1-2）：左肺大部分实变、不张，左肺上叶多发肺气肿形成，并见含气支气管影，增强后不均匀强化，与左肺动脉分支欠清。右肺中下叶可见囊样透亮区。双肺门、纵隔内多发淋巴结，部分钙化、部分增大，双侧胸膜增厚左侧为著并见少量胸腔积液。

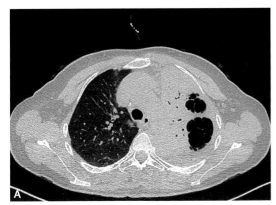
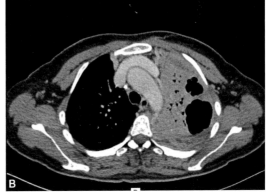

图 1-1　左肺上叶空腔形成
A. 肺窗；B. 纵隔窗。

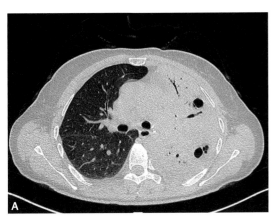
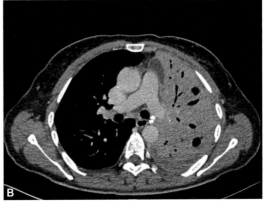

图 1-2　左肺大部分实变、不张，可见含气支气管影
A. 肺窗；B. 纵隔窗。

支气管镜检查（图 1-3 ~ 图 1-5）：左主支气管黏膜增厚水肿，左上叶支气管开口狭窄，黏膜增厚水肿；舌叶开口通畅，黏膜可见多发结节凸起改变；左下叶开口通畅，黏膜轻度增厚。

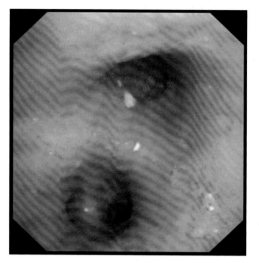
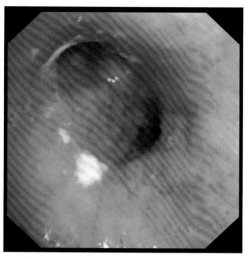

图 1-3　左主支气管黏膜增厚水肿　　　　　图 1-4　左上叶支气管开口狭窄，黏膜增厚水肿

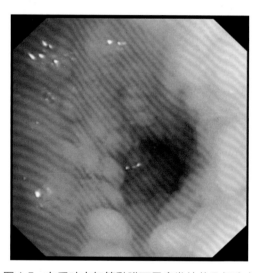

图 1-5　左舌叶支气管黏膜可见多发结节凸起改变

左上下叶间嵴黏膜活检病理（图 1-6、图 1-7）：为支气管黏膜及黏膜下组织，其中见弥漫多量小圆形细胞；免疫组化染色：CD20（＋）、CD79a（＋）、CD3（－）、CD45RO（－）、κ 轻链（＋）、λ 轻链（－）、Ki-67 阳性指数＜10％。病理诊断：肺黏膜相关淋巴组织型边缘区 B 细胞淋巴瘤（PMZL-MALT）。

【最后诊断】

原发性肺黏膜相关淋巴组织型边缘区 B 细胞淋巴瘤。

【治疗及转归】

CHOP 方案化疗：蒽环类药物＋环磷酰胺＋长春新碱＋地塞米松，4 个疗程。随访 2 年，患者未继续进行化疗，定期在外院复查，末次随访时（2017-04-25）患者情况良好。

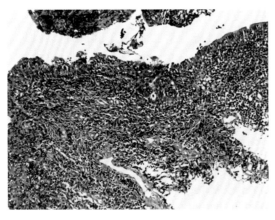

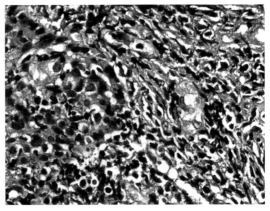

图 1-6　支气管黏膜及黏膜下组织　　　　　　图 1-7　可见弥漫多量小圆形细胞
（HE 染色，10×10 倍）　　　　　　　　　　　（HE 染色，40×10 倍）

【评述】

1. **概述**　肺黏膜相关淋巴组织型边缘区 B 细胞淋巴瘤（pulmonary marginal zone B-cell lymphoma of mucosa-associated lymphoid tissue, PMZL-MALT）是 Isaacson 和 Wright 在 1983 年首先提出的，是原发性肺淋巴瘤最常见的一种病理类型，属低级别的结外淋巴瘤，具有特殊的生物学特性和病理组织形态学及分子生物学表现。最常见的发病部位是胃，也常见于肠道、唾液腺、喉、甲状腺。其中肺脏作为起病部位的黏膜相关淋巴瘤相对少见。发病机制尚未完全清楚，多认为其发展是对各种抗原刺激的一种反应，从而引起淋巴组织积聚，这些刺激包括吸烟、肺部感染、自身免疫性疾病等，肺支气管黏膜形成黏膜相关淋巴组织（mucosa-associated lymphoid tissue, MALT），最终发展成肺 MALT 淋巴瘤。PMZL-MALT 多见于 50～70 岁成人，男女发病率无明显差异，或男性略多于女性。

2. **临床特征、影像学及病理学表现**　患者就诊时临床表现较轻，无特异性，但肺内影像学改变往往较重，影像学表现与临床表现不符合。当肿瘤性淋巴样细胞浸润支气管壁时，多出现咳嗽、咳痰、气促等症状。由于管壁受累、气道不同程度狭窄，同时机体免疫力低下，部分患者并发感染，出现高热、咳脓痰等。实验室检查白细胞计数多正常，可并发溶血性贫血、血小板减少症等，少数可出现单克隆 IgA 或 IgM。患者临床症状和实验室检查缺乏特异性指标，对本病的诊断意义不大。

患者影像学主要表现为双肺或单肺多发实变，内见充气扩大支气管征、血管造影征，且可以跨叶分布，并存肿块、小结节、斑片影、肺气囊等多种征象。胸膜下或支气管血管束节段性分布具有特征性，跨叶征较常见，这与肿瘤独特的"亲上皮现象"特性相关。肿瘤进入血液循环后可重新回到黏膜上皮部位，从一个黏膜部位迁移到远离原发部位的其他黏膜部位而不进入外周淋巴组织。本例患者胸部增强 CT 示左肺上叶多发肺气囊，左肺多发实变，其内可见强化，并见含气支气管影，右上肺可见纤维钙化灶；左上叶支气管狭窄，左侧少量胸腔积液。符合 PMZL-MALT 影像学表现。

PMZL-MALT 影像 - 病理基础：①肺实变。病灶内血管保持完整，血供丰富，肿瘤生长缓慢，对缺氧耐受性好，不易坏死。②肺气囊。由于淋巴瘤组织浸润或淀粉物质沉积在细支气管壁，引起管腔狭窄，支气管活瓣样阻塞，远侧含气腔隙过度充气，气体陷闭，继而肺泡壁破裂融合为肺大疱。③支气管扩张。支气管管壁无破坏，支气管常扩张并达病灶的边缘，这与炎症性肺癌明显不同，后者病理学基础是肿瘤起源于肺间质，肿瘤细胞沿脏器解剖结构生长，周围增生的结缔组织牵拉导致支气管扩张，因而这类支气管扩张在肿瘤治疗后有时可消失。④血管造影征。强化的肺血管形态及走行正常，无扭曲或增粗，病理学基础为肿瘤细胞沿间质增生浸润，不破坏血管或支气管，病灶内肺支架结构完整。⑤胸腔积液，少见且多为良性，与淋巴管或静脉阻塞有关。肺 MALT 淋巴瘤需要和机化性肺炎、原发性支气管肺癌、结节病及某些肺部特殊病原体感染（肺结核等）相鉴别。

目前 PMZL-MALT 的确诊应积极进行侵入性手段获取标本以明确诊断，可以采取电子支气管镜检查、经皮肺穿刺活检及胸腔镜或开胸手术切除获取手术标本。病理学特征为肿瘤细胞主要由单核样的小 B 细胞和 / 或小淋巴细胞组成，并伴有免疫母细胞和中心母细胞。PMZL-MALT 在形态学上主要表现为病变处正常肺组织结构破坏，由单一成分的小淋巴样肿瘤细胞弥漫性浸润，或界限不甚清楚的模糊结节融合成片。肿瘤细胞向周围肺组织浸润性生长，形成淋巴样细胞结节，呈不相连的孤岛样结构或相连的串珠样结构。小淋巴样肿瘤细胞可侵入滤泡生发中心（滤泡克隆化），使生发中心变得很小甚至消失，示为"滤泡植入"。肿瘤细胞浸润性生长的另外一个表现形式为淋巴上皮病变，为特征性，但非特异性，可以在非肿瘤性的肺淋巴样细胞浸润病变时出现。本例患者的组织学改变比较典型，免疫组化染色结果提示 CD20（+）、CD79a（+）、CD3（−）、CD45RO（−）、κ 轻链（+），λ 轻链（−），Ki-67 阳性指数<10%，均符合 PMZL-MALT 诊断。

3. 治疗和预后　目前主要的治疗方案有手术局部切除、化疗，如果病灶局限可行小剂量放疗，单独应用或联合应用；也有观点认为可对患者进行密切的随访监测，暂不予治疗。有资料显示原发性肺 MALT 淋巴瘤因发展缓慢而预后良好，中位生存期超过 10 年。1 年、5 年和 10 年生存率分别为 91%～95%、68%～81% 和 53%～75%。本例患者接受 CHOP 方案联合化疗 4 个疗程，预后良好。

（赵　芳　张永祥　李月川）

参考文献

1. KOKUHO N, TERASAKI Y, URUSHIYAMA H, et al. Pulmonary mucosa-associated lymphoid tissue lymphoma associated with pulmonary sarcoidosis: a case report and literature review[J]. Hum Pathol, 2016, 51: 57-63.

2. NAHORECKI A, CHABOWSKI M, STRASZAK E, et al. Primary pulmonary MALT lymphoma-case report and literature overview[J]. Eur Rev Med Pharmacol Sci, 2016, 20(10): 2065-2069.

3. KOCATÜRK C İ, SEYHAN E C, GÜNLÜOĞLU M Z, et al. Primary pulmonary non-Hodgkin's lymphoma: ten cases with a review of the literature[J]. Tuberk Toraks, 2012, 60(3): 246-253.

4. KIDO T, YATERA K, NOGUCHI S, et al. Detection of MALT1 gene rearrangements in BAL fluid cells for the diagnosis of pulmonary mucosa- associated lymphoid tissue lymphoma[J]. Chest, 2012, 141(1): 176-182.

5. RICH N, SINGAL A G. Nonalcoholic fatty liver disease-related hepatocellular carcinoma: a potential new challenge for hepatocellular carcinoma surveillance[J]. Gastroenterology, 2016, 151(6): 1246-1248.

病例 2　大细胞神经内分泌癌

【主诉】

右颈部疼痛 3 个月余, 咳嗽 1 个月余。

【简要病史】

患者女性, 30 岁, 3 个月余前出现 1 次进食哽噎感并伴呛咳, 此后出现右上颈部疼痛, 呼吸时明显, 与进食、颈部活动无关, 不伴发热、咳嗽、咳痰、咯血、憋气, 无反酸、恶心、呕吐, 无意识障碍, 无皮疹、口腔溃疡、关节肿痛。5 日后颈部疼痛消失, 继之出现右锁骨上窝疼痛, 按压时疼痛可加重, 未诊治, 症状不能自行缓解。于外院查颈部超声示双侧颈部多发淋巴结, 部分肿大。甲状腺功能未见明显异常, 查血常规正常, 未予进一步治疗。3 日后体检胸部 X 线片发现右肺门增大, 次日于我院门诊就诊, 查胸部 CT: 右肺上叶后段胸膜下小斑状磨玻璃影并相邻肺气囊(此时首先考虑感染); 两上叶散在微结节; 两肺支气管炎; 右肺门及纵隔内多发增大淋巴结影; 双上胸膜增厚粘连。患者间断出现干咳, 无明显咳痰, 查肺炎支原体抗体、肺炎衣原体抗体均未见异常, 予阿奇霉素口服 2 周, 症状稍好转即停药。但此后右颈部疼痛加重, 间断咳嗽。

2 个月余前查血管紧张素转换酶、电解质、结核分枝杆菌抗体未见异常, 结核菌素试验(-), 查血常规、C 反应蛋白(CRP)正常, 静脉滴注左氧氟沙星、头孢他啶 12 日, 其间症状一度减轻, 但仍有反复加重, 再次于我院门诊复查胸部 CT 示右肺上叶后段斑片状磨玻璃影及囊状透亮影较前变化不大; 双肺上叶微结节较前变化不大; 余大致同前, 为进一步诊治收住我院。患者病后精神可, 食欲可, 大小便无异常。

既往: 无肝炎、结核等传染病病史, 20 年前因阑尾炎行阑尾切除术, 1 年前曾因化脓性乳腺炎行药物治疗, 3 个月前行人工流产。否认吸烟、饮酒史。无毒物、粉尘、放射性物质接触史。家族中无遗传病病史。25 岁结婚, 孕 1 产 0, 月经规律, 无痛经史。

【诊治经过】

1. 入院查体　体温: 36.6℃, 脉搏: 68 次/min, 呼吸频率: 18 次/min, 血压: 122/74mmHg。发育正常, 营养中等, 体型匀称, 自动体位, 正常面容, 表情自然, 神志清楚, 精神尚可, 言语正常, 无声音嘶哑, 对答切题, 查体合作。

皮肤无黄染、皮疹及出血点, 右乳房可见直径 2cm 片状陈旧瘢痕, 右下腹可见长约 2cm 手术瘢痕。口唇无发绀, 右锁骨上可触及直径约 1cm 淋巴结, 质软, 活动可, 有压痛, 余浅表淋巴结未触及肿大, 双侧瞳孔等大等圆, 巩膜无黄染, 鼻腔通畅, 无分泌物, 鼻窦无压痛, 咽部无充血, 扁桃体无肿大, 无龋齿、缺齿及义齿, 颈部活动自如, 气管居中, 颈静脉充盈, 右锁骨上窝有压痛, 甲状腺无肿大, 胸廓对称无畸形, 未见三凹征, 胸式呼吸为主, 胸廓扩张度对称, 无皮下捻发音, 无皮下结节, 双肺叩诊清音, 肺肝浊音界于右锁骨中线第七肋间, 双侧肺底移动度约 3cm, 听诊双肺呼吸音为清音, 未闻及明显干湿啰音, 未闻及胸膜摩擦音。心音有力, 律齐, 心率: 68 次/min, 未闻及杂音, 腹部平软, 无压痛及反跳痛, 脊柱无畸形,关节活动自如,无杵状指,无双下肢水肿,生理反射存在,病理反射未引出。

2. 辅助检查

血常规:白细胞(WBC)6.86×10⁹/L,红细胞(RBC)4.28×10¹²/L,血红蛋白(Hb)136g/L,血小板(PLT)331×10⁹/L。尿常规、粪便常规未见异常。凝血功能及 D- 二聚体未见异常。肝功能:DB 4.4μmol/L;肾功能及电解质未见异常;甲状腺功能未见异常;血气分析未见异常;体液免疫及风湿抗体未见异常。肿瘤标志物:CEA 2.48ng/ml,NSE 11.75ng/ml,CYFRA21-1 3.19ng/ml,CA12-5 6.96ng/ml,CA19-9 4.62ng/ml。结核分枝杆菌抗体(-);痰结核分枝杆菌涂片(-)。

腹部B超:肝、肾大小未见异常,未见腹水。

胸部B超:未见胸腔积液。

肺功能:通气功能正常,小气道功能正常,肺弥散量正常,残总气量百分比增加(RV/TLC:61.1%),中心气道阻力、周围弹性阻力、共振频率正常,支气管舒张试验阴性,呼出气一氧化氮(FeNO)试验:12ppb(1ppb=10⁻⁹)。

超声心动图:心内结构未见异常。

胸部增强CT(图 2-1):右肺上叶后段胸膜下不规则软组织密度影,右肺门、纵隔多发增大淋巴结大致同前,考虑肿瘤并淋巴结转移可能;右肺上叶尖段胸膜下小斑状影大致同前,建议动态观察;右侧乳腺钙化灶大致同前,余皆同前。

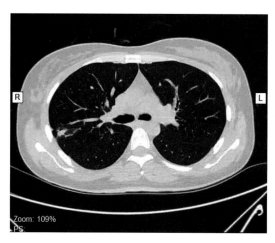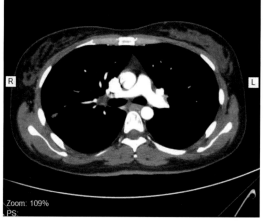

图 2-1　右肺上叶后段阴影:右肺上叶后段胸膜下不规则软组织密度影

3. 诊疗过程　患者行全麻下经气管镜超声引导针吸活检,术中气管未见明显异常,隆突锐利,左主支气管通畅,黏膜未见明显异常;左上舌叶、下叶各段支气管开口通畅,黏膜未见明显异常;右肺上叶、下叶各叶段支气管开口通畅,黏膜未见明显异常,右中叶内侧段开口通畅,黏膜未见明显异常,右中叶外侧段开口呈外压性狭窄(图 2-2A),远端所见支气管开口通畅。于右上叶后段用温生理盐水 100ml 灌洗,于右上叶后段开口行刷检。超声内镜见隆突下淋巴结及右肺门淋巴结增大,分别于隆突下淋巴结及右肺门淋巴结行穿刺活检(图 2-2B),过程顺利,无明显出血。所取标本均送实验室及病理检查。

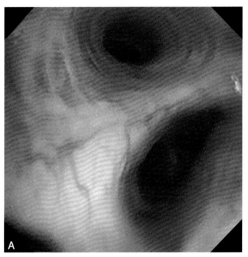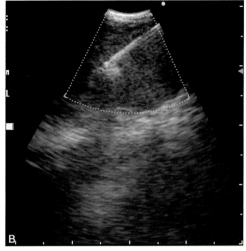

图 2-2 支气管镜及超声内镜所见

A. 右中叶外侧段开口异常：右中叶内侧段开口通畅，黏膜未见明显异常，右中叶外侧段开口呈外压性狭窄；B. 右肺门淋巴结穿刺活检：右肺门淋巴结增大，血运不丰富，于右肺门淋巴结行穿刺活检，无明显出血。

支气管镜检查：右中叶外侧段支气管涂片未见肿瘤细胞，右中叶外侧段支气管涂片抗酸染色阴性，右上叶后段支气管肺泡灌洗液（bronchoalveolar lavage fluid, BALF）病理未发现肿瘤细胞，右上叶后段 BALF 细胞分类：嗜酸性粒细胞比例（EOS%）0，GR% 11%，LY% 22%，巨噬细胞比例 67%。

隆突下淋巴结穿刺涂片发现癌细胞。隆突下淋巴结穿刺活检见少许癌组织，伴出血。右肺门淋巴结穿刺涂片发现少许癌细胞。右肺门淋巴结穿刺活检见癌组织，结合免疫组化染色结果，倾向于大细胞神经内分泌癌（图 2-3）。

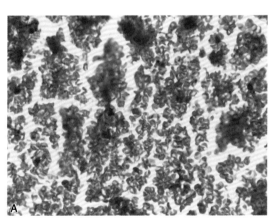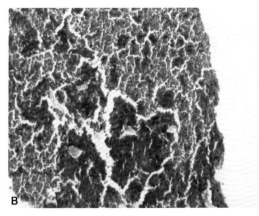

图 2-3 右肺门淋巴结穿刺活检病理

A. 右肺门淋巴结穿刺活检（HE 染色，40×10 倍）；B. 右肺门淋巴结穿刺活检（HE 染色，10×10 倍）：内见癌组织，结合免疫组化染色结果，倾向于大细胞神经内分泌癌。

【最后诊断】

原发性右肺上叶周围型肺癌 大细胞神经内分泌癌 $T_{1b}N_2M_0$ ⅢA 期。

【治疗及转归】

患者行病理组织基因检测：间变性淋巴瘤激酶（anaplastic lymphoma kinase, ALK）阳性，应用克唑替尼靶向治疗。

半年后随访复查，患者咳嗽不明显，无明显咳痰、憋喘等不适，但仍有右锁骨上窝疼痛及右胸痛。胸部CT（图2-4）：右肺上叶后段胸膜下不规则软组织密度影较前稍减小，纵隔增大淋巴结较前明显减小，右肺门多发增大淋巴结大致同前。

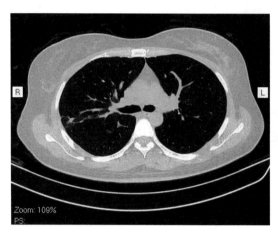 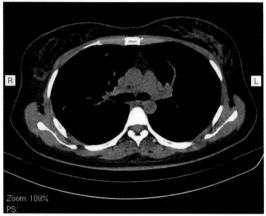

图2-4　右肺上叶后段阴影

右肺上叶后段胸膜下不规则软组织密度影较前稍减小。

【评述】

1. 概述　肺大细胞神经内分泌癌（pulmonary large cell neuroendocrine carcinoma，LCNEC）属于肺肿瘤中的罕见类型，发病率低，约占肺部肿瘤的3%。其好发于吸烟、中老年、男性患者，有部分报道认为与空气污染、电离辐射等有关。LCNEC恶性度高，病程短，呈侵袭性生长，早期可出现淋巴转移及血行转移，预后差。

2. 临床特征、影像学及病理学表现　该病起病隐匿，无特异性临床表现，疾病初期有高密度影像学表现，但临床发现时多为晚期，本病无特异性肿瘤标志物，只能通过病理学检查明确诊断。有报道，LCNEC首次就诊时可表现为无症状（占41.2%）、咳嗽（占30.9%）、痰中带血或咯血（占19.1%）；CEA升高（占23.5%）。胸部CT表现为结节（占35.3%）、肿块（占64.7%）；肿瘤长径平均为（4.1±2.1）cm；为周围型（占67.6%）；呈分叶状（占69.1%）；肿块边缘光滑或境界清楚（占55.9%）；密度均匀（占64.7%）；边缘可见毛刺（占29.4%）；侵犯邻近胸膜（占19.1%），表现为阻塞性肺炎（占10.3%）、空洞（占7.4%）；可有胸腔积液（占2.9%）、肺不张（占2.9%）、纵隔淋巴结肿大（占51.5%）；行增强CT检查的患者中，可有不均匀强化（59.5%）（主要为轻、中度强化）；可发生远处转移（13.2%）。其他LCNEC相关报道基本与此相符，提示临床症状无特异性，血肿瘤标志物水平升高不常见，胸部CT多表现为周围型肺癌。

LCNEC病理诊断应符合：为具有神经内分泌形态的肿瘤，细胞较大，呈多角形，核质比低，泡状的粗或细染色质，和/或常见核仁，核分裂和坏死＞10/2mm²，免疫组化染色阳性的一种或多种神经内分泌标志物（CgA、Syn、NSE等），电镜下观察到神经内分泌颗粒。

3. 治疗和预后　对LCNEC的治疗，现多遵循非小细胞肺癌（non-small cell lung

carcinoma，NSCLC）的治疗，原则为早期尽量选择手术治疗，术后行放、化疗等治疗；无手术机会的晚期患者，应行基因检测；表皮生长因子（epidermal growth factor receptor，EGFR）、ALK、ROS1 阳性者，老年体弱者应优先选用相应靶向治疗药物；若基因检测阴性或出现靶点耐药可行含铂双药化疗。此外，放疗、介入治疗、免疫治疗等也有相关报道。

较早期别的 LCNEC 患者采取以手术治疗为主的综合治疗。手术方式包括肺叶切除、复合肺叶切除、全肺切除及肺叶部分切除，包括系统性的淋巴结清扫；由于肺叶部分切除的预后较差，因此建议尽量不要行楔形切除、肺段切除等局限性切除。

LCNEC 恶性程度高，即便术后分期较早，单纯手术也是不够的，应该接受有效的辅助治疗，其辅助化疗通常采用含铂药物的化疗方案。LCNEC 辅助治疗可以提高总生存率，即使是 I 期患者也如此。有研究发现 NSCLC 的化疗方案对 LCNEC 可能更有效，放疗疗效也值得肯定，免疫治疗仍在进一步研究中。后来进一步研究发现采用含铂类药物的辅助化疗可以减少 LCNEC 的复发，而且在复发的患者中给予含铂药物、放疗或者含铂类药物与放疗同时应用在部分患者也是有效的。与单纯手术治疗相比，围手术期化疗加手术治疗可使 LCNEC 患者生存获益，在 I 期患者有更好的预后，含铂类药物的术前化疗或术后化疗能够明显提高总生存率。对晚期 LCNEC 患者，顺铂及伊立替康也有疗效肯定的报道。

总体来说，含铂化疗对 LCNEC 患者治疗效果虽不理想，但靶向治疗有效改善了这一现状。尽管基因检测发现 EGFR、血管内皮生长因子（vascular endothelial growth factor，VEGF）等靶点检出率较腺癌、鳞癌偏低，但治疗效果令人兴奋。有报道显示，靶向治疗能够有效缩小肿块直径，减小甚至消除转移灶，有效抑制转移。因此，有研究建议，LCNEC 患者无论分期，都应完善基因检测，并作为手术治疗外的首选药物治疗。

此外，虽有对 LCNEC 患者进行免疫治疗的相关报道，但效果并不理想，且受限于病例数，故目前尚无确切有效的报道。

总之，LCNEC 患者应尽量手术治疗，同时行基因检测，靶点阳性者优先选择靶向治疗，否则采用含铂双药治疗，治疗周期仍有待研究。LCNEC 患者生存期短，现行治疗能够有效提高总生存期，但较其他类型肿瘤总生存期仍不乐观。

（王　凯　贾　玮）

参考文献

1. HENDIFAR A E, MARCHEVSKY A M, TULI R. Neuroendocrine tumors of the lung: current chanllenges and advances in the diagnosis and management of well-differentiated disease[J]. J Thorac Oncol, 2017,12（3）:425-436.
2. DINCER H E, PODGAETZ E, ANDRADE R S. Pulmonary neuroendocrine tumors: part I. spectrum and characteristics of tumors[J]. J Bronchology Interv Pulmonol, 2015,22（3）:267-273.
3. 沈晶, 沈捷, 胡克, 等. 37 例肺大细胞神经内分泌癌的临床分析 [J]. 基础医学与临床, 2018,38（9）:1319-1322.
4. 刘洋, 王悦虹, 阮伟良, 等. 肺大细胞神经内分泌癌患者的临床病理学和胸部 CT 特征分析 [J]. 上海医学, 2018,41（6）:339-343.
5. 中华医学会, 中华医学会肿瘤学分会, 中华医学会杂志社. 中华医学会肺癌临床诊疗指南（2018 版）[J]. 中华肿瘤杂志, 2018,40（12）:935-964.

病例3 癌肉瘤

【主诉】

间断咳嗽、咳痰10余年,伴发热痰中带血2个月余,胸痛3日。

【简要病史】

患者男性,51岁,10余年前无明显诱因出现咳嗽,痰为白痰,无喘息,无发热及胸痛,无痰中带血及咯血,未系统诊治。

2个月前患者无明显诱因出现发热,体温波动在38.5~39.5℃,咳嗽、咳痰,痰为灰黄色,较黏稠,间断性痰中带血,多为鲜红色,伴胸闷气短,无胸痛,患者自行口服退热药物对症治疗,但仍有间断发热,以夜间为著,无皮疹及关节疼痛。

3日前患者血痰增多,均为鲜红色,体温最高40℃,伴右侧胸痛,夜间不能平卧,就诊于当地医院,查胸部X线片提示右下肺密度增高影,右侧肋膈角不清,考虑右侧胸腔积液可能。给予抗感染、祛痰、止血及对症治疗,患者痰中带血较前略减少,仍有明显右侧胸痛,咳嗽、咳痰,为进一步诊治收住我院。患者自发病以来,饮食及睡眠欠佳,二便基本正常,体重较前无明显变化。

既往:33年前曾有右侧眉骨外伤,10年前曾行阑尾切除术,5年前右手示指及右手中指外伤。否认职业接触史及家族肿瘤病史。

【诊治经过】

1. 入院查体 体温:37.5℃,脉搏:120次/min,呼吸频率:25次/min,血压:108/69mmHg。神志清楚,急性面容,表情痛苦,全身浅表淋巴结未触及肿大,腹式呼吸为主,右下肺呼吸音低,双肺均未闻及干湿啰音。心率:120次/min,律齐,腹部平软,无压痛。双下肢水肿(+),杵状指(−),病理征(−)。

2. 辅助检查

血常规:WBC $34.77×10^9$/L,GR% 90.9%,中性粒细胞 $31.50×10^9$/L,LY% 2.5%,EOS% 0.3%,RBC $5.03×10^{12}$/L,Hb 151g/L,PLT $404×10^9$/L。肝功能:总蛋白(TP)59.3g/L,白蛋白(ALB)30.7g/L,DB 8.30μmol/L,胆碱酯酶(CHE)3 409.00U/L,乳酸脱氢酶(LDH)232.00U/L。肾功能:血尿素氮(BUN)12.6mmol/L,肌酐(Cr)134μmol/L。电解质:Cl⁻ 96.30mmol/L,Ca^{2+} 2.12mmol/L,磷 1.64mmol/L,其他大致正常。凝血功能:纤维蛋白原(FIB)10.28g/L;D-二聚体(D-dimer):4.25μg/ml;ESR:61.0mm/1h;PCT:35.52ng/ml;CRP:429mg/L。肿瘤标志物:NSE 16.41ng/ml;肺炎支原体IgM测定(−);甲状腺功能正常;血气分析(吸空气):pH 7.426,二氧化碳分压(PCO_2)31.9mmHg,氧分压(PO_2)62.0mmHg。

心电图:窦性心动过速。

胸部B超:右侧胸腔积液(大量)。

3. 诊疗过程 入院后予哌拉西林-他唑巴坦联合左氧氟沙星抗感染治疗,并辅以止血、化痰、对症及支持治疗,结合入院胸部X线片(图3-1),于超声定位下行右侧胸腔细导管引流术(图3-2),引流黄色混浊胸腔积液,镜检中性粒细胞满视野,比重1.028。胸腔积液细胞分类:GR% 60%,LY% 29%,间皮细胞比例10%,EOS% 1%。胸腔积液生化检查:

腺苷脱氨酶（ADA）31.50U/L，TP 36.50g/L，糖（GLU）0.01mmol/L，LDH 2 806U/L，胆固醇（CHOL）1.37mmol/L，甘油三酯（TG）0.55mmol/L；胸腔积液 CRP：162mg/L。胸腔积液肿瘤标志物：CEA、CYFRA21-1、NSE 均为阴性。胸腔积液抗酸染色涂片、胸腔积液细菌培养、胸腔积液肿瘤细胞检查均为阴性。胸腔积液血气分析：pH 6.595，PCO_2 133mmHg，PO_2 30.3mmHg。脓胸诊断成立，予充分胸腔积液引流并间断予以生理盐水胸膜腔冲洗治疗。

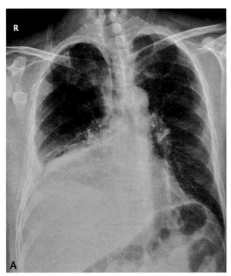
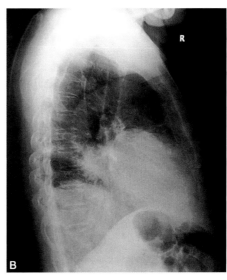

图 3-1　胸部 X 线片示右肺阴影伴胸腔积液

A. 正位片；B. 侧位片。

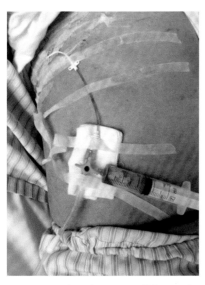

图 3-2　胸腔积液肉眼观：黄色、混浊、脓性

于胸部 CT 下行胸膜腔造影（图 3-3）示：右肺上叶类圆形软组织密度肿块影，大小约 20mm×16mm；右肺中叶不规则混杂密度团块影，大小约 47mm×56mm，其内可见低密度影，周围散在磨玻璃影、微小结节、斑片影、小叶间隔普遍增厚；右肺下叶大片实变影及含气支气管影；双侧肺气肿；诸支气管壁增厚；血管前间隙、腔静脉旁、主 - 肺动脉窗、气管隆突下及右肺门淋巴结增大，最大短径约 17mm。观察胸膜腔非游离状态，呈局限包裹。

患者胸痛好转，但仍间断发热，调整抗生素，改为去甲万古霉素与哌拉西林 - 他唑巴坦联合抗感染。1 周后行胸部增强 CT（图 3-4）示右肺上叶类圆形软组织密度肿块影、右肺中叶不规则混杂密度团块影及纵隔、右肺门淋巴结均不强化；且右肺上叶类圆形软组织密度肿块影、纵隔淋巴结较前增大，右肺中叶不规则混杂密度团块影较前无显著变化；右侧胸腔积液积气较前增多。

此后患者再次出现咯血，对症治疗后好转，仍间断发热，停用哌拉西林 - 他唑巴坦，改为美罗培南与去甲万古霉素联合抗感染治疗。患者复查胸部 X 线片提示右上肺斑片影及密度增高影较前明显增大。

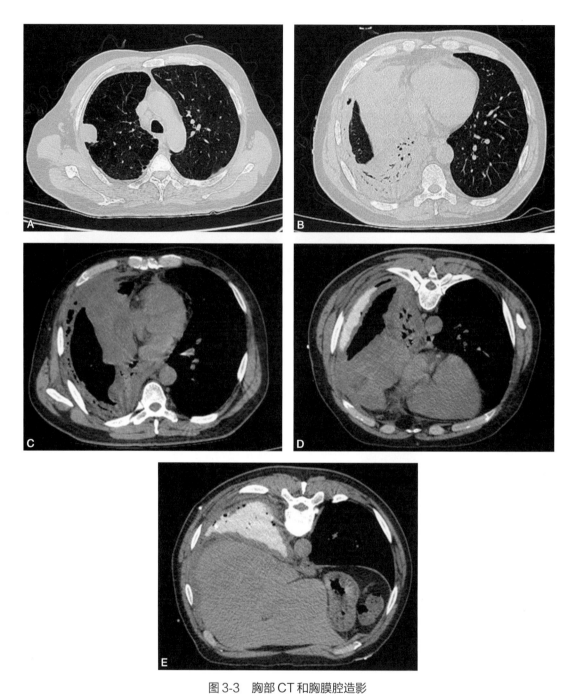

图 3-3　胸部 CT 和胸膜腔造影

A. 右肺上叶胸膜下高密度团块影,双侧肺气肿;B、C. 右肺中、下叶大片实变阴影,部分肺膨胀不全,胸膜增厚;D、E. 俯卧位胸膜腔造影:脏层、壁层胸膜明显增厚,胸腔内少量气体。

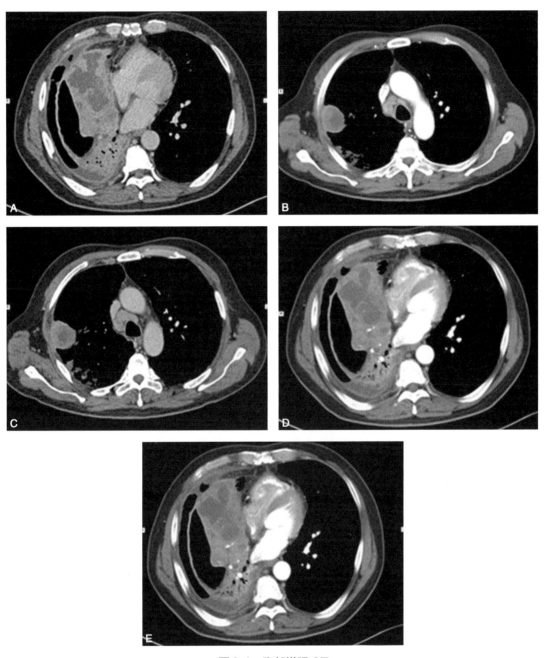

图 3-4　胸部增强 CT

A、B.右肺上叶胸膜下高密度团块影,呈环形强化,腔静脉后气管前淋巴结增大;C、D、E.右肺中、下叶肺实变阴影,部分肺膨胀不全。增强显影后可见多发低密度区域,脏层、壁层胸膜增厚,胸腔内少量气体伴胸腔积液。

行全麻气管插管下电子支气管镜检查（图3-5），可见隆突稍增宽，气管通畅，气管前壁可见少许血迹，左侧上下叶支气管开口正常。右侧上叶前、后段开口可见血迹，管腔通畅，右中叶开口有肉芽样物质填充阻塞支气管，镜下咬检伴少许出血，肿物结构疏松。病理结果：送检右中叶开口肉芽样肿物为多量出血，其中极少许异型细胞，疑为癌细胞。免疫组化染色：CEA（－），P53（＋），甲状腺转录因子-1（TTF-1）（－），CD56（－），肌酸激酶（CK）（低＋）。特殊染色：过碘酸希夫染色（PAS）（－）。

此后，予以全麻下气管插管气道内介入治疗，可见气管壁有少量血迹，气管通畅，隆突稍宽，左侧上、下叶支气管开口通畅，经支气管镜工作孔道，予以冷冻切除部分肿物并送病理活检，创面予以氩气刀烧灼止血后直视下未见出血。病理（图3-6）结果：送检物（内镜取活检）为多量出血，坏死组织内散在恶性肿瘤细胞，肿瘤细胞呈圆形及短梭形，细胞大小不一，胞质粉染，细胞核深染异型明显，核大小不一，结合免疫组化染色结果，考虑癌肉瘤。免疫组化染色：CEA（－），P53（＋），TTF-1（－），葡萄球菌表面蛋白A（SPA）（－），Napsin A（－），Ki-67（＋），CK低（＋），CD31（－），CD34（－），VIM（＋）。特殊染色：经网状纤维染色证实。患者及家属拒绝进一步治疗而自动出院。

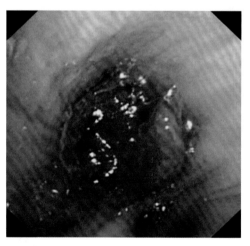

图3-5 支气管镜下可见右中叶开口肉芽样物质填充阻塞支气管，
镜下咬检伴少许出血，肿物结构疏松

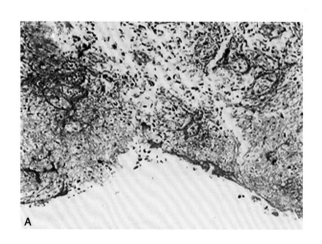

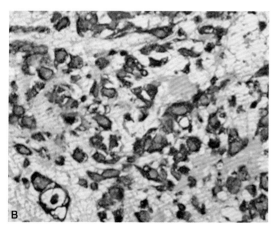
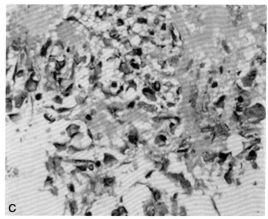

图 3-6　右中叶开口肉芽样肿物支气管镜下咬检病理

A. HE 染色，×100 倍，多量出血且坏死组织内散在恶性肿瘤细胞，肿瘤细胞呈圆形及短梭形，细胞大小不一，胞质粉染，细胞核深染异型明显，核大小不一；B. 特殊染色，×400 倍，VIM（+）；C. 特殊染色，×400 倍，CK（+）。

【最后诊断】

原发性右肺中叶中央型肺癌 癌肉瘤 $T_4N_2M_0$ Ⅲ b 期；右肺炎伴化脓性胸膜炎；双侧肺气肿；肝功能不全。

【评述】

1. 概述　癌肉瘤（carcinosarcoma, CS）是一种含恶性上皮成分及异源性恶性间叶成分如骨、软骨、骨骼肌成分的复合型恶性肿瘤，多见于子宫，也可见于鼻咽部、乳腺、支气管、膀胱及食管等处。原发性肺癌肉瘤（pulmonary carcinosarcoma, PCS）少见，占肺部恶性肿瘤的 0.2%～0.3%。目前具体发病机制尚不清楚，可能与长期吸烟、环境污染、职业及遗传有关。通常在手术前难以确诊，易与原发性肺癌、肺结核相混淆，确诊通常需手术取组织病理活检。

2. 临床特征、影像学及病理学表现　肺癌肉瘤好发于 50 岁以上的男性吸烟患者，可以分为周围型和中央型。周围型位于肺实质内，生长迅速，易侵犯胸膜及邻近的纵隔或肺内血管，以胸痛为主要症状，也可出现恶性胸腔积液。中央型表现为主支气管中央息肉样新生物，生长缓慢，阻塞支气管可引起阻塞型肺气肿、肺不张或肺炎，临床上以咳嗽、咯血、胸闷等呼吸系统症状为起病症状，少数也表现为声音嘶哑、杵状指、关节疼痛等肺外表现。根据生长部位的不同，其临床表现亦不相同。国内文献报道周围型发展快，绝大多数患者均有症状，X 线表现周围型呈圆形或类圆形致密阴影，密度多均匀，边界清楚，部分病例可见分叶、短毛刺，亦可见灶内溶解区并在溶解区内可见小岛样突起，部分病例可见肺门及纵隔淋巴结的肿大，临床上易与肺癌、肺结核球混淆，病程 1～6 个月。而中央型患者病程 1 个月至 2 年不等。中央型一般症状出现早。CT 诊断 PCS 缺乏特异性，而 [18]F- 氟代脱氧葡萄糖正电子发射体层成像（[18]F-FDG PET）和 ^{18}F-FDG PET/CT 在肉瘤的病理学分级、良恶性鉴别、临床分期及再分期、局部复发评估和疗效监测等方面均发挥出较大的优势。

肺癌肉瘤的影像学特点包括肉瘤和癌的特点。肉瘤的 CT 表现以周围型多见，肿块直径＞5cm 者占 60% 以上，而肺癌或肺炎性假瘤直径多＜5cm，右肺略多于左肺。增强扫描时有一层环形强化的不规则包膜，边界大多清晰，边缘光整，中央为不规则密度减低软组织影，往往易误认为肿块的液化坏死。肺癌 CT 表现为边界不甚清晰，边缘不光整，有分叶、毛刺征象，周围型和中央型均有发生。阮晓明等认为 CT 图像上显示肺内出现圆形或椭圆形较大肿块、增强扫描肿块呈不规则环状强化、中央显示不规则密度减低区、其边界不甚规则，边缘不光整有分叶、毛刺等浸润表现时，可以认为肿块同时具有肉瘤和肺癌两种肿瘤的双重特征，应考虑肺内罕见恶性肿瘤之可能。

在 1981 年 WHO 对肺肿瘤的分类中，CS 被定义为一种恶性上皮成分及恶性间叶成分的复合型恶性肿瘤。1999 年 WHO 的新分类中明确提出，肺癌肉瘤中的恶性间叶成分应为异源性的，肿瘤中恶性的骨、软骨、骨骼肌成分是诊断 PCS 的重要依据。2004 年 WHO 肺肿瘤组织学分类中将 PCS 定义为一组含有肉瘤形态细胞或肉瘤样分化的非小细胞肺癌（non-small cell lung cancer, NSCLC），具有多形性癌、梭形细胞癌、巨细胞癌、癌肉瘤和肺母细胞瘤 5 种亚型。2014 年 WHO 依据肺部肿瘤病理形态学特征，规定其属于肺恶性上皮细胞瘤中肺肉瘤样癌的一种亚型。目前关于 CS 的组织发病机制还不清楚，随着分子生物学技术的发展，越来越多的学者支持单克隆学说，即 CS 是由一种多能干细胞分别向上皮和间质方向分化的结果，这种情况下两种肿瘤的组织成分互相混合，融为一体，这种类型被称为"复合瘤"或"联合瘤"。多数学者认为肺癌肉瘤是真性癌与肉瘤两种成分同时存在，国内徐志龙等将其组织发生学归纳为以下三种学说：①癌和肉瘤同时存在学说；②合成学说，肺癌肉瘤组织诱导间质中细胞向肉瘤方向生长；③复合学说，由多能干细胞向上皮或间质分化而演变为癌和肉瘤，使两种组织成分混合或融合成一体。病理类型可以是任何类型的癌和肉瘤以任何比例混合而成：其中癌组织以鳞癌多见，亦可为腺癌、肺泡癌和大细胞癌，或几种成分的混合；肉瘤组织以纤维肉瘤多见，可为横纹肌肉瘤、纤维肉瘤、平滑肌肉瘤及骨肉瘤，亦可为恶性纤维组织细胞瘤。免疫组化染色对 PCS 的诊断及鉴别诊断有帮助，在癌区以 CK、上皮细胞膜抗原（EMA）等上皮组织标志物阳性表达多见；而肉瘤区则呈现波形蛋白（vimentin）、结蛋白（desmin）、S-100 蛋白等间叶组织标志物的阳性表达。

本病诊断时应与肺母细胞瘤、肺多形性癌和肺肉瘤样癌等鉴别：

（1）肺母细胞瘤：最早又名肺胚层瘤，极其少见，成人与儿童均有报道；临床表现无特异，光镜下由幼稚的腺样上皮成分和间叶成分组成，这些胚胎性的上皮成分散在分布于间质中，管形直或略有分支，极似胚胎发育第二期的腺管期肺，上皮细胞以立方形或柱状上皮为主，细胞核下胞质区含糖原而呈透明状，提示这些上皮成分的幼稚性；间质以黏液样基质为背景，并见胚胎性的间叶细胞，圆形或短梭形，核大深染，无明显核仁，核分裂象易见，部分间叶成分可向骨、软骨分化。

（2）肺多形性癌：与癌肉瘤鉴别的关键是镜下肺多形性癌由恶性上皮成分伴梭形细胞、巨细胞或梭形细胞癌、巨细胞癌组成。1999 年 WHO 提出肺多形性癌是由明确的癌如鳞状细胞癌、腺癌、腺鳞癌及梭形细胞、巨细胞和 / 或梭形细胞癌、巨细胞癌构成。这些梭形细胞或巨细胞成分类似纤维肉瘤、恶性纤维组织细胞瘤、平滑肌肉瘤等，且可以有角蛋白的阳性表达。而肺癌肉瘤恶性间叶成分发生了特定的异源性的分化，可见明确的横纹肌肉瘤、骨肉瘤、软骨肉瘤等。两者的恶性上皮成分可无任何差异。

（3）肺肉瘤样癌：恶性上皮成分与肺癌肉瘤相似，其恶性间叶成分可表现为纤维肉瘤、恶性纤维组织细胞瘤、横纹肌肉瘤、血管肉瘤、骨肉瘤或软骨肉瘤等，也可出现某些假良性的间叶组织病变样图像，如纤维瘤病、结节性筋膜炎、反应性肉芽组织等。间叶成分的病变范围较肺多形性癌更加广泛。该诊断以往在国内外使用较多，但目前多倾向于用肺癌肉瘤取代由恶性上皮成分及异源性恶性间叶成分构成的肺肉瘤样癌，而恶性上皮成分与同源性恶性间叶成分则归入肺多形性癌。

癌肉瘤、肉瘤样癌等病理形态学诊断名词的命名常给我们日常工作带来一些困难，且在国内外的一些文献中，两者常被混用，而化生性癌等一些少见诊断名词更使我们在日常学习和工作中感到困惑。结合 1999 年 WHO 及相关文献，我们认为癌肉瘤的概念和过去相比发生了变化，由明确的恶性上皮成分及异源性恶性间叶成分构成。肉瘤样癌的肉瘤样成分概念较广，是癌细胞发生发展过程中异向分化的结果，它包含了现在 WHO 所定义的癌肉瘤、多形性癌及其他一些内容。而伴骨或软骨化生的癌即化生性癌，现多用癌伴骨或软骨化生来替代。随着关于肺肿瘤的提出及多形性癌、癌肉瘤等一些新的诊断名词、概念的应用，其分类得到进一步规范并趋向统一，肺肉瘤样癌及化生性癌等在国际上已很少使用。

手术治疗仍属首选，为了提高生存率，术后应该及时行放化疗及综合性治疗；对于不能手术的患者应该采取放疗和化疗的综合治疗。

3. **治疗和预后**　本病预后差。主要与肿瘤的类型、位置、分化程度及病理分期有关，中央型较周围型预后好。文献报告肺癌肉瘤 1 年生存率为 67%，3 年生存率为 53%，5 年生存率为 43%，这些长期生存的患者术后均进行了放化疗。近年来，酪氨酸激酶抑制剂（tyrosine kinase inhibitor, TKI）的应用极大地提高了肿瘤组织表皮生长因子受体（EGFR）基因突变阳性的肺腺癌患者的生存率，而且患者的生活质量也得到了显著提升。Toyokawa 等报道的 1 例 PCS 由腺癌及软骨肉瘤组成，伴淋巴结及腰椎转移，基因分析后发现腺癌及软骨肉瘤均存在 EGFR 基因外显子 19 的缺失，该患者从 EGFR-TKI 如吉非替尼、厄洛替尼等靶向药物中获益。

本例患者为中年男性，既往吸烟 40 年，40 支 /d，早期以发热、痰中带血为首发症状，而后出现胸痛，引流胸腔积液考虑为脓胸。本病例中周围型和中央型并存，且合并脓胸，国内外未见报道。患者同时存在周围型与中央型临床表现，中央型压迫大气道导致毛细血管破裂因此患者出现痰中带血症状；周围型呈浸润生长，侵犯胸膜，表现为胸痛症状。患者胸腔内存在化脓性感染，未见咳大量脓痰，推测可能未存在支气管胸膜瘘，也可能由于中央型阻塞气道。患者胸部 X 线示：右上肺见圆形软组织密度肿块影，边缘清楚，内部密度均匀，有分叶征，且对比两次胸部 X 线片提示生长迅速，右侧肺门呈不规则混杂密度团块影，边缘清楚，进展相对缓慢，符合文献对周围型和中央型癌肉瘤的报道。胸部增强 CT 示：右肺上叶类圆形软组织密度肿块影、右肺中叶不规则混杂密度团块影及纵隔、右肺门淋巴结均不强化，符合文献报道。

本患者先后行支气管镜检查及气道内介入治疗，取右肺中叶开口肉芽样肿物活检，并冷冻切除部分肿物送病理活检，两次病理结果不一致，前者为坏死组织，伴少量异型细胞，后者确诊为癌肉瘤。首先，主要因肿物前端大多为坏死组织，支气管镜活检不能诊断明确，且恶性间叶成分脱落较少，特异性不高，极易造成误诊。其次，通过冷冻肺活检取出的组织，比常规经支气管镜肺活检获取的标本大 5~10 倍，更有利于病理科医生做出病因诊断，指导临床治疗。而且术后出血少，未出现气胸等并发症。因此国内外报道中大多数患者通过术后病理及免疫组化染色结果确诊，本病例通过气道内介入获得足够有效的标本，结合病理及免疫组化染色结果确诊，国内外报道较少。

总结本病例特点,肺癌肉瘤以脓胸为首发症状,同时存在周围型与中央型,国内外未见报道。气道内介入治疗可获得足够有效标本,对肺癌肉瘤诊断具有重要价值。

(谷松涛　贾　玮　李月川)

参考文献

1. SAHA S P, ROGERS A G, EARLE G F, et al. Pulmonary carcinosarcoma[J]. J Ky Med Assoc, 2002,100(2): 63-65.
2. BRAMBILLA E, TRAVIS W D, COLBY T V, et al. The new World Health Organization classification of lung tumours[J]. Eur Respir J, 2001,18(6):1059-1068.
3. BEASLEY M B, BRAMBILLA E, TRAVIS W D. The 2004 World Health Organization classification of lung tumors[J]. Semin Roentgenol, 2005,40(2):90-97.
4. LI L N, ZHANG Y B, GUO Y H. A case of pulmonary carcinosarcoma and review of the literature[J]. Mod Oncol, 2010,18(7):1428-1429.
5. KIM T H, KIM S J, RYU Y H, et al. Pleomorphic carcinoma of lung: comparison of CT features and pathologic findings[J]. Radiology, 2004,232(2):554-559.
6. MARTIN L W, CORREA A M, ORDONEZ N G, et al. Sarcomatoid carcinoma of the lung: a predictor of poor prognosis[J]. Ann Thorac Surg, 2007, 84(3):973-980.
7. MOCHIZUKI T, ISHII G, NAGAI K, et al. Pleomorphic carcinoma of the lung: clinicopathologic characteristics of 70 cases[J]. Am J Surg Pathol, 2008, 32(11):1727-1735.
8. HONG J Y, CHOI M K, UHM J E, et al. The role of palliative chemotherapy for advanced pulmonary pleomorphic carcinoma[J]. Med Oncol, 2009, 26(3):287-291.
9. World Health Organization. Histological typing of lung tumors[M]. 2nd ed. Am J Pathol, 1082, 77(2):123-136
10. SAKANE T, OKUDA K, HATTORI H, et al. Blastomatoid pulmonary carcinosarcoma: a rare case report and review of the literature[J]. Thorac Cancer, 2018, 9(10):1323-1326.

病例 4　肺外周 T 细胞淋巴瘤

【主诉】

反复咳嗽、咳痰、咯血 1 个月余。

【简要病史】

患者男性,48 岁,工人,1 个月余前开始出现咳嗽、咳少量黄白色黏痰,偶咳少量鲜红色血丝痰,无畏冷、发热,无胸闷、气喘,无夜间盗汗、午后潮热,无夜间阵发性呼吸困难等不适。外院完善胸部 CT 提示右肺及左肺多发炎症性改变,右侧胸腔积液。行支气管镜检查,BALF 提示 TB-DNA 阴性,经支气管镜肺活检术(transbronchial lung biopsy, TBLB)病理提示炎症细胞为主,诊断为"双侧肺炎并右侧胸腔积液"。予抗感染治疗 2 周后症状无改善,复查胸部 CT 提示双肺炎症性改变,较前进展,右侧胸腔积液,较前增多,双侧多发肋骨高密度影。于右上肺行经皮穿刺肺活检术,肺组织病理提示肺组织改变,肺尘埃沉着病合并肺梗死,因抗酸染色个别阳性,考虑合并结核可能。予加强抗感染、四联抗结核治疗及胸腔穿刺抽液等处理后症状仍无明显缓解,为进一步诊治来我院就诊。患者自发病以来精神可,食欲可,大小便无异常,体重下降约 2kg。

既往：体健，否认嗜烟嗜酒史。否认肝炎、结核等传染病病史，无外伤手术史，无毒物、粉尘、放射性物质接触史。家族中无遗传病病史。

【诊治经过】

1. 入院查体 体温：36.6℃，呼吸频率：20次/min，脉搏：96次/min，血压：101/65mmHg。神志清楚，全身皮肤黏膜无黄染、苍白、发绀、出血点、水肿、溃疡、蜘蛛痣，无肝掌。右侧锁骨上可触及一大小约0.5cm×0.5cm结节，质地硬，活动性良好，余浅表淋巴结未触及肿大。气管居中，胸廓无畸形，右侧呼吸运动度较左侧减弱，右侧语颤较左侧语颤减弱，未触及胸膜摩擦感，右肺叩诊实音，左肺叩诊清音，双肺呼吸音粗，右肺呼吸音较左肺减弱，右下肺可闻及少量细小湿啰音，余肺未闻及明显干湿啰音及胸膜摩擦音。心率：96次/min，律齐，心音正常，P2＜A2，各瓣膜听诊区未闻及杂音及心包摩擦音。腹平软，无压痛、反跳痛，肝脾肋下未触及，移动性浊音（－）。肠鸣音4次/min。双下肢无水肿。

2. 辅助检查

血常规：WBC 9.4×10⁹/L，GR% 69%，RBC 4.1×10¹²/L，Hb 106g/L，PLT 573×10⁹/L。尿常规、粪便常规、肾功能、肝功能、电解质、空腹血糖、脑利尿钠肽（BNP）、肌钙蛋白I（TnI）、抗核抗体（ANA）谱、抗可溶性抗原（ENA）抗体谱、抗中性粒细胞胞质抗体（ANCA）、肿瘤标志物：正常。生化检查：TP 62.2g/L，ALB 27.6g/L，CHOL 2.72mmol/L，TG 0.64mmol/L。凝血功能：凝血酶原时间（PT）、活化部分凝血活酶时间（APTT）、凝血酶时间（TT）正常；D-二聚体3.18µg/ml。痰涂片多次找抗酸杆菌：（－）；T细胞斑点试验（T-SPOT试验）：（－）；结核菌素试验：强阳性。

胸腔积液病理检查：多次送检胸腔积液凝血块，镜下可见淋巴细胞、中性粒细胞、间皮细胞，部分细胞退变。

右上肺穿刺物病理（图4-1）：上皮样细胞、纤维组织增生伴玻璃样变性及坏死，较多淋巴细胞浸润，色素沉着，间质多量淋巴细胞浸润，部分细胞可见非典型病变，考虑硅沉着病，未见明显真菌及抗酸杆菌。免疫组化染色：CD38（小灶＋），CD138（小灶＋），CD3（较多＋），CD20（少量＋），TTF-1（少量＋），IgG（－），IgG4（少量＋），CKpan（少量＋），Ki67（70%＋）；特殊染色：抗酸染色（－），PAS（－）。病理会诊（广州医科大学附属第一医院）提示：组织改变，肺尘埃沉着病合并肺梗死，因抗酸染色个别阳性，考虑合并结核可能。

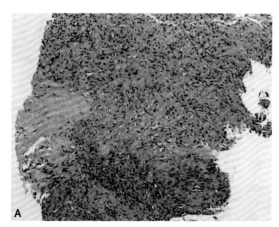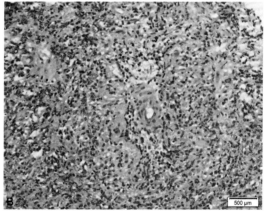

图4-1 右上肺穿刺物病理

A. HE染色；B. 抗酸染色。

左舌叶灌洗液病理:涂片中见巨噬细胞比例 50%、GR% 30%、LY% 19%、纤毛柱状上皮细胞比例 1%。左舌叶刷检物涂片病理:涂片中见纤毛柱状上皮细胞、淋巴细胞、中性粒细胞、少量巨噬细胞。

左舌叶灌洗液结核分枝杆菌 RNA 实时荧光恒温扩增检测:(−)。

左舌叶灌洗液病原学检查:细菌、真菌、结核分枝杆菌未检出。

左舌叶 TBLB 活检物病理:送检少量支气管黏膜呈急慢性炎症表现,间质水肿黏液变性,周围少量肺泡上皮轻度不典型增生,肺组织中及纤维组织中见片状分布的异型淋巴细胞,胞体小到中等大,另见少量坏死组织,结合免疫组化染色,考虑非霍奇金 T 细胞淋巴瘤,倾向于外周 T 细胞淋巴瘤,非特指型。免疫组化染色:异型淋巴细胞 CD2(+),CD3(+),CD4(部分 +),CD5(−),CD8(部分 +),TTF-1(−),ALK(−),EMA(−),CD56(+),Perforin(−),GrB(个别 +),TIA-1(部分 +),CD79α(−),CD20(−),CD138(−),CD38(−),Vimentin(少量 +),Napsin A(−),CKpan(−),Ki-67(约 70%+)。CD8 阳性细胞数略大于 CD4 阳性细胞数。原位杂交:EBER(−)。特殊染色:PAS(−),抗酸染色(−)。CD4(少量 +),CD8(部分 +),CD56(部分 +),GrB(−),Perforin(−),TIA-1(部分 +),EMA(−),ALK(−)。中国医学科学院北京协和医院(本文简称北京协和医院)会诊病理诊断报告:(左舌叶组织)送检,外周 T 细胞淋巴瘤,非特指型(图 4-2)。

左髂骨骨髓穿刺病理:HE 染色及 PAS 示骨髓增生较低下(30%~40%),粒红比例稍增大,粒系各阶段细胞可见,以中幼及以下阶段细胞为主,红系各阶段细胞可见,以中晚幼红细胞为主,巨核细胞不少,分叶核为主;少量浆细胞散在分布。网状纤维染色 MF-0 级。结论:送检骨髓增生较低下,粒、红、巨三系造血细胞均可见伴粒系比例稍增高,浆细胞散在分布(图 4-3)。

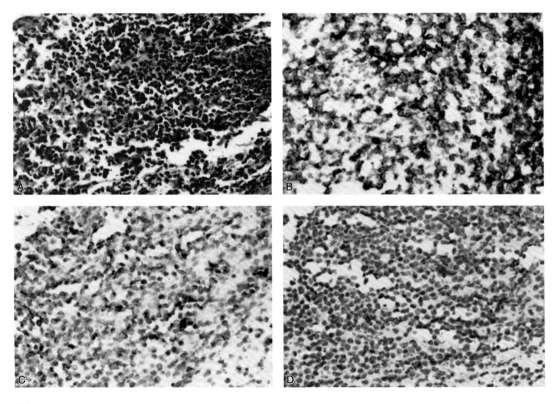

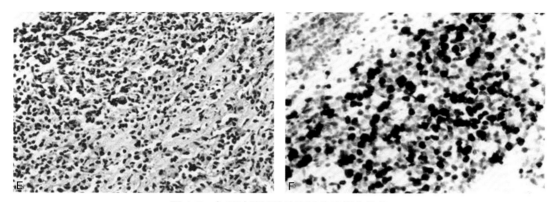

图 4-2 左舌叶肺活检病理及免疫组化染色

A. 组织 HE 染色; B. CD2(+); C. CD3(+); D. CD20(-); E. EBER(-); F. Ki-67(约 70%+)。

右锁骨上淋巴结活检病理(图 4-4): 找到淋巴结 3 枚呈反应性增生, 间质见较多浆细胞, IgG4 阳性浆细胞局灶>50 个, IgG4/IgG 比值>50%, 免疫组化染色: CD38(+), CD138(+), IgG(少量+), IgG4(+)。

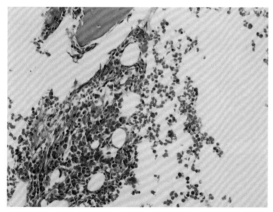

图 4-3 骨髓穿刺病理

粒、红、巨三系造血细胞均可见伴粒系比例稍增高, 浆细胞散在分布。

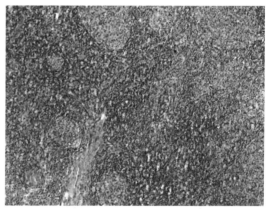

图 4-4 右锁骨上淋巴结病理呈反应性增生

胸部 CT 平扫(图 4-5): 右肺见大片状密度增高影, 右肺上中下叶均累及, 密度不均, 其内见支气管充气影, 支气管壁毛糙, 边缘欠清, 余肺散在斑片状密度增高影, 边界模糊, 相邻支气管稍扩张, 壁增厚; 双肺门及纵隔内、右锁骨上见多个淋巴结肿大, 右侧胸腔积液。

电子支气管镜检查: 正常; 超声支气管镜探查: 左上舌叶行环周超声探查, 距开口约 4cm 处探及低回声改变(图 4-6)。

腹部 B 超: 肝多发实性高回声结节(性质待查: 血管瘤?), 胆囊息肉样病变; 胰、脾、双肾、膀胱、前列腺、双侧输尿管、双侧精囊未见明显占位, 双侧肾上腺区未见明显占位。

颈部淋巴结彩超: 双侧颈部及右侧锁骨上多发低回声结节(肿大淋巴结); 左侧锁骨上未见明显肿大淋巴结。

心电图及心脏彩超: 正常。

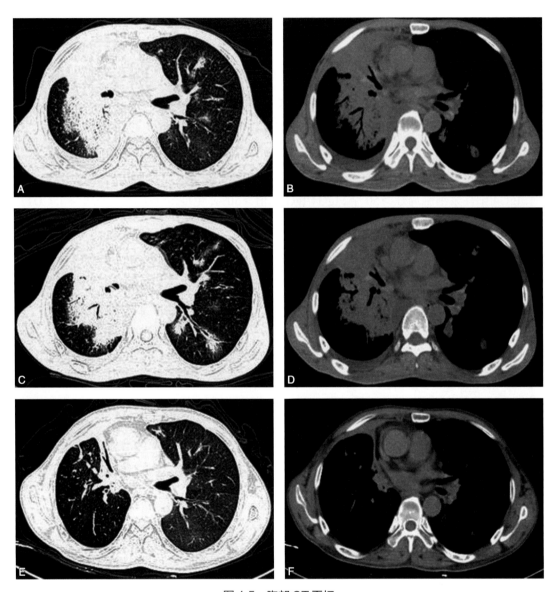

图 4-5　胸部 CT 平扫

A、B. 入院时胸部 CT 平扫可见右肺有大片状密度增高影,右肺上中下叶均累及,密度不均,其内见支气管充气影,支气管壁毛糙,边缘欠清,余肺散在斑片状密度增高影,边界模糊,相邻支气管稍扩张,壁增厚;双肺门及纵隔内、右锁骨上见多个淋巴结肿大,右侧胸腔积液;C、D. 抗感染 12 日后复查胸部 CT 平扫可见左肺斑片高密度浸润影较前增多,右肺病变较前相仿;E、F. 治疗 2 个月后随访复查病灶明显吸收。

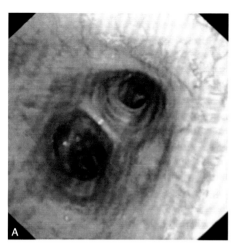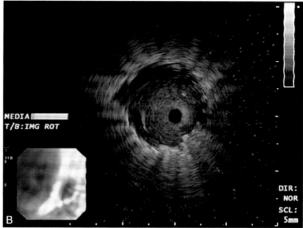

图 4-6　电子支气管镜下表现及超声探查

A. 支气管开口正常；B. 左上舌叶行环周超声探查见实性肿物。

3. **诊疗过程**　通过多次经皮肺穿刺活检和经支气管镜下肺活检病理确诊，因锁骨上淋巴结活检未发现淋巴瘤证据，且无肺外其他部位淋巴瘤证据，故最终可诊断为"原发性肺外周 T 细胞淋巴瘤，非特指型，Ann Arbor 分期 Ⅳ L+ 期 B 组"，转血液科化疗治疗，从发病到确诊历时约 2 个月。患者因经济原因未选择首选治疗方案"CHOP、西达苯胺"而采用"硫唑嘌呤，50mg，2 次 /d"口服化疗方案，2 个月后复查肺部病灶明显缩小，进一步支持淋巴瘤诊断。

【最后诊断】

原发性肺外周 T 细胞淋巴瘤 非特指型（Ann Arbor 分期 Ⅳ L+ 期 B 组）。

【治疗及转归】

患者经采用"硫唑嘌呤，50mg，2 次 /d""泼尼松片，10mg，3 次 /d"治疗后，咳嗽、咳痰显著减轻，2 个月后随访复查肺部病灶明显缩小（见图 4-5E、F），疗效评估部分缓解（partial remission，PR），目前患者定期血液科随访治疗。

【评述】

1. **概述**　肺原发性淋巴瘤（primary pulmonary lymphoma，PPL）是原发于肺内淋巴组织的恶性淋巴瘤，是结外淋巴瘤的一种罕见类型，占全部淋巴瘤的 0.36%～1.2%、肺部恶性肿瘤的 0.5%～1%。近年来，国内外屡有报道。

该病病变起源于支气管黏膜相关淋巴组织（mucosa-associated lymphoid tissue，MALT）和 / 或肺内淋巴组织，无纵隔、肺门及其他部位的淋巴瘤，分为原发肺的霍奇金淋巴瘤（Hodgkin lymphoma，HL）和原发肺的非霍奇金淋巴瘤（non-Hodgkin lymphoma，NHL）两种病理类型，绝大多数为 NHL。PPL 中最常见的是起源于 MALT 的低度恶性小 B 细胞淋巴瘤，占所有 PPL 的 70.0%～85.0%，占肺肿瘤的 0.5%，而 T 细胞淋巴瘤甚少，仅占 3%～5%，由于 PPL 临床表现和影像学特点缺乏特异性，极易误诊为肺炎、肺结核、肺癌等肺部疾病。

2. 临床特征、影像学及病理学表现

（1）临床特征：PPL 平均年龄为 42.5 岁（12 ~ 82 岁），峰值年龄为双峰型，首峰在 21 ~ 30 岁，二次高峰在 60 ~ 80 岁，男女发病率无明显差异，也有少数文献报道男性发病率稍高于女性。该病临床表现没有特异性，非特异性症状和体征差别可能很大，临床表现可能为咳嗽、胸痛、呼吸困难、咯血等，全身症状可有发热、盗汗、体重减轻，肺实性肿块者可能没有症状。淋巴瘤的副肿瘤综合征症状可能有瘙痒症、结节性红斑、自身免疫性现象、凝血功能异常、高钙血症及中枢神经系统异常。

（2）诊断标准：①有明确的病理诊断依据；②病灶累及一侧或双侧肺组织；③无其他胸外淋巴瘤既往病史；④确诊 PPL 后随访 3 个月仍无胸外淋巴瘤发生。同时满足上述 4 点才能确诊。

（3）影像学表现：PPL 胸部影像学表现复杂多样，有非空洞性肿块，也可表现为肺弥漫性浸润影、网状结节样浸润、多发性结节或实变影，少数出现胸腔积液，因此误诊率高。有学者认为可将其分为 6 型：肿块型、结节型、肺炎肺泡型、间质型、粟粒型、混合型。①肿块型：一般多＞3cm，表现为单发或多发肿块，常因肿瘤组织向周围肺野浸润，肿块周围可见磨玻璃影改变，边界欠清，其内可见支气管充气征，部分病灶可见胸膜浸润，肿块密度较均匀，钙化及空洞性改变少见；②结节型：直径≤3cm，单发或多发，以多发常见，结节边界模糊或清楚，多分布于气管旁及胸膜下，其内也可见充气的支气管影，密度较均匀，结节影也可呈磨玻璃样改变；③肺炎肺泡型：表现为沿支气管、血管束分布的单发或多发的斑片状实变影，边界欠清，实变区常见充气的支气管征；④间质型：最少见，文献报道其表现为自肺门向肺野外分布的网状结构、网状小结节或磨玻璃样改变；⑤粟粒型：表现为沿支气管分布的粟粒样小结节，多粗糙；⑥混合型：以上①～⑤型的混合表现，以①～③类型混合多见。目前，^{18}F-FDG PET/CT 被认为是淋巴瘤影像学诊断的金标准，对肺淋巴瘤的敏感度为 83% ~ 100%，可通过对肺部高代谢病变进行肺穿刺活检后确诊，还能准确显示肺外病灶，有助于诊断和分期。

（4）病理学表现：PPL 确诊依赖于组织病理学及免疫组化染色，其病理特点为：光镜下可见支气管黏膜下正常淋巴结的滤泡性结构被大量异常的小淋巴细胞、边缘带及单核细胞样 B 细胞或 T 细胞和浆细胞浸润，被膜周围组织同样受累，被膜及被膜下窦也被破坏，部分可见肿瘤细胞浸润并破坏支气管黏膜上皮或腺上皮，形成淋巴上皮病损。

PPL 病理学上分为 NHL 和 HL 两大类，组织学上可见淋巴细胞和组织细胞的肿瘤性增生，HL 以肿瘤组织中找到里 - 施细胞（Reed-Sternberg cell）为特征，而 NHL 则无里 - 施细胞。根据病变中淋巴细胞和组织细胞的不同构成可将两种淋巴瘤分为许多亚型。PPL 绝大多数为 NHL，NHL 又分为起源于支气管 MALT 的低度恶性小 B 细胞淋巴瘤、高度恶性弥漫大 B 细胞淋巴瘤（diffuse large B cell lymphoma，DLBCL）、血管中心性淋巴瘤，以及其他罕见类型，如血管内淋巴瘤等。PPL 的病理类型主要以 B 细胞型为主，占 80% ~ 90%，而 T 细胞型者甚少，仅占 3% ~ 5%。其中 DLBCL 占原发性肺非霍奇金淋巴瘤的 30% ~ 40%，以镜下观察到弥漫增生的大 B 细胞样淋巴瘤为特点，肿瘤细胞体积大，核的大小相当于正常细胞的两倍，可见单个或多个核仁，CD20 阳性表达。低度恶性小 B 细胞淋巴瘤病理学特点主要由小和中等大小 B 细胞组成，但各类小 B 细胞淋巴瘤分类不同，其组成细胞和组织下结构不同。免疫组化染色可用于确定 B 或 T 细胞系,表面免疫球蛋白(Ig)和表面受体或其他淋巴细胞特有的表面蛋白,提示肿瘤细胞表达泛 B 抗原(CD19、CD20、CD22、CD79a),但不表达 CD5、CD10、CD23、Bcl-1。

3. 治疗和预后　PPL 治疗目前无统一标准,预后与病理类型相关。其中低度恶性的 MALT 淋巴瘤其临床进展是惰性的,可长期局限于肺内不扩散,从发病到确诊最长时间可有 12 年,预后良好,可采取"观察和等待"的治疗方案;高度恶性的 DLBCL 一般不推荐手术,以化疗为主;病灶局限可采取手术或放疗的方式;病灶弥漫或累及肺外时则首选全身化疗。

有文献报道,对于早期 PPL 或局限于胸腔内的 PPL 的治疗,建议尽量以手术为主,而双侧肺部受累或复发进展的患者可考虑化疗。原发性肺 NHL 化疗的一线药物主要包括苯丁酸氮芥、CHOP 及 CHOP 含氟达拉滨、西达本胺等方案;二线治疗方案包括化疗和自体干细胞移植;而放疗限于病灶较小且有手术禁忌证的患者。使用利妥昔单抗的理由是因为大部分的 B 细胞淋巴瘤及 MALT PPL 都表达 CD20。选用 CD 单抗如利妥昔单抗可有利于提高完全缓解率。

Zinzani 等回顾了 17 例经活检证实的 MALT PPL 患者,使用氟达拉滨和米托蒽醌(联合或者不联合使用利妥昔单抗)方案的有效性和安全性,显示该方案完全和部分缓解率相当高,分别达到 82.3% 和 11.8%,无进展生存期为 71 个月,14 年生存期达到 100%,并且患者对该方案耐受良好没有明显毒性。

Okamura 等报道了对 8 例确诊 MALT PPL 患者单用利妥昔单抗治疗的情况。该方案使用利妥昔单抗每周一次,连续 8 周。其中 5 人获得完全缓解,其余患者部分缓解或者病情稳定。随访的中位时间是 64 个月,没有死亡或者严重不良事件的报告。

目前还需要更多的前瞻性研究来证实,在针对 MALT PPL 的治疗上,联合使用利妥昔单抗和化疗,或者单用利妥昔单抗的有效性和安全性。

在该病例中,患者临床表现无特异性,胸部影像学表现为双肺多发大片状高密度影,可见支气管充气征及胸腔积液,结核相关检测阴性,相关免疫学指标均为阴性,初始经皮肺穿刺活检及支气管镜检查均提示以炎症改变为主,未见肿瘤细胞,考虑肺部感染性疾病,但本例患者在外院经充分抗感染及抗结核治疗后疗效均欠佳。转诊我院后,我们进行了多次多部位、多方式组织活检,并与病理科充分沟通后,最终得以明确诊断。

在实际临床工作中,对于 PPL 患者,因为临床及影像学表现无特异性,初次就诊都有可能被当作肺部感染、肺结核或肺癌,但在充分抗感染或抗结核治疗后,往往疗效欠佳,因此尽早获取病理标本行组织学检查明确诊断,尤为重要。

基于本病例我们总结了以下经验:①对于抗感染治疗无效的肺部病变,如果病理活检见大量淋巴细胞或异型淋巴细胞,应特别注意是否存在外周肺淋巴瘤可能;②在病情允许情况下,多次活检能提高诊断率;③充分与病理科沟通也非常重要,临床提供的线索对于病理科选择相关的免疫组化检查,进而明确诊断有很大的帮助;④早期诊断、早期治疗,患者可以获得良好的预后。

(施丽泳　陈晓阳　曾奕明)

参考文献

1. 蔡柏蔷, 李龙芸. 协和呼吸病学 [M]. 2 版. 北京: 中国协和医科大学出版社, 2011.

2. HORWITZ S M, ANSELL S M, AI W Z, et al. NCCN Guidelines insights: T-Cell lymphomas, version 2.2018[J]. J Natl Compr Canc Netw, 2018, 16（2）:123-135.

3. 牛晓婷, 胡红, 高杰, 等. 原发性及继发性肺淋巴瘤 40 例临床分析 [J]. 中华结核和呼吸杂志, 2014, 37（7）: 502-506.

4. GUI W, YANG B, SHEN Q L, et al. Successful treatment with L- asparaginase based regimen for primary pulmonary NK/T cell lymphoma: a case report and review of the literature[J]. Clin Respir J, 2015, 9（4）:493-496.

5. CORDIER J F, CHAILLEUX E, LAUQUE D, et al. Primary pulmonary lymphomas. A clinical study of 70 cases in nonimmunocompromised patients[J]. Chest, 1993, 103（1）:201-208.

6. YAO D, ZHANG L, WU P L, et al. Clinical and misdiagnosed analysis of primary pulmonary lymphoma: a retrospective study[J]. BMC Cancer, 2018, 18（1）:281.

7. SONG M J, KIM J Y, CHOI J S, et al. Primary pulmonary extranodal natural killer/T-cell lymphoma, nasal type presenting as diffuse ground glass opacities: a case report[J]. J Korean Med Sci, 2017, 32（10）:1727-1730.

8. CARDENAS-GARCIA J, TALWAR A, SHAH R, et al. Update in primary pulmonary lymphomas[J]. Curr Opin Pulm Med, 2015, 21（4）:333-337.

9. OLUWASANJO A, KARTAN S, JOHNSON W, et al. Peripheral T-cell lymphoma, not otherwise specified （PTCL-NOS）[J]. Cancer Treat Res, 2019, 176: 83-98.

病例 5　滑膜肉瘤肺转移

【主诉】

咳嗽 5 日, 胸痛、憋气 1 日。

【简要病史】

患者男性, 40 岁, 工人, 5 日前受凉后出现咳嗽, 无明显咳痰、咯血、鼻塞、流涕、发热, 自服头孢类抗生素 2 日无好转。3 日前于外院查胸部 X 线片发现左侧气胸, 左肺体积压缩约 30%, 于家中吸氧休息。1 日前开始出现咳嗽时左胸背部隐痛, 并出现活动后轻度憋气, 休息可缓解, 日常活动无受限。为进一步诊治来我院就诊并收住院。发病以来精神、食欲、睡眠可, 二便正常, 体重无明显变化。

既往: 患者 2010 年曾因右膝关节滑膜肉瘤行手术治疗, 术后 2 年行常规放化疗, 胸部影像学检查未曾发现肺部原发或继发肿瘤病灶, 未进一步检查。否认胸部外伤及诊疗操作史。否认慢性呼吸系统疾病病史。高血压病史 2 年。否认吸烟、酗酒史。否认肝炎、结核等传染病病史。无毒物、粉尘、放射性物质接触史。家族中无遗传病病史。

【诊治经过】

1. 入院查体　神志清楚, 全身浅表淋巴结无肿大, 唇甲无发绀, 气管居中, 左肺叩诊鼓音, 右肺叩诊清音, 听诊左肺呼吸音低, 右肺呼吸音粗, 双肺未闻及明显干湿啰音, 心音有力, 律齐, 心率 99 次 /min, 腹软, 无压痛, 肝脾未触及, 双下肢无水肿。

2. 辅助检查

血气分析 [吸入气氧浓度（FiO_2）21%]: pH 7.394, PCO_2 34.3mmHg, PO_2 68.7mmHg,

HCO_3^- 20.5mmol/L，血氧饱和度（SO_2）94.2%。血常规：WBC 6.8×10^9/L，GR% 67.3%，Hb 153g/L，PLT 317×10^9/L。肝肾功能、电解质、血糖、心肌酶、ESR、PCT、冷凝集试验、血肿瘤标志物三项（CEA、NSE、CYFRA21-1）、甲状腺功能、体液免疫、超敏肌钙蛋白T（TnT）、BNP、凝血功能及D-二聚体均未见异常。

心脏彩超：心内结构未见明显异常。

胸腹部B超：双侧胸腔及心包未见明显积液，脂肪肝，余腹部及双肾未见明显异常。

3. **诊疗过程**　入院后胸部X线示左肺野外带可见无肺纹理透亮区，其内侧可见肺边缘，余肺纹理略增多，纵隔及气管居中，心影不大，双侧肋膈角锐利。于左侧锁骨中线第2肋间行胸腔闭式引流术（图5-1），并予吸氧休息、抗感染及对症治疗。

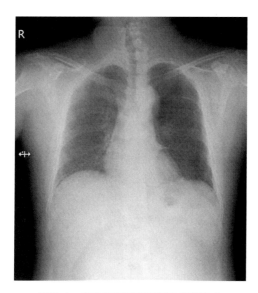

图5-1　左侧气胸行胸腔闭式引流术

经治疗患者临床症状基本消失，胸部CT（图5-2）示左侧胸腔积气消失，左肺完全复张，可见右肺上叶前段空洞影并结节，左肺上叶后段胸膜下小斑片影并小气腔，右肺中叶不规则结节样影，胸腔引流管持续48小时无气体排出遂拔管。

拔管后4日，患者再次出现憋气症状，复查胸部X线片示复发左侧气胸，再次行胸腔闭式引流术，定期复查胸部X线片，患者气胸持续不能闭合，征得患者及家属同意转至胸外科，于2016年2月19日手术治疗。术中探查见左侧壁层胸膜多发小结节，白色，较小，直径多2~5mm，膈肌及肺表面可见类似性质小结节，左肺上叶肺表面可见一突起菜花样肿物，质脆，易出血，肿物直径约2cm，肿物旁可见较小肺大疱，余肺气肿。行左肺大疱切除术＋胸膜固定术＋左肺上叶结节活检术，胸腔内喷洒滑石粉混悬液20ml。术中快速冰冻病理示：梭形细胞恶性肿瘤，考虑转移。术后病理及免疫组化染色：送检左肺上叶结节为梭形细胞肿瘤，结合免疫组化染色结果及病史，符合转移性肿瘤。免疫组化染色（图5-3、图5-4）：Keratin（广谱）（－），VIM（＋），Desmin（－），S-100（－），Cal（－），Ki-67（－）。

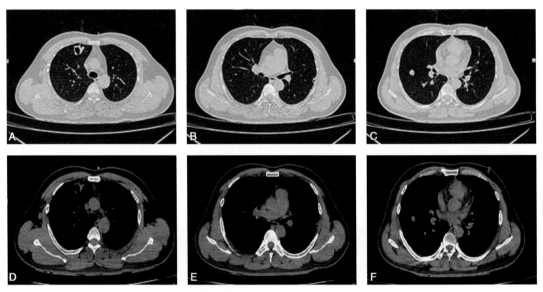

图 5-2　胸部 CT(2016-01-28)表现为左肺完全复张

A. 可见右肺上叶前段空洞影并结节；B. 左肺上叶后段胸膜下小斑片影并小气腔；C. 右肺中叶不规则结节样影；D、E、F. 分别为对应 A、B、C 图像的纵隔窗。

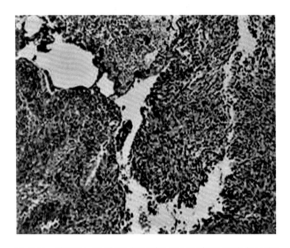

图 5-3　左肺上叶结节术后病理及免疫组化染色回报

梭形细胞肿瘤，结合免疫组化染色结果及病史，符合转移性肿瘤(HE 染色，10×10 倍)。

【最后诊断】

右膝关节滑膜肉瘤术后肺转移。

【治疗及转归】

患者术后恢复良好，应用重组人血管内皮抑制素注射液治疗 4 周期。2016 年 7 月 24 日，患者因突发胸闷、憋气 1 日再次于我院就诊，查胸部 X 线片发现右侧气胸，右肺体积压缩约 90%，行右侧胸腔闭式引流术，并予胸腔注射铜绿假单胞菌注射液 10ml(含菌 1.8×10^9 个 /ml)促进胸膜粘连，经治疗患者症状好转，复查胸部 X 线片示右肺复张，观察引流管无气体引出，拔管出院。出院后随访 1 年，患者未再发作气胸。

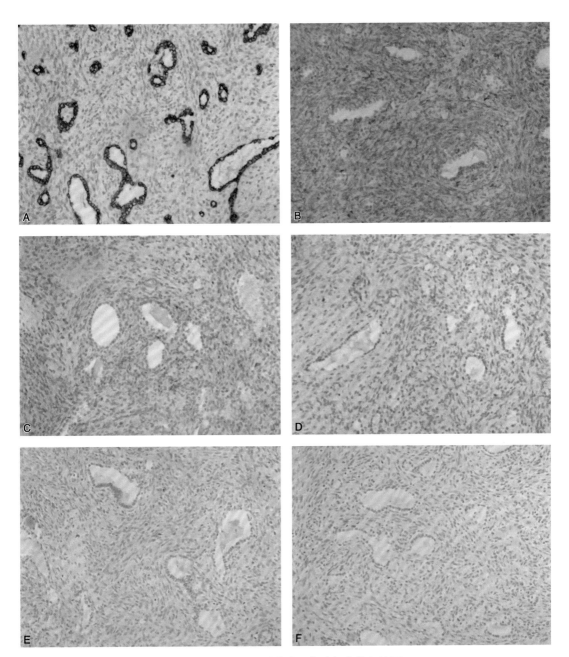

图 5-4 左肺上叶结节病理免疫组化染色结果

A. Keratin（广谱）(－); B. VIM (＋); C. Desmin (－); D. S-100 (－); E. Cal (－); F. Ki-67 (－)。

【评述】

1. 概述 自发性气胸（spontaneous pneumothorax）是指非创伤原因导致肺和支气管内气体进入胸膜腔从而造成胸腔内积气的过程，临床多表现为突发胸痛和呼吸困难，并可导致不同程度的心肺功能障碍，是常见的呼吸系统急症之一。近年来陆续有文献报道气胸与肺原发肿瘤病灶或转移灶并存，国内外报道指出占气胸的 0.4%～2%，其中原发性肺癌合并气胸更为少见。在肺部转移瘤伴发气胸患者中，肉瘤肺转移患者多于肺部转移癌患者，骨肉瘤肺转移并发气胸尤为多见。此外,畸胎瘤、肾母细胞瘤、黑色素瘤、肾癌、胰腺癌、妇科恶性肿瘤、淋巴瘤、绒毛膜癌肺转移等并发气胸亦可见个案报道。

2. 临床特征、影像学及病理学表现　滑膜肉瘤(synovial sarcoma, SS)是一种罕见的软组织肉瘤,具有高度侵袭性,由于恶性度高,又称恶性滑膜瘤,发生率约占软组织肿瘤的10%,好发于30~50岁人群,但也可能发生于任何年龄,无明显性别差异,由于其有较高的局部复发及远处转移趋势,尤以肺部转移为主,其5年生存率约40%,10年生存率约25%。滑膜肉瘤常发生于四肢大关节旁,下肢多见,与肌腱、腱鞘、滑膜囊及关节囊关系密切。但近年来陆续有报道发现,该病还可发生在其他没有滑膜组织的部位,如头、颈、肺、心脏、纵隔、膈肌、腹部及肾脏等。因此针对其组织来源目前存在多种观点,多数学者认为其不起源于滑膜,而可能起源于未成熟的间充质细胞,具有向间叶、上皮组织双向分化的特点。在2002年WHO的软组织肉瘤分类中滑膜肉瘤被划入分化未定类肿瘤,根据滑膜肉瘤的组织学分型,即肿瘤组织幼稚细胞、上皮样细胞、梭形细胞数目及分化程度,WHO主要将其分为双相分化型、单相纤维型、单相上皮细胞型和低分化型,以前两者最为常见。

滑膜肉瘤病理表现:单相型完全由上皮样细胞或梭形细胞组成。上皮样细胞呈圆形或卵圆形,体积较大,边界清,胞质淡染,核较大,空泡状,可见核分裂象,有时形成腺样腔隙,内含上皮性黏液;而梭形细胞相对较小,紧密排列呈片状或束状,核圆形或卵圆形,可见核仁,核分裂象多见,胞质少。双相分化型由上皮样细胞和梭形细胞共同构成,二者比例不定,较为容易诊断。低分化型则由单相型、双相型成分和高侵袭性的多形性或圆形细胞组成的低分化区构成。双相型及单相纤维型滑膜肉瘤中梭形细胞VIM、CK、EMA和Bcl-2阳性表达率较高,而CD34、Des、S-100阳性表达率较低。该病早期表现为深在的无痛性肿物,后可出现疼痛,活动度差,边界不清,有压痛,严重时压迫或侵犯周围的组织,出现相应的症状与体征。其发病率低,确诊需依靠上述组织病理和免疫组化染色结果,需与纤维肉瘤、恶性神经鞘膜瘤、血管外皮瘤等鉴别。遗传学检测t(x;18)或利用反转录聚合酶链反应(RT-PCR)技术检测SYT-SSX融合基因及其表达产物可以作为滑膜肉瘤的特征性诊断依据。

影像学表现:原发性肺滑膜肉瘤影像学表现分为中央型和周围型,其典型CT表现为肺内实性团块影,密度不均,可见内部坏死、液化,少有钙化,形态不规则或圆形,边界较清楚,无明显分叶、毛刺,易侵犯胸膜并伴有胸腔积液,少有纵隔及肺门淋巴结肿大。而滑膜肉瘤肺部转移的影像学表现缺乏特异性,多表现为大小不等、密度均匀、边界清楚的圆形或类圆形结节影,其诊断更依赖于临床病史及病理检查。

近年来,滑膜肉瘤肺部转移伴自发性气胸及原发性肺滑膜肉瘤伴气胸病例陆续见于国内外报道,部分病例报道显示,在影像学发现肺部肿瘤病灶之前,以气胸为患者就诊的首发症状。且有报道指出滑膜肉瘤肺转移患者可出现双侧自发性气胸。本例患者因左侧自发性气胸首次就诊我院,经胸腔闭式引流术治疗后气胸愈合、患肺复张,此后于同次住院期间再次复发左侧气胸,胸外科手术治疗并诊断滑膜肉瘤肺转移,抗肿瘤治疗后出现右侧气胸,与国外报道相符。

肺部肿瘤合并气胸的发病机制现仍未完全明确,目前研究显示可能与以下因素有关:①由于肺部的肿瘤转移灶多位于脏层胸膜下或肺周围组织,且生长迅速,易发生坏死、液化、空洞,突破支气管和胸膜腔时造成支气管胸膜瘘,导致气胸发生;②肿瘤导致叶段支气管不完全性受压、阻塞,远端肺泡过度膨胀进而破裂,气体沿叶间裂至胸膜下形成大疱并破入胸腔,形成气胸;③癌肿导致支气管完全阻塞形成癌性肺不张导致周围代偿性肺气肿、肺大疱破裂；④老年患者常存在肺气肿、肺大疱等基础肺结构改变，肺气肿及肺大疱结构易受肿瘤破坏，破裂形成气胸；⑤应用细胞毒性药物及抗肿瘤血管生成药物等抗肿瘤治疗过程中，因肿瘤病灶对治疗敏感，致外周转移灶坏死破裂，形成支气管胸膜瘘；⑥肿瘤放射治疗可诱导胸膜及肺的损伤、加重肺组织纤维化，也可能是气胸促发因素之一。

肺部滑膜肉瘤患者并发自发性气胸的临床表现差异较大，且无明显特异性，常见的症状有干咳、气促、胸痛，有的患者无明显症状，故肺部原发或继发肿瘤患者在治疗期间，即使无不适主诉也应定期随访胸部 CT，以免漏诊。另外，如本文中所示，部分肺部原发或继发肿瘤患者以气胸为就诊的首发症状，故气胸患者尤其反复发生气胸或气胸经引流不易复张者，影像学未发现肺部明显肺气肿、肺大疱改变或肺复张后可见肺内高密度病灶时，需警惕肿瘤合并气胸可能，有必要进一步行胸部 CT 检查。

3. **治疗和预后** 治疗方面，病情允许的情况下尽早手术可以对肿瘤的局部控制取得较好的效果。临床发现，异环磷酰胺为基础的化疗对儿童及转移性滑膜肉瘤可取得明确疗效，但成人滑膜肉瘤因其发病率低，缺乏足够数据进行随机对照试验，故化疗作用尚不明确。

与一般气胸相比，由于恶性肿瘤患者一般情况较差，且可伴有双肺转移性肿瘤病灶，故手术治疗风险较高。目前临床主要通过内科处理，如胸穿抽气、胸腔闭式引流术等进行治疗，使压缩的肺组织尽早复张。值得注意的是，美国得克萨斯大学安德森癌症中心肺内科最新的回顾性分析发现，与其他类型癌症相比，肉瘤类型的肿瘤与继发性自发性气胸复发显著增加相关，初次气胸愈合后，增加复发风险的因素包括：对侧纵隔移位、肺顶部与胸廓顶部距离、脏层胸膜与胸壁的距离。而上述内科治疗手段无法预防气胸的复发，且肺部肿瘤合并气胸较一般气胸引流效果差，部分患者经胸腔闭式引流后患肺仍不能完全复张，同时较高复发率易造成反复引流或长期留置引流管，故临床上胸膜粘连的治疗也被较多应用。

临床应用的胸膜固定药物主要包括：博来霉素、顺铂等抗癌药、白细胞介素、铜绿假单胞菌注射液、四环素等抗生素及高渗葡萄糖、滑石粉等，其作用机制为通过对胸膜进行理化刺激导致炎症性胸膜粘连，此外还可采用纤维蛋白补充剂如血浆、纤维蛋白原等或黏合剂促进胸膜破口愈合。但胸膜固定术成功率与胸膜腔压力密切相关，且应用上述胸膜粘连药物可能导致过敏、循环障碍、肝肾功能损害等不良反应，需对患者进行充分的个体化评估后方可进行。

综上所述，滑膜肉瘤为一种罕见的软组织肉瘤，气胸作为肺部原发或转移性滑膜肉瘤的并发症之一，临床更为少见，一旦发生则可能导致患者病情突发加重，甚至危及患者生命。其发病与肿瘤胸膜侵犯等多种因素有关，治疗效果差，手术风险高，易复发，但其发生亦可对肺部肿瘤病灶的尽早发现起到一定的提示意义，及时识别和治疗，可以在一定程度上帮助患者改善预后，故及时完善胸部 CT 检查评价肺部及胸膜情况这一措施应得到临床医师的重视。同时，在抗肿瘤治疗前临床医师应与患者及家属充分沟通并警惕气胸的发生。

（焦丽娜　张冬睿）

参考文献

1. 任振义,刘玉清,金风表,等.癌性气胸三例报告 [J]. 肺癌杂志 , 1999,2(1):40.
2. VENCEVICIUS V, CICENAS S. Spontaneous pneumothorax as a first sign of pulmonary carcinoma[J]. World J Surg Oncol, 2009,7: 57.
3. HAZMAN M N, JAYARANI J K, KUMAR G, et al. Retropharyngeal synovial sarcoma-a rare location[J]. Eur J Radiol Extra, 2008, 68(3):e103-e106.
4. ERSHADI R, RAHIM M, DAVARI H. Primary mediastinal synovial sarcoma: a rare case report[J]. Int J Surg Case Rep, 2016,27:169-171.
5. VAIDYA P J, HEROOR A, PRASAD S, et al. Multimodality management of primary diaphragmatic synovial sarcoma: first report[J]. J Cancer Res Ther, 2016, 12(2):1098-1101.
6. WANG Y J, WEN S C, CHIEN S T, et al. Primary intra-abdominal synovial sarcoma[J]. J Chin Med Assoc, 2006, 69(10):492-495.
7. BODE F, KIRCHNER J, CORDES H J, et al. Recurrent spontaneous pneumothorax as the earliest indication of the pulmonary metastasis of a synovial sarcoma? [J]. Rofo, 1998, 169(3):318-320.
8. CUMMINGS N M, DESAI S, THWAY K, et al. Cystic primary pulmonary synovial sarcoma presenting as recurrent pneumothorax: report of 4 cases[J]. Am J Surg Pathol, 2010, 34(8):1176-1179.
9. 张涛 . 肺原发性滑膜肉瘤一例报告 [J]. 中华肿瘤防治杂志 , 2014, 21(1):67-68.
10. GROSU H B, VIAL M R, HERNANDEZ M, et al. Secondary spontaneous pneumothorax in cancer patients[J]. J Thorac Dis, 2019, 11(4):1495-1505.

病例 6　肺平滑肌瘤病

【主诉】

活动后气短 4 年余,加重 1 个月余。

【简要病史】

患者女性,53 岁。2012 年 3 月无明显诱因出现轻度气短,剧烈活动后出现,伴刺激性咳嗽,无咳痰、咯血、发热,无胸痛胸闷,在当地医院行胸部 CT 示双肺多发占位,经皮肺穿刺病理为(左下肺)平滑肌瘤,免疫组化染色与既往子宫肌瘤同源,考虑为子宫肌瘤脉管浸润所致,行开胸探查取病理(2013-05-06):(左肺病变)平滑肌组织增生,符合平滑肌瘤,倾向子宫良性平滑肌瘤肺转移。考虑诊断为肺平滑肌瘤病,因症状不重,未予特殊治疗,定期复查。

1 个月前患者感活动后气短加重,到我院门诊行胸部增强 CT(2016-09-18)(图 6-1)示左主支气管远段结节影,左肺不张,右肺多发结节及肿块影,考虑转移瘤可能性大。为进一步诊治,门诊以 "肺部占位" 于 2016 年 9 月 20 日收住我院。

既往 : 10 年前因子宫肌瘤行子宫切除术,否认肝炎、结核等传染病病史,无外伤及其他手术史,无毒物、粉尘、放射性物质接触史。家族中无遗传病病史。

【诊治经过】

1. 入院查体　生命体征正常,卡诺夫斯凯计分(KPS)90 分,体力状况评分(PS 评分) 0 分,气促评分 1 级,呼吸尚平稳,左侧胸壁可见 10cm 手术瘢痕,呼吸运动正常,节律正常,两侧对称。左侧语颤减弱,无摩擦感。左肺呼吸音减低,未闻及干湿啰音,未闻及胸膜摩擦音。腹部平软,无压痛及反跳痛,未触及包块。

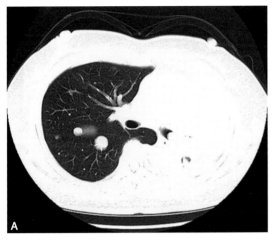
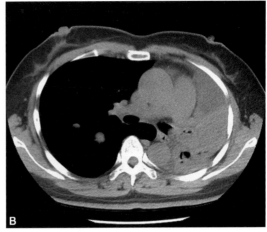
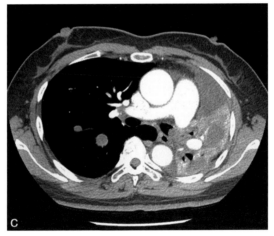

图 6-1　胸部 CT 示：左主支气管远段结节影，左肺不张，右肺多发结节及肿块影

A. 肺窗；B. 纵隔窗；C. 增强后表现。

2. 辅助检查　血、尿、粪便常规，肝肾功能、电解质、心电图、肿瘤标志物等常规检查无明显异常。

【最后诊断】

肺平滑肌瘤病；左全肺肺不张；子宫平滑肌瘤术后。

【治疗及转归】

入院后于 2016 年 9 月 26 日行靶动脉栓塞术，2016 年 9 月 28 日行支气管镜检查：右主支气管上段（中央气道Ⅴ区）内侧壁见较小结节，米粒大小，右中间段（中央气道Ⅵ区）及右上、中、下叶与分支开口通畅，未见新生物。隆突锐利。左主支气管近端（中央气道Ⅶ区）管腔通畅，未见新生物。左主支气管远端（中央气道Ⅷ区）可见管腔内新生物，类圆形，表面光滑，充血，管腔狭窄约 95%，镜身（外径 5.9mm）不能通过。给予圈套器套取肿物，二氧化碳冻取，肿物大部分消除（图 6-2），见肿物生长自左下叶背段 a 亚段，削瘤后下叶背段 a 亚段仍被肿物阻塞 80%，左肺上叶开口、左下叶背段 b 与 c 亚段、左下叶基底段开口通畅，未见新生物。活检病理：雌激素受体（ER）（+），孕激素受体（PR）（+）。

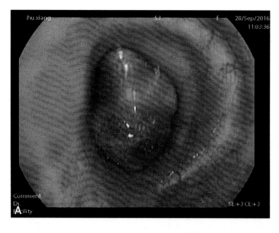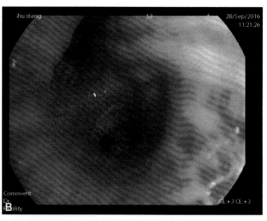

图6-2　治疗前后支气管镜下表现

A.可见左主支气管下段(Ⅷ区)管腔内新生物,类圆形,表面光滑,充血,管腔狭窄约95%;B.治疗后左主支气管下段(Ⅷ区)肿物完全消失,管腔通畅。

　　术后复查胸部CT(图6-3):左肺大部分复张,遗留左下叶基底段部分不张,左肺可见多发结节影。术后气促评分0分,患者气短症状明显缓解出院。出院后未予其他治疗,定期复查,随访1年,病变无明显进展。

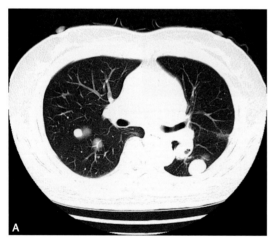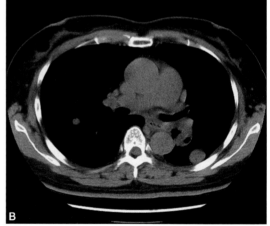

图6-3　治疗后胸部CT示左肺复张

A.肺窗;B.纵隔窗。

【评述】

　　1. 概述　肺平滑肌瘤病的性质和诊断名称一直存在争议,一部分学者认为本病是独立疾病,肺部存在平滑肌瘤型错构瘤,通常称为原发性肺平滑肌瘤;另一些学者认为本病是子宫良性平滑肌瘤肺转移或低级别的平滑肌肉瘤经血液发生的肺转移,称为肺良性转移性平滑肌瘤、肺多发性平滑肌瘤或肺转移性子宫平滑肌瘤等,但后者无法解释部分女性患者无子宫平滑肌瘤病史,以及男性患者罹患本病的问题。子宫平滑肌瘤是女性生殖系统最常见的肿瘤之一,常由于血供不足和激素等多种因素相互影响发生继发性改变,少数患者甚至可在子宫外出现多发性平滑肌瘤结节。在子宫肌瘤切除术后出现在子宫以外器官的、与子宫原发肿瘤有相似组织病理学形态的实体平滑肌瘤，都是良性平滑肌瘤组织，它可通过血液途径转移到全身大部分器官，其中最常见于肺，其他转移部位包括盆腔、腹膜腔、下腔静脉、四肢肌肉组织、头颅、心脏、胸膜腔等，称为良性转移性平滑肌瘤。

肺良性转移性平滑肌瘤于1939年首先由Steiner报道，此后文献报道也多是个案病例。该病病理起源目前仍存在争议，我国有作者回顾性分析总结了65例肺良性转移性平滑肌瘤患者的平均年龄（43.91±8.42）岁，41~50岁为高发年龄段，大多为女性，往往发生在有子宫平滑肌瘤病史的妇女，一般发生在子宫平滑肌瘤手术或治疗后3个月~20年。大多发生在绝经前女性，但少数在绝经后出现。该病男女均可发病，女性原发于子宫，男性则原发于横膈膜、软组织或大隐静脉。

2. 临床特征、影像学及病理学表现

（1）临床特征：该病临床表现无特异性，可表现为咳嗽、咳痰、咯血等，阻塞气道可出现不同程度的呼吸困难。血清学检查无特异性，血常规、肿瘤指标、自身免疫系统检查等正常。

（2）影像学表现：胸部CT检查呈非特异性改变，病灶形态多样，多见结节影、团块影和多种混合表现，少数可出现囊实性包块、胸腔积液及空洞。多发转移性平滑肌瘤主要表现为双肺多发实性结节，为散在边缘光滑、边界清楚的结节，少数病例结节呈粟粒状或出现空洞；结节多无钙化，在增强扫描时无明显强化，少数可累及支气管壁或胸膜。

（3）病理学表现：由于临床表现不典型，患者在病程初期多容易误诊，该病最终诊断依靠病理。镜下多见瘤细胞呈长梭形或卵圆形，胞质较丰富，红染，胞核类圆形，似成熟的平滑肌细胞，瘤组织中间可有纤维及血管组织，组织内一般无坏死及核分裂象；免疫组化检查方面，瘤体均来源于间叶组织，肿瘤细胞可表达α-Actin、ER及PR阳性，肿瘤细胞间残存的肺泡上皮可表达CK7（+），CD34（-）。激素受体相似，ER（+），PR（+）。本病注意同错构瘤、平滑肌瘤、平滑肌肉瘤及肺淋巴管肌瘤病相鉴别。

3. 治疗和预后　因该病较少见，目前尚未有公认的良性转移性平滑肌瘤的首选治疗方法，依据地域及疾病的情况而不同，多数学者认为对于可切除的病灶应首选手术切除，国内报道的该病手术治疗最多，且预后好。对于中央气道病变，无法行外科手术切除的，可行支气管镜下介入治疗直接去除病变，快速缓解气道狭窄症状。有报道局部转移灶外放疗也有一定疗效。另外，由于该肿瘤表达雌、孕激素受体，为激素依赖型，不少研究认为内分泌治疗应当有效，可行外科卵巢切除或药物性闭经治疗，有文献报道给予甲羟孕酮600ng/d治疗2年后肺部病灶退化。国外文献报道激素治疗对该病的控制率达79%，但绝经后女性治疗效果较差。国内报道口服雌激素治疗效果相对欠佳。

该病进展较为缓慢，一般预后较好，Kayser报道10例患者手术切除后，中位生存期94个月，但仍需定期随访，该病虽呈良性发展，但肺不张及肺部感染可导致肺功能下降，甚至死亡。

（高永平）

参考文献

1. STEINER P E. Metastasizing fibroleiomyoma of the uterus：report of a case and review of the literature[J]. Am J Pathol, 1939,15（1）:89-110.

2. 郎霞萍. 我国肺良性转移性平滑肌瘤的疾病特点 [J]. 转化医学电子杂志, 2016,3（1）:29-31.

3. OHNO K, KUWATA K, HASHIMOTO J, et al. A case of multiple pulmonary leiomyomatous hamartoma[J]. Nihon Kyobu Geka Gakkai Zasshi, 1996,44（5）: 723-728.

4. FAN D, YI X. Pulmonary benign metastasizing leiomyoma: a case report[J]. Int J Clin Exp Pathol, 2014,7（10）:7072-7075.

5. TAFTAF R, STARNES S, WANG J, et al. Benign metastasizing leiomyoma: a rare type of lung metastases-two case reports and review of the literature[J]. Case Rep Oncol Med, 2014,2014:842801.

6. EFARED B, ATSAME-EBANG G, SANI R, et al. Unexpected pulmonary tumor: metastasis from a benign uterine leiomyoma in a post-menopausal woman: a case report[J]. BMC Res Notes, 2017,10（1）:662.

7. DOSSEGGER J M, CARNEIRO L H, RODRIGUES R S, et al. Pulmonary benign metastasizing leiomyoma presenting as small, diffuse nodules[J]. J Bras Pneumol, 2019,45（4）:e20180318.

病例 7　卵巢癌支气管转移

【主诉】

间断咳嗽、咳痰 3 个月余,加重伴憋喘 3 周。

【简要病史】

患者女性,51 岁,工人,3 个月余前出现咳嗽,咳少量白痰,略感胸闷,伴右侧后背痛,无胸痛,无咯血,无发热,无乏力、盗汗。胸部 CT 提示右上肺多发粟粒样小结节,考虑转移瘤;左上肺部分支气管周围软组织增厚伴周围浸润,不除外转移;双锁骨上下及纵隔内、双肺门多发淋巴结增大,考虑转移;右肺中叶及左下肺条索影。服用中药治疗。

3 周前无明显诱因咳喘加重,不能平卧,无咯血,无发热,无双下肢水肿,继续服用中药治疗。由于憋喘进行性加重。1 周前就诊于外院。血常规: WBC 6.94×10^9/L, GR% 72.5%。血气分析: pH 7.457, PO_2 70.7mmHg, PCO_2 38.8mmHg, HCO_3^- 26.7mmol/L。予莫西沙星抗感染及二羟丙茶碱、甲泼尼龙平喘等治疗后咳喘症状减轻遂回家。

3 日前由于憋喘再次加重,并间断有痰中带血丝,伴有双下肢水肿,再次就诊于外院。血常规: WBC 7.58×10^9/L; GR% 77.6%。血气分析: pH 7.442, PO_2 49.5mmHg, PCO_2 39.5mmHg, HCO_3^- 26.1mmol/L。予莫西沙星抗感染及多索茶碱、琥珀酸氢化可的松平喘治疗,咳喘无明显好转,为进一步诊治于 2018 年 11 月 12 日收住我院。患者本次病情加重以来,食欲差,精神睡眠可,尿量正常,大便次数正常,体重无显著改变。

既往:1997 年行卵巢黄体破裂手术。2016 年 8 月因卵巢癌行双侧卵巢、子宫、大网膜及左锁骨上淋巴结切除术,术后病理考虑“卵巢癌”,具体分型家属未提供。术前应用紫杉醇 + 奥沙利铂化疗 1 周期,术后应用紫杉醇 + 奥沙利铂化疗 5 周期、伊立替康 + 奥沙利铂化疗 5 周期,最后一次化疗为 2017 年 9 月 13 日,之后服用中药治疗。否认吸烟、饮酒史。否认肝炎、结核等传染病病史,无外伤史,无毒物、粉尘、放射性物质接触史。家族中无遗传病病史。

【诊治经过】

1. 入院查体　体温: 36.4℃,脉搏: 117 次 /min,呼吸频率: 20 次 /min,血压: 143/92mmHg。

神志清楚,全身皮肤黏膜无皮疹及出血点,前胸及后背可触及多个皮下结节,大小(1~1.5cm)×(1~2cm),固定,无压痛,双侧锁骨上多发肿大淋巴结,最大直径约1.5cm,固定,部分融合,无压痛,余浅表淋巴结未触及肿大,唇甲无发绀,双肺可闻及干啰音。心率:117次/min,律齐,腹部平软,无压痛。双下肢水肿(+),杵状指(+),病理征(−)。

2. 辅助检查

血常规:WBC 5.29×10⁹/L、GR% 72%、Hb 126g/L、PLT 337.00×10⁹/L;FIB 5.35g/L,D-二聚体 1.00μg/ml;ESR 49.0mm/1h。尿常规:尿胆原(+),酮体(+),蛋白质(+),WBC(+)。粪便常规未见异常。血气分析(FiO$_2$ 29.0%):pH 7.472,PCO$_2$ 37.0mmHg,PO$_2$ 69.0mmHg,标准碳酸氢盐[cHCO$_3^-$(P,st)]27.4mmol/L,SO$_2$ 94.7%。肝肾功能基本正常:直接胆红素(DB)4.10μmol/L,谷氨酰转肽酶(GGT)40.50U/L,Na$^+$ 133.10mmol/L,Cl$^-$ 92.30mmol/L,LDH 339.00U/L,羟丁酸脱氢酶(HBD)252.00U/L;PCT<0.05ng/ml;IgG 1 780.00mg/dl;CRP 25.2mg/L;肺炎支原体抗体(被动凝集法)(−)。甲状腺功能[电化学发光免疫测定(electrochemiluminescence immunoassay,ECLIA)]:三碘甲腺原氨酸(T$_3$)1.13nmol/L,甲状腺素(T$_4$)143.60nmol/L,促甲状腺激素(TSH)0.07μIU/ml,游离甲状腺素(FT$_4$)34.50pmol/L,游离三碘甲腺原氨酸(FT$_3$)4.28pmol/L。肿瘤标志物(ECLIA):NSE 58.07ng/ml,CYFRA21-1 18.57ng/ml,CA12-5 86.82U/ml。痰涂片:外观白黏痰,上皮细胞 0~10 个/低倍视野,WBC≥25 个/低倍视野,革兰氏阳性链球菌(++),革兰氏阴性球菌(+)。细菌革兰氏染色(查真菌):未发现真菌菌丝及孢子。痰培养为正常菌群。

床旁心脏彩超:室壁节段性运动异常,主动脉瓣轻度反流。射血分数(EF):56%,肺动脉收缩压(SPAP):30mmHg,右室流出道内径:28mm,右室前壁厚度:3mm。

床旁胸部 X 线片(图7-1):右肺门、左上肺门增大,右上肺多发结节影,纵隔增宽,右膈抬高。

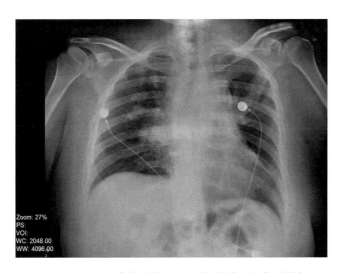

图 7-1　右上肺多发结节影,双肺门增大,上纵隔增宽

3. 诊疗过程　患者 3 个月前于外院复查血肿瘤标志物升高,胸部 CT 示双肺多发结节影,左主支气管腔内占位,双肺门并纵隔多发肿大淋巴结,考虑卵巢癌复发转移可能性大,不除外肺部原位肿瘤。自入院后不能平卧,故无法行胸部 CT 检查评价肺部病情变化,但患

者咳喘症状逐渐加重，考虑存在大气道阻塞，建议行支气管镜＋气道内介入治疗。

患者全麻满意后经口置入气管插管，经气管插管进镜。镜下见（图 7-2）气管通畅，黏膜充血水肿，隆突增宽；右主支气管开口侧壁可见肉芽样肿物凸出管腔；右主支气管、右肺上叶、中叶及下叶支气管开口变窄，黏膜增厚水肿、凹凸不平；左主支气管开口可见肿物几乎完全阻塞，支气管镜不能进入。反复使用电圈套器套取左主支气管开口肿物，针形电刀部分切除肿物，并予 CO_2 冷冻探头冻取残存肿物，左主支气管开口恢复通畅，进镜见左上、下叶支气管开口尚通畅，黏膜增厚凹凸不平，左上、下叶间嵴增宽，术中少许出血，予氩气刀止血，至直视下无活动性出血。

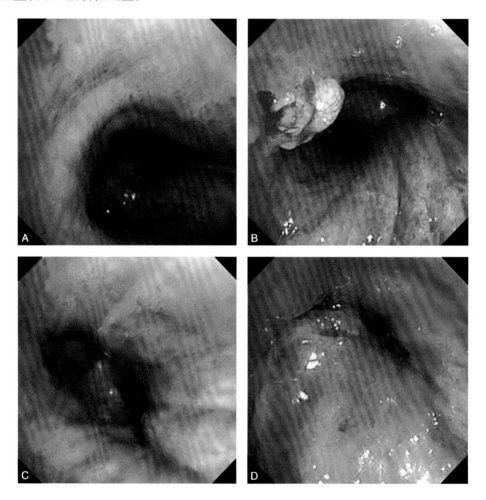

图 7-2 支气管镜检查表现

A. 气管通畅，黏膜充血水肿，隆突增宽；B. 右主支气管开口侧壁可见肉芽样肿物凸出管腔；C. 右中间支气管管腔变窄，黏膜增厚水肿、凹凸不平；D. 左主支气管开口可见肿物几乎完全阻塞，支气管镜不能进入。

送检肿物病理，抽取下呼吸道分泌物送检细菌学培养。诊断："左主支气管肿物，大气道外压性狭窄，双侧支气管黏膜肿瘤侵犯？"手术顺利，术后送呼吸重症监护室（respiratory intensive care unit，RICU）。转科后继续机械通气、抗感染化痰等对症治疗，逐渐下调呼吸机参数，术后复查 2 次支气管镜见各级气道基本通畅，有少量气道分泌物，左主支气管创面可见焦痂,未见明显活动性出血。

3 日后停机拔管,拔管后 1 小时左右患者再次出现 SO_2 下降,咳嗽、咳痰不利,予经鼻气管插管,接呼吸机辅助呼吸。支气管镜病理:送检(左主支气管开口肿物)为癌组织,结合免疫组化染色结果及病史,倾向于卵巢来源。免疫组化染色:ER(－),PR(－),WT-1(＋),Ki-67(＋>70%),TTF-1(－),NapsinA(－),CD56(－),CK(＋),P53(＋),P40(－);特殊染色:PAS(－)。

请肿瘤医院妇科肿瘤科会诊:患者目前距末次化疗 1 年余,卵巢癌转移,可考虑原紫杉醇＋铂类继续化疗,或换药为多柔比星＋铂类,但机械通气同时化疗经验不足,如能脱机拔管,再评估患者一般情况能否耐受化疗。卵巢癌对放疗不敏感,不予考虑。患者间断肩背疼痛、憋气,给予对症镇痛、镇静治疗,逐渐出现颜面部及上肢肿胀,考虑上腔静脉综合征,患者为卵巢癌晚期,多发转移,家属放弃进一步积极治疗抢救,予对症营养支持,镇静、镇痛治疗为主。

【最后诊断】

卵巢癌支气管转移。

【治疗及转归】

患者气管插管机械通气维持及对症治疗,逐渐出现神志欠佳,血压较前下降。心电监护:血压 86/54mmHg,SpO_2 97%,心率 102 次/min。予去甲肾上腺素升压治疗,血压逐渐上升,波动于 120～140/60～80mmHg。再次通知患者家属病危,患者家属要求出院。

【评述】

1. **概述**　卵巢癌为妇科常见的恶性肿瘤,一般以直接浸润、淋巴转移为主要转移途径,血行转移较少见。文献报道卵巢癌肺转移率为 1%～34%,日本学者报道尸检发现肺转移高达 67%,与其他妇科恶性肿瘤相比,卵巢癌胸部转移率高。气道转移多数来源于肺部肿瘤,仅 1.1% 由肺外肿瘤转移引起。除肺癌以外,常见气道转移的肿瘤包括结肠癌、乳腺癌、肾细胞癌、黑色素瘤,其中报道最多的是发病率较高的乳腺癌和结肠癌。卵巢癌气管支气管转移极其罕见,目前国内尚无报道。2019 年 8 月发表于期刊 *Cancers* 的综述统计截至 2018 年仅有 10 例卵巢癌气管支气管转移的个案报道,其中位生存期为 6～24 个月。因此尚缺乏本病的流行病学特征。

2. **临床特征、影像学及病理学表现**　气道转移常见的症状为呼吸困难、干咳、咯血及气促,其中 52%～62.5% 的患者没有呼吸道症状。胸部 CT 对于支气管镜所见的黏膜、黏膜下病变容易漏诊,CT 描述的气道狭窄、血管壁增厚的原因可能是气管内、气管黏膜下或气道周围疾病,不能明确病因。支气管内病变仅 55% 可通过胸部 CT 发现,所以气道转移性疾病存在低估。对于阻塞性通气功能障碍的患者,应尽可能行支气管镜检查除外气道内病变。临床上对于既往有肿瘤病史、呼吸道症状持续不缓解且影像学正常者,应警惕肿瘤气道转移的可能。

气道转移最直接的检查手段为支气管镜,但支气管镜下表现并不能区分良性肿物、原发肺癌还是肺外肿瘤转移灶。气道转移的镜下特点较为多样,常见的有息肉样瘤伴有坏死或结节样肿物。病理诊断通常也无法判定肿瘤为原发或转移,因此支气管镜活检物必须进行病理及免疫组化染色区分肿瘤来源。

Kiryu 等将气道转移瘤根据侵袭方式分为 4 型。①Ⅰ型：直接转移到气道；②Ⅱ型：经肺实质病灶浸润气道；③Ⅲ型：通过纵隔或肺门淋巴结浸润气道；④Ⅳ型：外周病灶沿近端支气管延伸。多数病例为Ⅱ型或Ⅲ型，气管黏膜浸润时支气管镜下黏膜表现可正常，临床容易忽略而遗漏活检，致漏诊或误诊。故对于既往有肿瘤病史，影像学出现肺不张、肺内多发结节、小叶间隔增厚等表现的患者，应尽早行支气管镜检查，即使气管黏膜在镜下表现正常，也应常规进行病理活检。

侵袭转移是恶性肿瘤进展中最关键的一个过程。尽管手术及联合放化疗等治疗手段广泛应用于临床，但中晚期癌症患者病死率仍无改观。恶性肿瘤侵袭转移机制复杂，是近年来研究的热点。Harrington 等研究认为卵巢癌蔓延到气管、支气管树主要是通过纵隔淋巴结直接侵袭，但血行和淋巴途径或通过相邻的实质转移亦不能排除。

3. 治疗和预后 卵巢癌气道黏膜转移在不同情况下，治疗方法不尽相同。一些患者接受了外科手术（肺切除术），而另一些患者则接受了化疗和放疗的联合治疗。还有报告利用支气管镜电灼成功切除卵巢癌气管内转移灶。

对于气道转移出现呼吸困难、咯血及阻塞性肺炎者，采用气道内介入治疗，如放置支架、局部近距离放疗及光动力治疗等，多数患者症状可以缓解。对浅表性黏膜转移的患者，这些治疗手段均不理想，症状缓解差。有研究报道雾化吸入治疗局部含药雾滴滞留时间长，吸收药量较正常部位多，加之肿瘤新生血管较多，血管内皮细胞结构疏松，缺乏平滑肌等外层组织，故而吸收及储存能力高于正常组织，检测发现肿瘤组织中药物含量高于正常肺组织 5~15 倍，所以局部雾化化疗作用浓度高，全身毒性及不良反应小。目前仍在不断探索、尝试新的化疗药物局部治疗的途径。

据报道卵巢癌原发癌确诊到发现气管支气管转移癌之间的时间间隔为 11 个月~26 年，转移癌确诊后的存活时间为 6~24 个月。

（贾　玮　李月川　张　力）

参考文献

1. THOMAKOS N, DIAKOSAVVAS M, MACHAIRIOTIS N, et al. Rare distant metastatic disease of ovarian and peritoneal carcinomatosis: a review of the literatures[J]. Cancers (Basel), 2019,11(8): 1044.

2. NAKAO M, OGURI T, MAENO K, et al. Endobronchial metastasis from primary papillary serous carcinoma of the peritoneum[J]. Intern Med, 2009,48(13): 1165-1168.

3. FOURNEL C, BERTOLETTI L, NGUYEN B, et al. Endobronchial metastases from colorectal cancers: natural history and role of interventional bronchoscopy[J]. Respiration, 2009,77(1): 63-69.

4. AYUB I I, THANGASWAMY D, JOSEPH L D, et al. Lung parenchymal and endobronchial metastases from ovarian carcinoma[J]. J Bronchology Interv Pulmonol, 2018,25(3): 235-238.

5. CHOI H S, KIM S Y, CHOI C W, et al. Use of bronchoscopic electrocautery in removing an endotracheal metastasis[J]. Lung Cancer, 2007,58(2):286-290.

6. UPADHYAY A, GOEL V, BATRA U, et al. Two cases of ovarian carcinoma with endobronchial metastases: rare presentation[J]. South Asian J Cancer, 2015, 4(3):149.

7. MERIMSKY O, GREIF J, CHAITCHIK S, et al. Endobronchial metastasis of ovarian cancer. A case report[J]. Tumori, 1990, 76(6):614-615.

8. DHILLON S S, HARRIS K, POKHAREL S, et al. Calcified mediastinal metastasis of ovarian cancer mimicking broncholithiasis[J]. J Bronchology Interv Pulmonol, 2016, 23(3):229-231.

9. PETRU E, FRIEDRICH G, PICKEL H, et al. Life-threatening tracheal metastasis complicating ovarian cancer-a case report[J]. Gynecol Oncol, 1999, 74(1):141-142.

病例 8　肺错构瘤

【主诉】

咳嗽、咳痰 4 年余, 加重 1 个月。

【简要病史】

患者男性, 67 岁, 4 年前开始出现阵发性咳嗽、咳痰, 为白色黏痰。1 个月前症状加重, 咳黄白色黏稠痰液, 伴活动后气促, 无心悸、胸闷, 无夜间阵发性呼吸困难、双下肢水肿。外院行肺部 CT 检查示右下肺占位 性质待定, 考虑周围型肺癌, 慢性支气管炎、肺气肿并多发肺大疱形成。为进一步诊治来我院。病后精神食欲可, 大小便无异常。

既往: 7 岁时患 "肺结核", 抗结核治疗 1 年余(疗效欠佳), 有结核密切接触病史, 吸烟史 52 年, 20 ~ 40 支 /d。无饮酒。否认肝炎等传染病病史, 无外伤手术史, 无毒物、粉尘、放射性物质接触史。18 岁时曾在钨矿井工作 2 年; 5 年前在家饲养鸽子 8 只; 在车零件制造厂工作 40 余年。家族中无遗传病病史。

【诊治经过】

1. **入院查体**　体温: 36.5℃, 脉搏: 80 次 /min, 呼吸频率: 20 次 /min, 血压: 130/79mmHg。神志清楚, 慢性病容。全身皮肤巩膜无黄染。全身浅表淋巴结无肿大, 口唇无发绀, 颈静脉无充盈。心前区无异常隆起及凹陷, 心尖搏动位于左锁骨中线内第 5 肋间 0.5cm 处, 心率 80 次 /min, 心律齐, 无杂音, 心音可。双肺呼吸音清, 未闻及明显干湿啰音及胸膜摩擦音。腹平软, 无压痛反跳痛, 移动性浊音阴性, 肝、脾肋下未触及, 双肾区无叩击痛, 双下肢无水肿。

2. **辅助检查**

血常规: WBC $5.1×10^9$/L, Hb 142g/L。肝肾功能和电解质未见异常。结核感染 T 细胞斑点试验(T-SPOT):(+)。干扰素检测 A: 0; 干扰素检测 B: 6(干扰素检测 A 参考范围<6, 干扰素检测 B 参考范围<6)。

心电图: 完全性右束支传导阻滞; 电轴左偏。腹部彩超: 肝界下移, 前列腺钙化灶。

胸部 X 线片(图 8-1): ①右下肺后基底段结节; ②右上肺纤维病灶; ③右侧气胸。

胸部 CT(图 8-2): 右中叶内侧段结节影, 瘤体边缘完整, 多为单发球形, 偶伴分叶, 增强后肿块无强化。

肺功能: 中重度阻塞性肺通气功能障碍, 肺弥散功能轻度下降, 支气管舒张试验阴性。

3. **诊疗过程**　随着支气管镜介入技术的发展, 支气管镜下治疗尤为重要, 本例患者支气管镜下检查无特殊发现。有文献报道中央型肺错构瘤镜下特征可表现为光滑、质地硬的圆形肿块, 部分带蒂与管壁相连。CT 引导下经皮肺穿刺活检术有助于明确诊断。本例患者 CT 引导下肺穿刺(右下肺)送检为软骨及结缔组织, 伴变性, 形态学考虑错构瘤可能 (图 8-3)。

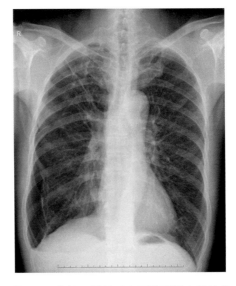

图 8-1 胸部 X 线片示右下肺后基底段结节

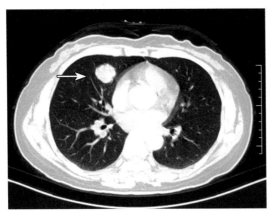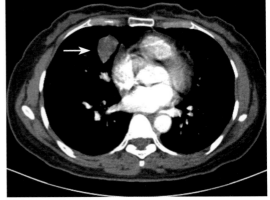

图 8-2 胸部 CT 示右肺中叶内侧段结节灶（箭头）

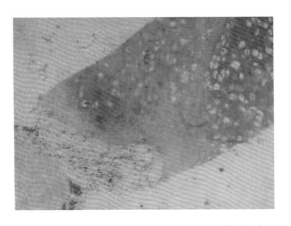

图 8-3 CT 引导下穿刺病理可见软骨及结缔组织

【最后诊断】

肺错构瘤（右下肺）。

【治疗及转归】

患者经采用头孢他啶抗感染、舒张支气管、化痰、平喘等治疗，咳嗽、咳痰较前好转。

【评述】

1. **概述**　肺错构瘤起源于支气管未分化的间质细胞，由正常肺组织发育畸形形成，是由软骨、纤维、平滑肌细胞、骨骼肌细胞、脂肪等组成的良性肿瘤。可分为周围型及中央型，周围型为肺内肿块，中央型为支气管内肿块，周围型较为常见。肺错构瘤各年龄段均可见，以 40～70 岁居多，单发多见，发病率为 0.025%～0.32%。

2. **临床特征、影像学及病理学表现**

（1）临床特征：临床症状与错构瘤的位置、大小有关。周围型者多在肿块增大到一定大小出现压迫症状，患者可出现咳嗽、发热、胸闷、胸痛等；而支气管内型肿块易阻塞支气管，引起肺不张和肺炎，患者可出现咳嗽、咳痰、咯血、胸闷、气促等。

（2）影像学表现：肺错构瘤特异性 X 线表现为爆米花样钙化，常表现为结节状致密影，偶伴钙化。典型肺部 CT 表现：瘤体边缘完整，多为单发球形，偶伴分叶，增强后肿块无强化；瘤体内可见点样、线样或爆米花样钙化；瘤体内的低密度脂肪影，为与其他良性肺结节鉴别的要点；支气管内型可见瘤体呈软组织样密度影。错构瘤的肺部 CT 的特征性表现为"爆米花状"或"逗号状"钙化。肺错构瘤肉眼所见：边界清晰，包膜完整，质硬，呈灰白色软骨样。

（3）病理学表现：典型病理学表现为镜下见病灶内含如软骨、脂肪、平滑肌及纤维结缔组织等多种间叶组织成分，表面可见纤毛柱状上皮和腺样结构。免疫组化染色：波形蛋白（vimentin，Vim）、梭形细胞平滑肌肌动蛋白（smooth muscle actin，SMA）呈阳性。

3. **治疗和预后**　本病早期临床表现缺乏特异性，易误诊，与肺部恶性肿瘤及其他良性结节鉴别困难，现多主张对支气管内增长迅速的病变进行切除，支气管镜下治疗为中央型肺错构瘤的首选治疗。圈套器套切、电灼烧结合氩等离子体凝固术（argon-plasma coagulation，APC）、高频电凝消融、冷冻、激光治疗为常用的治疗方式。手术治疗同样为有效的治疗方法。肺错构瘤虽为良性肿块，生长慢，较少发生恶变，治疗后复发率低，但仍有伴发其他部位肿瘤、发生恶性改变的可能，需定期随访观察。

（王　鸯　胡成平）

参考文献

1. 李铁一. 中华影像医学：呼吸系统卷 [M]. 北京：人民卫生出版社,2002:238-239.
2. 张位龙，王建文，郑海波. 中央型巨大肺错构瘤 X 线和 CT 误诊 2 例 [J]. 现代诊断与治疗,2013,24（10）:2387-2388.
3. KIM S A, UM S W, SONG J U, et al. Bronchoscopic features and bronchoscopic intervention for endobronchial hamartoma[J]. Respirology, 2010, 15（1）: 150-154.
4. LEE S H, KIM K T, YI E J, et al. Endoscopic cryosurgical resection of pulmonary hamartoma with flexible bronchoscopy[J]. Korean J Thorac Cardiovasc Surg, 2011, 44（4）: 307-310.
5. LIU C, WANG J J, ZHU Y H, et al. Successful use of snare electrocautery via flexible fiberoptic bronchoscopy for removal of an endobronchial hamartoma causing chronic lung atelectasis and mimicking malignancy[J]. Ther Adv Respir Dis, 2017, 11（12）:435-438.

第三章 弥漫性实质性肺疾病

病例9 肺结节病

【主诉】

反复胸闷气短、咳嗽2年，加重5个月。

【简要病史】

患者女性，53岁，于2017年7月无明显诱因出现胸闷气短，活动后明显，稍有咳嗽，干咳为主，咳少许白沫痰，伴乏力，无畏寒发热，无咯血，无盗汗、胸痛等。于当地医院就诊，体检发现双颈部、双锁骨上、双腋下淋巴结肿大，行右锁骨上淋巴结穿刺活检，病理示淋巴结肉芽肿性病变，未见明显坏死，涂片见类上皮样细胞。胸部CT示两肺多发结节灶，支气管镜检查示气道黏膜慢性炎症表现，抗酸染色（－）。后未进一步诊治，自诉活动后仍感胸闷气短，但不影响日常活动。

2018年11月，患者感胸闷气短症状有所加重，时可闻及咽喉部喘鸣音，至当地医院查胸部CT示两肺多发斑片结节灶高密度影，两肺门气管旁周围见软组织增厚，左下肺钙化影，心包积液，纵隔及左肺门多发钙化淋巴结影，行支气管镜检查示左上叶、左舌叶、左下叶支气管管腔狭窄、黏膜肥厚，左下叶基底段支气管镜无法通过，左下叶背段活检示慢性炎症。结核感染T细胞斑点试验（T-SPOT）、结核菌素试验阴性，痰结核培养阴性。行心包穿刺引流，抽出黄色液体55ml，示白细胞计数 $9.672×10^9/L$，单核99%，多核1%，李凡他试验阳性，TP 62g/L，LDH 187U/L，ADA 15.1U/L。后未予特殊处理。

2019年2月，患者感胸闷气短症状进一步加重，活动受限，登1层楼即感胸闷气短明显，遂再次入住当地医院，查肺功能示重度以阻塞为主的混合性通气功能障碍，弥散功能重度减退。PET/CT：①右侧锁骨区、胸骨左旁、右侧肋膈区、后腹膜区、双侧髂血管旁及腹股沟区、双侧颈动脉呈FDG代谢增高灶，纵隔、双肺门沿支气管血管束走行、双肺多发结节伴FDG代谢增高，肝、脾、胃窦部、骨骼多处、脊髓胸段（ $T_{2,3}$ 椎体水平）呈FDG代谢增高灶；②心包积液，肝囊肿。自身抗体、支原体、军团菌、T-SPOT、β-D-葡聚糖试验（简称G试验）、半乳甘露聚糖抗原试验（简称GM试验）等均阴性。支气管镜检查示左下肺支气管管腔狭窄，黏膜可见结节状突起，行活检及经支气管镜针吸活检术（transbronchial needle aspiration，TBNA）。病理：（左下肺基底）支气管黏膜慢性炎，（7组淋巴结）血凝块组织中见少量淋巴细胞。先后给予"头孢地嗪、阿奇霉素"抗感染，盐酸氨溴索化痰，雾化吸入平喘等治疗，患者胸闷气短症状未缓解。因 PET/CT 示肝脏及全身多发部位 FDG 代谢增高,外院(2019-03-04)在全麻下行腹腔镜肝部分切除术,术中肝Ⅳ、Ⅴ段交界近胆囊处可见一 3cm×2cm×2cm 肿物,术后病理示(左肝)肉芽肿性炎,抗酸染色(−)。

2019 年 6 月 20 日就诊于另一家医院,查胸部 CT 示双肺见斑片、结节、斑点样病灶,形态不规则,内密度不均,左肺下叶肺大疱,纵隔及肺门淋巴结增大,病变较前进展,心包积液。血气分析示 PO_2 75mmHg。考虑结节病,结核待排除,给予"泼尼松 10mg,2 次/d"口服 5 日,并予"倍氯米松 - 福莫特罗、噻托溴铵"吸入治疗,患者自觉胸闷气短症状明显改善,但激素停用后感胸闷气短症状又逐渐加重。

2019 年 7 月 8 日患者来我院风湿科呼吸科联合门诊就诊,门诊查自身抗体、血管紧张素转换酶(ACE)、血钙、肌酶、T-SPOT、免疫球蛋白(Ig)G、IgA、IgM、IgE、κ 轻链均正常。支原体 IgG、IgA 阴性。为进一步诊治收住呼吸科病房,病程中无光过敏,无口腔溃疡,无口干、眼干,无头痛、头昏,无恶心、呕吐等,食欲、睡眠可,大小便无异常,体重无下降。

既往:患者 10 年来时有双膝、肘关节疼痛,受凉后发作。患者 2017 年因食欲缺乏查肝功能异常,诊断"自身免疫性肝病",口服熊去氧胆酸至今。否认肝炎病史,自诉幼年时有"肺结核"接触史。否认吸烟、饮酒等不良嗜好,否认疫区驻留史。无外伤手术史,无毒物、粉尘、放射性物质接触史。家族中无遗传病病史,其父因直肠癌去世,其母有糖尿病病史,健在。

【诊治经过】

1. 入院查体　呼吸急促,双肺叩诊清音,听诊可闻及吸气相及呼气相喘鸣音。心前区无隆起,心界扩大,心率 105 次/min,律齐。余无阳性体征。

2. 辅助检查　血常规、尿常规、粪便检查、肝功能、肾功能、电解质、血钙、血磷、出凝血功能、心脏标志物、肿瘤标志物、自身抗体、细胞免疫、肝炎标志物、人类免疫缺陷病毒(HIV)、快速血浆反应素环状卡片试验(RPR)、HLA-B27、支原体、EB 病毒、巨细胞病毒、单纯疱疹病毒抗体均正常。甲状腺功能:FT_3 2.5pmol/L,FT_4 7.6pmol/L,T_3 1.0nmol/L,T_4 56.7nmol/L,TSH 3.73μIU/ml;ESR 38mm/1h;ACE 73.8U/L。隐球菌荚膜抗原定性检测(−);支气管肺泡灌洗液(BALF)、肺组织抗酸厚涂片找抗酸杆菌(−)。血气分析(未吸氧):pH 7.4,P_AO_2 58mmHg,P_ACO_2 32mmHg,标准碳酸氢盐(SB)21.6mmol/L,实际碳酸氢盐(AB)19.8mmol/L,碱剩余(BE)−4.1,动脉血氧饱和度(SaO_2)90%。

心电图:窦性心动过速。

心脏超声:中量心包积液,左室射血分数 60%。

肺功能:重度混合性通气功能障碍;FVC 46.75% 预计值,FEV_1 21.4% 预计值,PEF 16.83% 预计值,FEV_1/FVC 43.31%,D_LCO 65.88% 预计值;舒张试验阴性。

胸部 CT(2019-07-18)(图 9-1):双肺散在病变(以两肺门周围为著,右肺中叶不张,两肺结节),纵隔、肺门、右心膈角淋巴结增大;心包积液。

腹部 CT(2019-07-18)(图 9-2):肝、脾多发占位,门脉右前支受累可能,后腹膜多发稍大淋巴结;胃窦部胃壁稍增厚;肝囊肿;右侧附件区小囊性灶。

外院病理切片会诊:淋巴结活检病理(2017-07-19)示淋巴组织内见多核细胞及类上皮细胞形成的肉芽肿结节灶,符合肉芽肿性炎,抗酸及六胺银染色阴性。纤支镜活检病理(2018-11-20)示(左下叶基底)镜下为支气管壁组织,黏膜固有膜内可见多个肉芽肿结节相

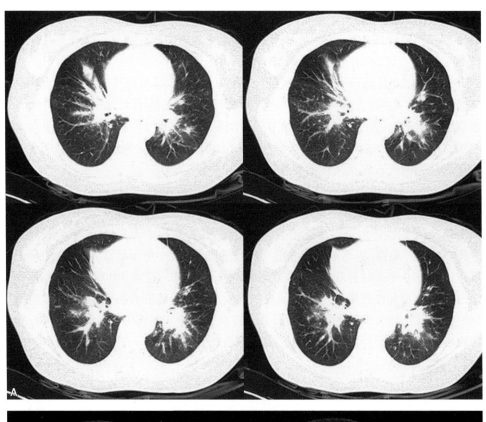

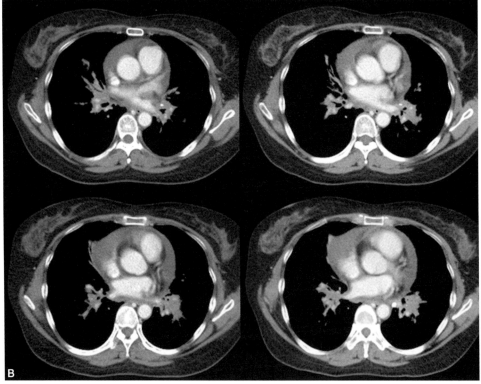

图9-1 胸部CT

A.肺窗示右肺中叶不张,两肺结节,以两肺门周围为著;B.纵隔窗示纵隔、肺门、右心膈角淋巴结增大,心包积液。

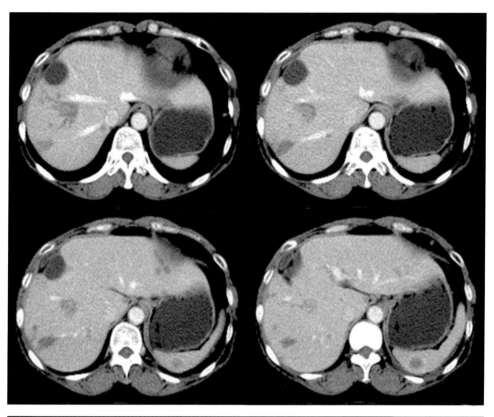

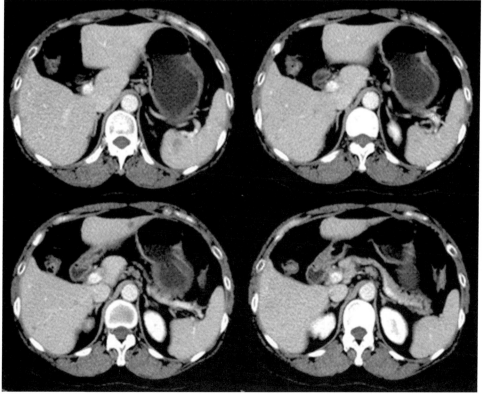

图 9-2 腹部 CT

互融合,未见到凝固性坏死。(7组淋巴结)镜下为支气管管壁组织,其间可见少数淋巴细胞及少许软骨组织,余未见特殊病变。肝手术切除病理(2019-03-04):(左肝)送检肝脏组织镜下部分为肉芽肿性病变,肉芽肿结节相互融合,个别结节可见凝固性坏死,抗酸染色阴性,不排除结核可能;周围肝脏未见特殊病变。

3. 诊疗过程 　入院后患者胸闷气短进行性加重,血气分析示低氧血症,肺功能示重度混合性通气功能障碍,给予吸氧治疗。支气管镜检查(2019-07-19)(图9-3):管腔通畅,黏膜稍肿胀,隆突稍增宽;左侧各级支气管黏膜呈弥漫性肿胀,不同程度狭窄,左下叶背段黏膜肿胀尤为明显,管腔基本闭塞,未见新生物;右侧各级支气管黏膜呈弥漫性肿胀,不同程度狭窄,右中叶支气管黏膜肿胀尤为明显,管腔基本闭塞,未见新生物。

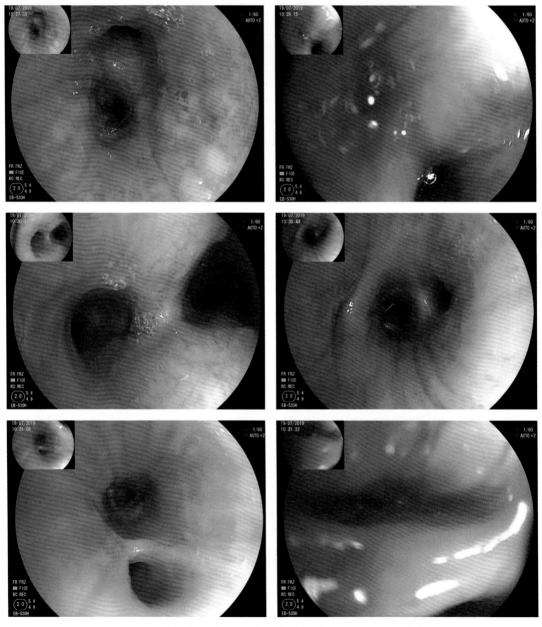

图9-3　支气管镜检查示双侧各级支气管黏膜明显肿胀、狭窄

结合患者入院前外院右锁骨上淋巴结活检及肝脏活检病理结果均提示肉芽肿性病变，抗酸染色（－），同时多次 T-SPOT、结核菌素试验阴性，痰结核培养阴性，考虑结节病可能性大，因患者气喘明显，病情危重，在本院病理结果未出的情况下即于 2019 年 7 月 19 日起给予甲泼尼龙 40mg/d 静脉滴注、同时加用氧氟沙星抗感染等对症支持治疗，患者感觉胸闷气短症状明显好转，复查胸部 CT 双肺病变较前好转（图 9-4），双肺散在病变（两肺门周围，两肺结节），心包积液，均较前（2019-07-18）好转；纵隔、肺门、右心膈角淋巴结增大，与前（2019-07-18）相仿。

经支气管镜肺活检（TBLB）病理（2019-07-22）示肉芽肿性病变；特殊染色未找到结核分枝杆菌，结核杆菌聚合酶链反应（PCR）为阴性（图 9-5）。

【最后诊断】

结节病（累及多个脏器）；自身免疫性肝病。

【治疗及转归】

患者虽然短期内甲泼尼龙静脉用药治疗后，胸闷气短、咳嗽症状明显改善，但考虑到会诊结果及病理均提示不排除结核病，故慎重起见，在糖皮质激素治疗同时加用异烟肼、利福平、乙胺丁醇三联抗结核治疗。2019 年 7 月 31 日出院，出院后口服醋酸泼尼松 35mg/d,同时继续三联抗结核治疗，嘱 2 周后醋酸泼尼松减为 30mg/d。

出院后患者复查胸部 CT（2019-08-19）示肺内病变较前明显好转，腹部 CT 示肝脾内病变亦明显好转。再次综合考虑该患者诊断，多次 T-SPOT 阴性，抗酸染色阴性，虽然病理显

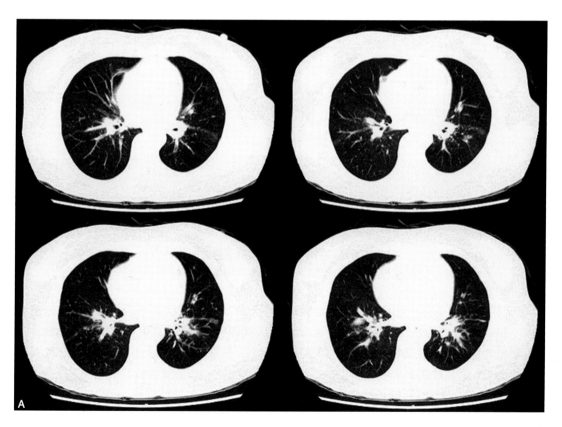

A

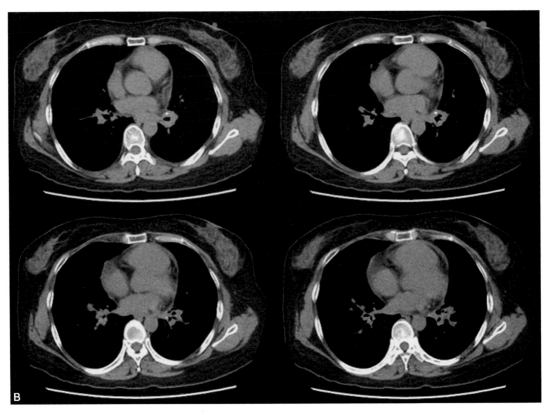

图 9-4　病变部分胸部 CT

A.肺窗示两肺门周围病变,两肺结节;B.纵隔窗示纵隔、肺门、右心膈角淋巴结增大。

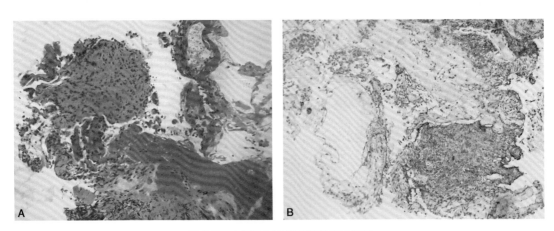

图 9-5　右肺下叶固有段肺活检病理

A.肺组织 HE 染色;B.CD68(KP1)(组织细胞 +)。

示在肉芽肿病变中有小灶坏死,但患者病灶广泛,全身毒血症状却不明显,特别是糖皮质激素(30～40mg/d)加三联抗结核治疗 1 个月后病灶即明显吸收,故患者结核病的诊断不成立,嘱患者停用抗结核药物,继续醋酸泼尼松片治疗,并逐渐减量,至 2019 年 12 月 24 日随访,复查 CT 示病灶进一步吸收(图 9-6),现用醋酸泼尼松 10mg/d 维持。患者胸闷气短、咳嗽等症状较前显著减轻,肺功能持续改善。

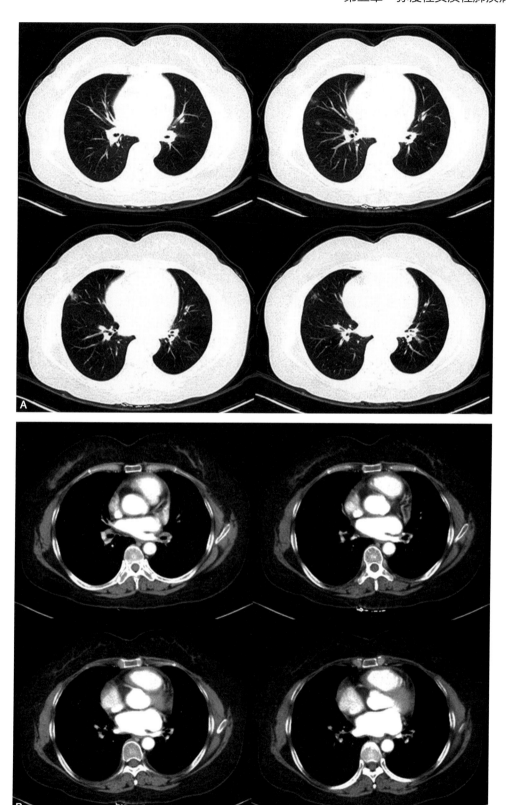

图9-6 病变部分胸部CT(2019-12-24)

A.肺窗示两肺门周围病灶较前明显吸收;B.纵隔窗示纵隔及两肺门稍大淋巴结,右心膈角小淋巴结。

【评述】

1. **概述** 结节病是一种原因不明的、以非干酪样坏死性上皮样细胞肉芽肿为病理特征的系统性肉芽肿性疾病。该病几乎可以累及全身各个器官,多表现为双侧肺门淋巴结肿大、肺部浸润、皮肤和眼的损害,少数也可以侵犯肝、脾、淋巴结、腮腺、心脏、神经系统、肌肉及其他器官。目前该病发病机制尚未明确,可能是一种与感染、免疫、遗传等相关联的自身免疫性疾病。主要以中青年发病为主,女性发病率略高于男性;不同地域及种族之间的发病率不同,日本的年发病率约为 1.01/10 万,瑞典的年发病率达 160/10 万,美国白种人的年发病率为 49.8/10 万,非洲裔美国人的年发病率为 141/10 万,我国尚缺乏结节病的流行病学资料。

本例患者为一中年女性,病变除累及肺实质及淋巴结外,还累及了气道、肝、脾、胃窦部、骨骼等全身多个器官,特别是由于气道的广泛累及造成气道阻塞,导致患者明显呼吸困难。这种广泛累及的结节病临床少见。

2. **临床特征、影像学及病理学表现** 结节病患者临床表现迥异,常因受累组织/器官、病变程度及起病的缓急等不同而不同。约 1/3 的活动期结节病患者可表现为低热、乏力、盗汗、体重下降、关节痛等非特异性表现,部分患者可以表现为高热。此外,1/3 ~ 1/2 的结节病患者可表现为胸闷、气短、干咳、胸痛、喘息等常见的呼吸系统症状。另有相当一部分患者没有任何症状,在体检时发现纵隔淋巴结肿大而被确诊。

由于结节病患者的呼吸系统临床表现缺乏特异性,故容易被忽视。胸部影像学异常是不少结节病患者就医的主要原因,几乎 90% 及以上的结节病患者都有不同类型、不同程度的肺、胸内淋巴结肿大。典型的结节病胸部 CT 表现为双肺门和纵隔对称性淋巴结肿大;有些可见中轴血管束的增粗,多发或弥漫性淋巴管周围分布(沿支气管血管束、叶间裂、胸膜分布)、直径 2 ~ 5mm、边界清晰或模糊的小结节。

典型的结节病病理学特征为受累组织/器官非干酪样由上皮样细胞、巨噬细胞和多核巨细胞构成的肉芽肿。此外,约 20% 的结节病患者可以出现肉芽肿内的小灶坏死,这时特别需要与分枝杆菌、真菌等感染性疾病鉴别,同时也增加了诊断的难度。目前结节病主要根据胸部 X 线片表现分为 5 期:① 0 期:双肺正常;② I 期:双肺门淋巴结肿大;③ II 期:双肺门淋巴结肿大伴肺内浸润影;④ III 期:仅有肺内浸润影;⑤ IV 期:肺纤维化。

结节病属于排除性诊断,目前尚无客观诊断标准,主要由临床医师根据上述临床特征、影像学及病理学资料进行综合分析判断。病理组织学对结节病的诊断有重要价值,在受累组织/器官的病理活检明确为非干酪样坏死性上皮样细胞肉芽肿的基础上,结合患者的病史、临床及影像学表现,除外其他病因后可确诊为结节病。对于典型的肺部影像学表现,以及典型的病理学特征,常不难做出诊断。然而,临床上很多非典型病例容易漏诊误诊。

本例患者 2 年间因胸闷气短、咳嗽反复就诊,多次胸部 CT 提示双肺散在病变(两肺门周围为著,两肺结节),纵隔、肺门、右心膈角淋巴结增大。多次病理包括外院 1 次锁骨上淋巴结穿刺活检、2 次支气管镜检查、1 次肝脏手术标本及我院 1 次支气管镜检查病理结果均提示肉芽肿性病变。但迟迟未给予明确诊断及治疗,分析其原因,一方面由于患者肉芽肿性病变形态不典型,个别结节可见凝固性坏死,与肺结核难以鉴别;另一方面由于该病例临床表现复杂,累及多个脏器,而临床医师对多脏器累及的结节病认识还不足。

3. **治疗和预后** 结节病的治疗具有较大的异质性,需要根据患者临床症状的严重程度、受累范围、受累脏器的病情程度及基础疾病等来制订个体化治疗方案,以改善患者临床症状、减少器官功能受损、提高患者生活质量和寿命、减少复发。大多数患者预后良好,部分呈现自限性病程,可自愈。约25%的患者表现为慢性、进展性病程,最终导致肺纤维化、肝硬化、致死性心律失常、失明等不可逆病变。

2019年《中国肺结节病诊断和治疗专家共识》推荐:若有明显的呼吸系统症状(咳嗽、呼吸困难、胸痛等),和/或明显的全身症状(发热、乏力、体重下降等);肺功能进行性恶化;肺内阴影进行性加重;有肺外重要脏器(心脏、神经系统、眼部、肝脏等)的受累等情况,建议予系统性糖皮质激素治疗,大多数患者对激素治疗反应良好,通常起始剂量为泼尼松(或相当剂量的其他激素)0.5mg/(kg·d)或20~40mg/d;2~4周后逐渐减量,5~10mg/d维持,总疗程6~24个月。迄今尚无结节病患者的激素减量具体方案,应根据病变及具体情况掌握个体化治疗方案。

本例患者有明显的胸闷气短、咳嗽,2年间肺功能进行性恶化,肺内病灶进行性加重,同时累及肝、脾、淋巴结、胃窦部、骨骼、心包等全身多个器官,迟迟未予明确诊断及治疗。虽然患者多次T-SPOT、结核PCR检测,病理抗酸染色均为阴性,但当地肝脏病灶病理及本院支气管病灶病理仍提示不能完全排除结核病。我们在结核不能排除的情况下予以醋酸泼尼松40mg/d口服,同时辅以异烟肼、利福平、乙胺丁醇三联抗结核治疗,治疗1个月后复查CT示病灶明显吸收,根据疗效判断结核病灶不可能在短期内明显吸收,再次综合考虑本例患者的结核病不成立,故及时停用结核药。嘱患者在指导下逐步减用激素,患者的临床症状、肺功能及病灶均有显著改善。

本例患者的诊治过程给我们的启示是:①结节病和结核病病理均为肉芽肿性病变,单纯根据病理形态很难诊断和鉴别诊断,一定要密切结合临床特征;②根据病情发展,患者若得不到及时治疗,可能会导致更严重的不良后果。临床医师除了需要扎实的基本功,关键时刻需要正确思辨,及时作出决断。

(石 林 金美玲)

参考文献

1. IANNUZZI M C, RYBICKI B A, TEIRSTEIN A S. Sarcoidosis[J]. N Engl J Med, 2007, 357(21): 2153-2165.

2. SPAGNOLO P, ROSSI G, TRISOLINI R, et al. Pulmonary sarcoidosis[J]. Lancet Respir Med, 2018, 6 (5):389-402.

3. SCHUPP J C, FREITAG-WOLF S, BARGAGLI E, et al. Phenotypes of organ involvement in sarcoidosis[J]. Eur Respir J, 2018, 51(1):1700991.

4. HUNNINGHAKE G W, COSTABEL U, ANDO M, et al. ATS/ERS/WASOG statement on sarcoidosis. American Thoracic Society/European Respiratory Society/World Association of Sarcoidosis and other granulomatous disorders[J]. Sarcoidosis Vasc Diffuse Lung Dis, 1999, 16(2):149-173.

5. CARMONA E M, KALRA S, RYU J H. Pulmonary sarcoidosis: diagnosis and treatment[J]. Mayo Clin Proc, 2016, 91(7):946-954.

6. 中华医学会呼吸病学分会间质性肺疾病学组, 中国医师协会呼吸医师分会间质性肺疾病工作委员会. 中国肺结节病诊断和治疗专家共识[J]. 中华结核和呼吸杂志, 2019, 42(9): 685-693.

7. BAUGHMAN R P, NUNES H. Therapy for sarcoidosis: evidence-based recommendations [J]. Expert Rev Clin Immunol, 2012, 8(1):95-103.

8. ZHOU Y, LOWER E E, LI H, et al. Clinical management of pulmonary sarcoidosis[J]. Expert Rev Respir Med, 2016, 10(5):577-591.

9. BAUGHMAN R P, LOWER E E. Treatment of sarcoidosis[J]. Clin Rev Allergy Immunol, 2015, 49(1): 79-92.

病例 10　肺泡蛋白沉积症

【主诉】

反复咳嗽、胸闷半年余。

【简要病史】

患者女性, 44 岁, 半年前无明显诱因开始出现咳嗽、胸闷不适, 无明显咳痰, 活动后胸闷加剧, 休息时可缓解。在院外予口服药物治疗(具体不详), 治疗后症状无改善, 遂就诊于我院门诊, 胸部 CT 检查示双肺弥漫性磨玻璃样密度增高影, 拟"咳嗽待查"收住院。病后精神可, 食欲可, 大小便无异常。

既往: 体健, 否认肝炎、结核等传染病病史, 无外伤手术史。否认吸烟、饮酒史, 无毒物、粉尘、放射性物质接触史。已婚已育, 育有 2 子 1 女。平素月经规律。家族中无遗传病病史。

【诊治经过】

1. 入院查体　体温: 37.2℃, 脉搏: 96 次 /min, 呼吸频率: 20 次 /min, 血压: 107/88mmHg, SpO_2(未吸氧): 97%。神志清楚, 咽无充血、红肿, 扁桃体无肿大, 无脓点。双肺呼吸运动匀称, 双侧触觉语颤均强, 叩诊音清, 呼吸音清, 未闻及干湿啰音, 未闻及胸膜摩擦音。心率 96 次 /min, 律齐, 未闻及病理性杂音。腹平软, 肝脾未扪及。双下肢无水肿。

2. 辅助检查

血常规: WBC $6.03×10^9$/L, Hb 163g/L, PLT $290×10^9$/L; ESR 24mm/1h, PCT <0.05ng/ml, CRP 1.19mg/L。痰真菌培养示无真菌生长、痰普通细菌培养示正常菌群生长; 痰涂片示革兰氏阴性杆菌、革兰氏阳性球菌, 未检出抗酸杆菌, 未检出真菌; 隐球菌荚膜抗原(-)、干扰素释放试验(-)。总 IgE、ANA、ANCA、抗环瓜氨酸肽抗体、真菌 G 试验、GM 试验: 未见异常。

支气管镜检查: 未见明显异常。

肺功能检查: FVC 77.7% 预计值, FEV_1 178.0% 预计值, FEV_1/FVC 85.27%, 肺总量(total lung capacity, TLC) 67.9% 预计值, D_LCO 52.1% 预计值。考虑: ①轻度限制性通气功能障碍; ②肺总量降低, 残气量正常范围; ③中度弥散功能损害。支气管舒张试验阳性。

胸部高分辨率 CT(HRCT)(图 10-1): 双肺弥漫性磨玻璃影, 病变与周围肺组织间常有明显的界限且边界不规则, 小叶间隔增厚, 表现为多角形态, 形成铺路石征。

3. 诊疗过程　入院后予莫西沙星抗感染、止咳平喘等治疗, 予泼尼松 20mg, 2 次 /d ×7d; 完善支气管镜检查, 灌洗液呈牛奶状, 于左下肺前基底段行经支气管镜肺活检及经支气管镜淋巴结活检。病理:(经支气管镜肺活检)肺泡腔内见较多伊红染色无定型物质沉积, 间质纤维组织增生, 灶性淋巴细胞浸润。特殊染色: PAS(+)、PAS-D(+)、六胺银(-)、纤维素（−），符合肺泡蛋白沉积症；（经支气管镜淋巴结活检）（11L，4R）镜下见破碎的淋巴样组织及纤维组织，有炭尘沉着，未见肉芽肿病变及肿瘤。

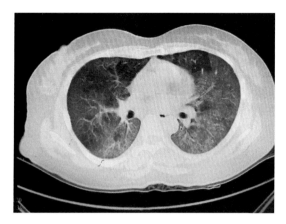

图 10-1　胸部 HRCT 示双肺磨玻璃影，呈铺路石样改变

【最后诊断】

肺泡蛋白沉积症。

【治疗及转归】

患者明确诊断后办理自动出院，未再次就诊。

【评述】

1. **概述**　肺泡蛋白沉积症（pulmonary alveolar proteinosis，PAP）系罕见疾病，本病流行病学调查发现吸烟者男性约占 85%，非吸烟者男女之比 1∶1。在任何年龄均可发病，其中 30～50 岁成人约占 80%。日本最近的一项研究提示发病率 0.49/100 万。

2. **临床特征、影像学及病理学表现**

（1）临床特征：临床上 80% 的患者为隐匿起病，表现为进行性活动后气促，可伴或不伴有咳嗽、低热、乏力、胸痛、咯血、体重下降等，继发肺部感染时可表现为咳脓痰、高热等。患者体征不明显，静息时呼吸平稳，听诊呼吸音正常，合并感染时可在双肺闻及少量湿啰音，严重缺氧者可表现为发绀、杵状指等。

（2）影像学表现：胸部 X 线片最常见的是磨玻璃影，HRCT 可呈磨玻璃影或网状及斑片状影，可为对称性或不对称性，病变与周围肺组织间常有明显的界限且边界不规则，形成较特征性的地图样改变；小叶间隔增厚，表现为多角形态，形成铺路石征；肺泡腔内有填充物时，影像上可表现为实变影。辅助检查示 WBC 一般正常，合并感染时可有不同程度升高，RBC 和 Hb 可正常或升高。部分患者的 CEA 可升高。特征性的 BALF 呈牛奶状或米汤样，静置后可见沉淀物。

（3）病理学表现：肉眼观察，松软黄色物质填充呼吸气腔，表面有灰白色或灰红色实变区，常可融合呈肺大部实变，切面可见黏稠黄色液体流出。光镜检查可见肺泡及细支气管管腔内充满无形态的、淀粉酶消化后 PAS 阳性的富磷脂物质，肺泡隔内无明显纤维化，肺泡隔可正常或增宽。在不溶性的肺泡物质中，可发现大量细胞质为淀粉酶消化后 PAS 阳性的巨噬细胞，与周围的物质相类似。电镜中肺泡Ⅱ型细胞、肺泡腔及巨噬细胞内可见许多电子密度的层状体，是由环绕的三层磷脂构成，部分类似肺泡表面活性物质，这些层状体来源于肺泡Ⅱ型细胞。

PAP 分为三类：①自身免疫性 PAP，也就是过去所讲的特发性 PAP，患者的血清中粒细胞-巨噬细胞集落刺激因子（granulocyte-macrophage colony stimulating factor，GM-CSF）自身抗体阳性；②继发性 PAP，继发于其他基础疾病；③遗传性 PAP，因 GM-CSF 受体或肺泡表面活性物质基因异常导致肺泡表面活性物质代谢异常所致。本例未检测 GM-CSF 自身抗体，临床符合自身免疫性 PAP。

3. 治疗和预后　50 余年来，研究者对 PAP 的治疗做了很多探索，全肺灌洗或经支气管镜分段支气管肺泡灌洗仍为 PAP 主要治疗方式。全肺灌洗是目前治疗 PAP 最有效的方法，其适应证包括：① PaO_2 ≤65mmHg；②肺泡动脉氧分压差≥40mmHg；③分流≥10%；④运动时严重缺氧；⑤影像学明显进展。

GM-CSF 吸入治疗是自身免疫性 PAP 另外一个常用的治疗方法。最近发表在《新英格兰医学杂志》的一项随机对照研究显示，与安慰剂组相比，轻、中度自身免疫性 PAP 患者吸入 GM-CSF（125μg，2 次/d，隔周使用，共 25 周）可改善肺泡动脉氧分压差 [（−4.50±9.03）mmHg vs.（0.17±10.50）mmHg；P=0.02）] 和胸部 CT 显示的病变，但对于临床症状的改善却无明显作用。

血浆置换也试用于 GM-CSF 自身抗体阳性的患者，取得了一定的疗效。

利妥昔单抗也适用于 GM-CSF 自身抗体阳性的患者。一项前瞻性研究显示，10 例 PAP 的患者静脉注射利妥昔单抗（1 000mg，2 次，间隔 15 日），治疗后 7 例持续随访的患者中发现，总血清 GM-CSF 抗体水平及血清 GM-CSF 中和能力均下降，且 BALF 中 GM-CSF 抗体水平也下降。利妥昔单抗的耐受性好，无明显的重大毒副作用。

本病预后良好，5 年生存率85%~94%。本病约80%死于呼吸衰竭，20%死于感染。

（翁端丽　胡铭虹）

参考文献

1. CAMPO I，MARIANI F，RODI G，et al. Assessment and management of pulmonary alveolar proteinosis in a reference center[J]. Orphanet J Rare Dis，2013，8:40.

2. ZHANG D，TIAN X，FENG R，et al. Secondary pulmonary alveolar proteinosis: a single-center retrospective study（a case series and literature review）[J]. BMC Pulm Med，2018，18（1）:15.

3. 许传礼，许静，马严刚. 肺泡蛋白沉着症的 CT 诊断与鉴别诊断 [J]. 中国中西医结合影像学杂志，2018，16（3）:289-292.

4. CAMPO I，LUISETTI M，GRIESE M，et al. Whole lung lavage therapy for pulmonary alveolar proteinosis: a global survey of current practices and procedures[J]. Orphanet J Rare Dis，2016，11（1）:115.

5. SEYMOUR J F，PRESNEILL J J，SCHOCH O D，et al. Therapeutic efficacy of granulocyte-macrophage colony-stimulating factor in patients with idiopathic acquired alveolar proteinosis[J]. Am J Respir Crit Care Med，2001，163（2）:524-531.

6. BORIE R，DEBRAY M P，LAINE C，et al. Rituximab therapy in autoimmune pulmonary alveolar proteinosis[J]. Eur Respir J，2009，33（6）:1503-1506.

7. TAZAWA R，UEDA T，ABE M，et al. Inhaled GM-CSF for pulmonary alveolar proteinosis[J]. N Engl J

Med, 2019, 381 (10): 923-932.

8. KAVURU M S, MALUR A, MARSHALL I, et al. An open-label trial of rituximab therapy in pulmonary alveolar proteinosis[J]. Eur Respir J, 2011, 38 (6):1361-1367.

病例 11　肺淋巴管肌瘤病

【主诉】

胸闷伴活动后气促 5 个月,发现左侧胸腔积液 1 周。

【简要病史】

患者女性,44 岁,5 个月前无明显诱因出现胸闷,伴活动后气促,有夜间刺激性干咳,不伴咳痰,无心悸、胸痛,无端坐呼吸,无发热、咯血、盗汗。未予重视,1 周前症状加重,至外院行胸部 CT 示左侧中等量胸腔积液。为进一步诊治,患者于 2018 年 5 月 31 日就诊于我院并收治入院。病程中,患者神志清楚,精神可,食欲、睡眠可,大小便无异常,体重无明显变化。

既往:患者 2014 年 5 月 26 日至 2014 年 11 月 5 日曾多次行肾脏影像学检查示左肾下极占位,腹膜后多发肿大淋巴结,且均有进展。2014 年 11 月 19 日于泌尿科行左肾部分切除术,术后病理示:(左肾)血管平滑肌脂肪瘤。免疫组化染色示 HMB-45(+)和 SMA(+)。术后一年随访计算机体层摄影尿路造影(computed tomography urography, CTU):左肾术后改变,腹膜后多发肿大淋巴结,较前(2014-05-27)稍增大,双侧肾盏、肾盂对称性密度增高。手术前后多次查胸部 X 线片未见明显异常。胸部 HRCT(2015-12-10):两肺透亮度略高,轻度肺气肿,右肺下叶小结节,纵隔密度欠均、多发小及稍大淋巴结,前纵隔结节。PET/CT:①左后腹膜多发无糖代谢增高的软组织结节,考虑为良性病变可能;②盆腔少量积液;③小胸腺瘤待排除;④右肺下叶慢性炎性结节,两侧肺气肿。

否认高血压、糖尿病、冠心病病史,否认乙肝、结核病史。否认吸烟、饮酒等不良嗜好,否认疫区驻留史。无毒物、粉尘、放射性物质接触史。已婚,育有 1 子。初潮 15 岁,周期 5~7/28~32,末次月经 2018 年 5 月 20 日。家族中无遗传病病史,父母及一子体健。

【诊治经过】

1. 入院查体　呼吸平稳,胸廓无畸形,无色素脱失斑、面部血管纤维瘤、皮肤结缔组织痣、甲周纤维瘤等皮肤改变。右肺叩诊清音,左肺叩诊浊音。听诊右肺呼吸音清,左肺呼吸音减低。心前区无隆起,心界不大,心率 90 次/min,律齐。腹部平软,肝脾肋下未触及,肝肾区无叩击痛,肠鸣音 3 次/min。

2. 辅助检查

血常规:WBC 9.92×10^9/L、GR% 71.1%、单核细胞比例(MONO%)0.75%,余正常。尿常规:RBC(++++), RBC 974/μl, WBC 28/μl,上皮细胞 16/μl,小圆上皮细胞(+)。粪便检查、肝功能、肾功能、电解质、糖代谢、血脂、血钙、血磷、出凝血功能、心脏标志物、肝炎标志物、自身抗体、免疫球蛋白结果均正常,T-SPOT(−),胸腔积液生化检查、LDH、ADA、CEA 均未见异常、涂片找细菌、真菌、抗酸杆菌、细菌培养、分枝杆菌培养均为阴性。肿瘤标志物:CA12-5 208.4U/ml。胸腔积液:乳白色、混浊,蛋白定性试验(++);胸腔积液乳糜试验（＋）。胸腔积液找脱落细胞：未见恶性肿瘤细胞。血气分析（未吸氧）：pH 7.42，P_AO_2 90mmHg，P_ACO_2 34mmHg，SB 23.5mmol/L，AB 22.1mmol/L，BE −1.8，SaO_2 97%。

肺功能（2018-06-08）（图 11-1）：轻度限制性通气功能障碍；FVC 71.75% 预计值，FEV_1 69.01% 预计值，PEF 80.94% 预计值，FEV_1/FVC 80.93%，D_LCO 62.05% 预计值。

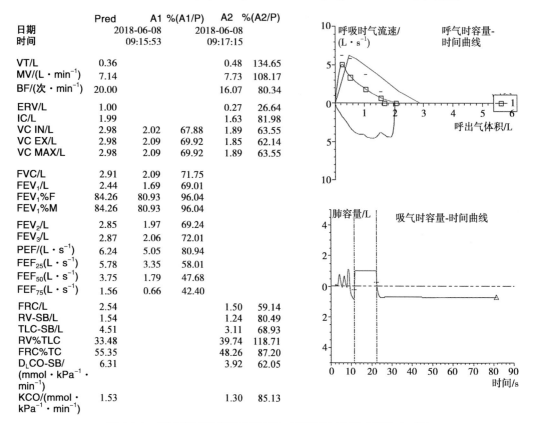

日期 时间	Pred	A1 2018-06-08 09:15:53	%(A1/P)	A2 2018-06-08 09:17:15	%(A2/P)
VT/L	0.36			0.48	134.65
MV/(L·min⁻¹)	7.14			7.73	108.17
BF/(次·min⁻¹)	20.00			16.07	80.34
ERV/L	1.00			0.27	26.64
IC/L	1.99			1.63	81.98
VC IN/L	2.98	2.02	67.88	1.89	63.55
VC EX/L	2.98	2.09	69.92	1.85	62.14
VC MAX/L	2.98	2.09	69.92	1.89	63.55
FVC/L	2.91	2.09	71.75		
FEV₁/L	2.44	1.69	69.01		
FEV₁%F	84.26	80.93	96.04		
FEV₁%M	84.26	80.93	96.04		
FEV₂/L	2.85	1.97	69.24		
FEV₃/L	2.87	2.06	72.01		
PEF/(L·s⁻¹)	6.24	5.05	80.94		
FEF₂₅(L·s⁻¹)	5.78	3.35	58.01		
FEF₅₀(L·s⁻¹)	3.75	1.79	47.68		
FEF₇₅(L·s⁻¹)	1.56	0.66	42.40		
FRC/L	2.54			1.50	59.14
RV-SB/L	1.54			1.24	80.49
TLC-SB/L	4.51			3.11	68.93
RV%TLC	33.48			39.74	118.71
FRC%TC	55.35			48.26	87.20
D_LCO-SB/(mmol·kPa⁻¹·min⁻¹)	6.31			3.92	62.05
KCO/(mmol·kPa⁻¹·min⁻¹)	1.53			1.30	85.13

图 11-1　肺功能示轻度限制性通气功能障碍，弥散功能轻度减退

Pred：预计值；A1：第 1 次实测值；A2：第 2 次实测值。

胸部 HRCT（2018-06-05）（图 11-2）：两肺纹理增多，透亮度增高，见弥漫分布小囊状透亮影，右下肺见小结节影，最大径＞5mm；所见各支气管腔通畅，纵隔密度欠均、内可见多发小及稍大淋巴结、前纵隔见结节；胸膜无增厚，左侧胸腔见少许积液。肺淋巴管肌瘤病可能性大。

腹部平扫＋增强 CT（2018-06-02）（图 11-3）：左肾占位术后，腹膜后见多发低密度肿块及结节，大者位于平左肾门水平，约 4.0cm×2.4cm，增强后包膜强化，内可见分隔；肝脏表面光滑，各叶比例匀称，肝实质密度未见异常，动态增强后未见异常强化灶，肝内血管分布均匀，走行自然，未见狭窄或充盈缺损；脾脏未见肿大，密度均匀；胆管未见扩张；胰腺无特殊；腹腔内无积液。

复习左肾切除组织病理（2014-11-19）：血管平滑肌脂肪瘤。细胞丰富，组织破碎。免疫组化染色（图 11-4）：A103（−），CD34（部分＋），CK 广谱（−），HMB-45（＋），Ki-67（8%＋），S-100（少量＋），SMA（＋），Vim（＋＋），Desmin（＋＋），EMA（−）。

3. 诊疗过程　患者入院后即行左侧胸腔闭式引流术，引出乳白色液体 700ml。胸腔积液乳糜试验呈阳性，结合胸部 HRCT、腹部增强 CT、肾血管平滑肌脂肪瘤手术史及病理和

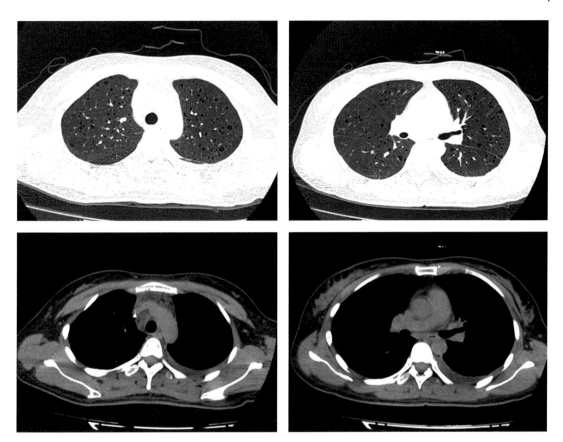

图 11-2　胸部 HRCT
两肺见弥漫小囊性透亮影，两肺内另见散在小结节影，纵隔多发稍大淋巴结。

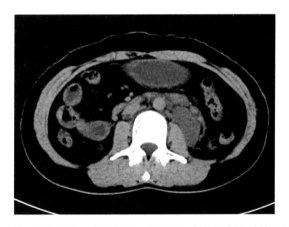

图 11-3　腹部平扫 + 增强 CT：腹膜后见多发低密度肿块及结节

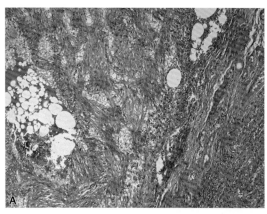
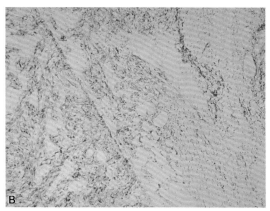
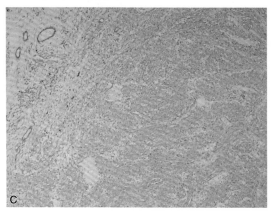

图 11-4 左肾切除组织病理
A. 肾组织 HE 染色；B.HMB-45(+)；C.SMA(+)。

免疫组化染色结果，考虑诊断淋巴管肌瘤病，查血清 VEGF-D 为 1 975.43ng/L。予禁食、静脉营养、胸腔置管引流、胸膜粘连改善乳糜胸。患者症状好转，复查胸部 X 线片未见明显胸腔积液，予西罗莫司 2mg/d 口服治疗，嘱出院后我院门诊定期随访。

【最后诊断】

肺淋巴管肌瘤病。

【治疗及转归】

患者服用西罗莫司 1 个月后症状有改善，复查胸部超声未见胸腔积液，药物减量至 1mg/d。治疗 1 年后复查血清 VEGF-D 为 758.354 6ng/L，肺功能明显改善（图 11-5），胸部 HRCT 未见病灶进展（图 11-6），6 分钟步行试验距离为 574m。用药期间西罗莫司血药浓度：3.1 ~ 6.8mg/ml。随访血常规、肝肾功能正常；TG 升高，加用瑞舒伐他汀 10mg/d 控制血脂，嘱清淡低脂饮食。目前患者仍在随访中，无乳糜胸再发，胸闷气促显著改善。

【评述】

1. 概述 肺淋巴管肌瘤病（lymphangioleiomyomatosis，LAM）是一种好发于育龄期女性、以弥漫性肺部囊性病变为特点的罕见病。该病可分为散发型 LAM（sporadic LAM，

	Pred	A1	%(A1/P)	A2	%(A2/P)
日期		2019-07-02		2019-07-02	
时间		13:41:19		13:41:57	
VT/L	0.36			1.28	351.73
MV/(L·min^{-1})	7.29			38.03	522.00
BF/(次·min^{-1})	20.00			29.68	148.41
ERV/L	0.99			1.11	111.96
IC/L	2.00			1.77	88.12
VC IN/L	2.98	2.97	99.50	2.86	95.85
VC EX/L	2.98	2.90	97.12	2.87	96.25
VC MAX/L	2.98	2.97	99.50	2.87	96.25
FVC/L	2.91	2.90	99.65		
FEV$_1$/L	2.44	2.30	94.46		
FEV$_1$%F	83.94	79.36	94.55		
FEV$_1$%M	83.94	77.46	92.29		
FEV$_2$/L	2.83	2.64	93.38		
FEV$_3$/L	2.85	2.77	96.92		
PEF/(L·s^{-1})	6.27	6.95	110.94		
FEF$_{25}$/(L·s^{-1})	5.78	4.40	76.16		
FEF$_{50}$(L·s^{-1})	3.73	2.44	65.56		
FEF$_{75}$(L·s^1)	1.53	0.75	49.15		
FRC/L	2.53			2.55	100.79
RV-SB/L	1.54			1.44	93.51
TLC-SB/L	4.52			4.22	93.36
RV%TLC	33.53			34.17	101.90
FRC%TC	55.37			60.42	109.12
D$_L$CO-SB/(mmol·kPa^{-1}·min^{-1})	6.29			5.44	86.43
KCO/(mmol·kPa^{-1}·min^{-1})	1.53			1.32	86.38

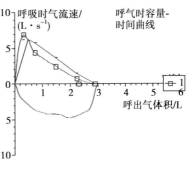

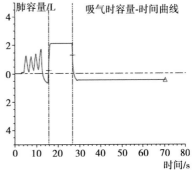

图 11-5 肺功能：肺通气及弥散功能基本正常

Pred：预计值；A1：第 1 次实测值；A2：第 2 次实测值。

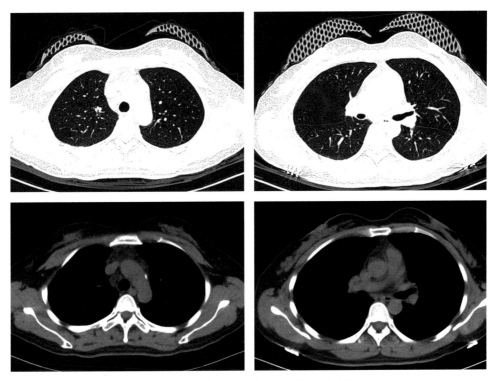

图 11-6 胸部 HRCT（2019-07-03）表现

两肺弥漫分布小囊状透亮影，两肺散在条索影，右下肺见小结节影，大者约为 5mm（im39），纵隔软组织影增多，其内多发稍肿大淋巴结，大者约为 7mm；胸膜无增厚。胸膜区软组织影稍多。

S-LAM）和结节性硬化症（tuberous sclerosis complex，TSC）相关的遗传型 LAM（TSC-LAM）。LAM 患者的平均诊断年龄约为 41 岁，临床上以 S-LAM 多见，每 100 万女性人口中约有 4.9 名 S-LAM 患者，成年女性 TSC 患者合并 LAM 的概率则达到 30%～40%，有研究显示 40 岁以上的女性 TSC 患者中 80% 可出现肺部囊性改变。目前认为 LAM 的发病机制与 *TSC1* 或 *TSC2* 基因突变导致哺乳类雷帕霉素靶蛋白（mammalian target of rapamycin，mTOR）过度活化有关，这种突变在 TSC-LAM 患者中为可遗传的，S-LAM 患者仅在病灶中可检测到 *TSC2* 突变。LAM 除累及肺部导致呼吸困难、气胸、乳糜胸和咯血外，累及肺外器官和系统可引起肾血管平滑肌脂肪瘤（renal angiomyolipoma）、腹膜后实性或囊实性淋巴管肌瘤和乳糜腹等，TSC-LAM 患者通常还有癫痫、神志改变和皮肤改变等多系统累及表现。

本例患者为青年女性，病程 4 年，临床表现包括逐渐加重的活动后呼吸困难、乳糜胸、肾血管平滑肌脂肪瘤和腹膜后多发淋巴管肌瘤，无皮肤累及，PET/CT 未发现神经系统累及，无家族史，是典型的 S-LAM 病例。

2. 临床特征、影像学及病理学表现 LAM 起病隐匿，进展缓慢，患者常被误诊或漏诊，有研究发现国内患者从出现症状到确诊的平均时间长达 2 年余。LAM 临床表现不具有特征性，发病率低，为确诊带来一定的难度。LAM 常见的临床表现是进行性加重的活动后呼吸困难、反复发作的自发性气胸、顽固性乳糜胸和咯血等，病变累及肾脏的患者可能出现肾血管平滑肌脂肪瘤出血，肺外表现还包括腹膜后或盆腔淋巴管肌瘤、乳糜腹及其他淋巴结受累表现。以肺外表现起病的患者常在腹部超声或 CT 检查时发现异常，易被单纯地诊断为腹/盆腔占位，而忽视肺部病变。TSC-LAM 患者同时具有神经系统改变（癫痫、神经发育迟缓及孤独症）和皮肤改变（色素脱失斑、面部血管纤维瘤、皮肤鲨革斑和甲周纤维瘤）等表现。

评估 LAM 患者病情的常用方法是肺功能，尤其是 FEV_1 的年下降率，其他方法还包括动脉血气分析、血清 VEGF-D、6 分钟步行试验、圣乔治呼吸问卷及胸部 HRCT，其中血清 VEGF-D ≥800ng/L 和胸部 HRCT 特征性的双肺弥漫性薄壁囊性改变对于 LAM 的临床诊断具有重要意义。

临床医师普遍对该病认识不足，易将其误诊为特发性肺纤维化、肺气肿或慢性阻塞性肺疾病，或在行肺大疱切除术或胸导管结扎术治疗气胸或乳糜胸时仅单纯治疗，未同时行必要的肺部组织病理活检。LAM 的肺部病理特征为多发含气囊腔和异常增生的平滑肌样细胞（LAM 细胞），肺内/外病灶的免疫组化染色显示抗 SMA 抗体和黑色素瘤相关抗原 HMB45 阳性有确诊意义。

根据美国胸科学会和日本呼吸学会（ATS/JRS）2017 年发布的 LAM 诊断和管理指南，LAM 的确诊标准为：患者具有符合 LAM 的临床表现和特征性胸部 HRCT 改变，同时伴有以下至少一项。① TSC（合并该项则诊断为 TSC-LAM）；②肾血管平滑肌脂肪瘤；③血清 VEGF-D ≥800ng/L；④乳糜胸或乳糜腹；⑤淋巴管肌瘤；⑥浆膜腔积液或淋巴结细胞学检查发现 LAM 细胞或 LAM 细胞簇；⑦组织病理学证实为 LAM（肺、腹膜后或盆腔肿瘤）。本例患者 2014 年即发现左肾和腹膜后占位，且左肾切除组织病理显示 SMA（+）和 HMB45（+），但手术前后仅做胸部 X 线检查，未行胸部 CT 检查。2015 年为排除肿瘤全身转移行 HRCT 和 PET/CT 检查，但未能识别特征性的肺部囊泡改变，直到 2018 年患者因乳糜胸入院再次检查才确诊 LAM。说明临床医师对 LAM 缺乏认识，导致了本例患者的漏诊，未能在发病较早阶段及时诊断。

3. 治疗和预后 特异性抑制 mTOR 活性的西罗莫司是目前治疗 LAM 的首选药物。

一项随机双盲安慰剂对照的临床研究中,安慰剂对照组 FEV_1 每年下降(134 ± 182)ml,西罗莫司治疗组不仅没有下降,治疗 12 个月后 FEV_1 增加了(19 ± 24)ml,血清 VEGF-D 在西罗莫司治疗后也显著下降,证明了西罗莫司的有效性。该药目前已在日本和美国被批准用于临床治疗 LAM。

我国《西罗莫司治疗淋巴管肌瘤病专家共识(2018)》推荐,确诊 LAM 后出现以下情况之一者需要使用西罗莫司:① FEV_1 占预计值 < 70%;②肺功能下降速率快(FEV_1 下降速率 ≥90ml/ 年);③有症状的乳糜胸或乳糜性腹水;④出现肾血管平滑肌脂肪瘤或腹膜后和盆腔淋巴管肌瘤(最大单一肿瘤直径 ≥3cm);⑤ TSC-LAM。无法完成肺功能检查的患者,如出现明显呼吸困难、低氧或肺动脉高压,也可以酌情用西罗莫司治疗。西罗莫司需长期用药,成人常用剂量为 1~2mg,1 次/d,通过监测西罗莫司的全血药物谷浓度(目标推荐为 5~10μg/L,部分病例低于 5μg/L 时也可达到治疗效果)、治疗反应和不良反应调整用药剂量。临床应用经验发现,有乳糜胸、肾血管平滑肌脂肪瘤、合并 TSC 或初治的 LAM 患者需要相对偏大的剂量,单纯肺部 LAM 患者或稳定期患者的剂量偏低。除了西罗莫司,LAM 患者的对症治疗还包括胸腔置管引流、胸膜固定术、无脂或低脂饮食或用中链脂肪酸替代、家庭氧疗、外科手术治疗等。LAM 预后不良,患者可由进行性加重的呼吸困难发展为呼吸衰竭,其 10 年生存率为 80%~90%,肺功能严重受损、对西罗莫司反应不佳的预后不良患者可考虑行肺移植手术,肺移植患者的 5 年生存率为 65%。

本例患者起病初期仅有对症治疗手段,包括左肾部分切除术、胸腔置管引流、无脂饮食。确诊 LAM 后,评估有使用西罗莫司的指征(肾血管平滑肌脂肪瘤和乳糜胸)。在初治时使用了较大剂量(2mg/d)的西罗莫司,待其症状改善、无乳糜胸复发后减量至 1mg/d。随访血药浓度控制较好,VEGF-D 有明显下降,肺功能有改善,胸部 HRCT 和腹部超声未见进展,6 分钟步行试验距离属正常。但患者近期出现血脂升高,可能为西罗莫司的不良反应,予降脂处理。目前患者仍在随访中,症状已较前有明显改善。

本例患者的诊治过程给我们的启示是:对于累及全身多系统的疾病尤其是罕见病,临床医师一定要加强认识,注意鉴别诊断。仅处理单一器官或单一系统的病情而不思考鉴别可能累及该器官或系统的其他疾病,很可能犯治标不治本的错误,造成误诊或漏诊,最终可能会延误患者的治疗。

(宋惜夕 金美玲)

参考文献

1. TAVEIRA-DASILVA A M,MOSS J. Epidemiology,pathogenesis and diagnosis of lymphangioleiomyomatosis[J]. Expert Opin Orphan Drugs,2016,4(4):369-378.

2. KRYMSKAYA V P,MCCORMACK F X. Lymphangioleiomyomatosis: a monogenic model of malignancy[J]. Annu Rev Med,2017,68: 69-83.

3. HARKNETT E C,CHANG W Y,BYRNES S,et al. Use of variability in national and regional data to estimate the prevalence of lymphangioleiomyomatosis[J]. QJM,2011,104(11):971-979.

4. RYU J H,MOSS J,BECK G J,et al. The NHLBI lymphangioleiomyomatosis registry: characteristics of 230 patients at enrollment[J]. Am J Respir Crit Care Med,2006,173(1):105-111.

5. 叶伶,金美玲,白春学. 120 例肺淋巴管平滑肌瘤病临床分析[J]. 临床内科杂志,2010,27(12):812-814.

6. 中华医学会呼吸病学分会间质性肺疾病学组,淋巴管肌瘤病共识专家组,中国医学科学院罕见病研究中心，等．西罗莫司治疗淋巴管肌瘤病专家共识（2018）[J]．中华结核和呼吸杂志，2019，42（2）：92-97.

7. GUPTA N, FINLAY G A, KOTLOFF R M, et al. Lymphangioleiomyomatosis diagnosis and management: high-resolution chest computed tomography, transbronchial lung biopsy, and pleural disease management. An official American Thoracic Society/Japanese Respiratory Society clinical practice guideline[J]. Am J Respir Crit Care Med, 2017, 196（10）: 1337-1348.

8. MCCORMACK F X, INOUE Y, MOSS J, et al. Efficacy and safety of sirolimus in lymphangioleiomyomatosis [J]. N Engl J Med, 2011, 364（17）: 1595-1606.

9. XU K F, TIAN X L, RYU J H. Recent advances in the management of lymphangioleiomyomatosis[J]. F1000Res, 2018, 7:F1000 Faculty Rev-758.

病例 12 肺朗格汉斯细胞组织细胞增生症

【主诉】

反复咳嗽、咳痰 2 年。

【简要病史】

患者女性，28 岁，2 年前反复出现阵发性咳嗽、咳少量白色黏痰，晨起及入睡前明显，冬季加重，无胸痛、呼吸困难，无咯血、午后发热、夜间盗汗，无四肢关节疼痛。未予重视未就诊。

2 周前体检时胸部 CT 发现双侧弥漫性肺囊肿伴肺气肿，病灶以上肺为著，门诊拟"双侧弥漫性肺囊肿原因待查"收治入院。自发病以来，精神、食欲良好，大小便正常，体重无减轻。

既往：体健，吸烟史 6 年，每日 30 支，否认肝炎、结核等传染病病史，无外伤手术史，无毒物、粉尘、放射性物质接触史。未婚未育，月经史正常，家族中无遗传病病史。

【诊治经过】

1. 入院查体　神志清楚，全身皮肤未见结节、皮疹，浅表淋巴结未触及肿大，双肺未闻及明显干湿啰音，心律齐，心脏各瓣膜听诊区未闻及明显杂音，腹软，无压痛、反跳痛，肝脾肋下未触及，双下肢无水肿，骨关节无肿大。

2. 辅助检查　血、尿、粪便常规，肝肾功能，电解质未见明显异常。免疫功能检查、血清蛋白电泳、免疫固定电泳、自身免疫全套、κ 轻链、λ 轻链均未见明显异常。PR3-ANCA、MPO-ANCA、抗肾小球基膜抗体、抗环瓜氨酸肽抗体、结核感染 T 细胞 γ 干扰素释放试验均阴性。

肺功能及弥散试验：肺通气功能大致正常，25% 肺活量最大呼气流量（MEF_{25}）下降（60.1%），最大自主通气量（MVV）正常；支气管舒张试验阴性（吸入沙丁胺醇 400μg，FEV_1 上升 2.6%，绝对值增加 80ml，舒张后 FEV_1 占预计值 87.4%，FEV_1/FVC 为 83.06%）；弥散功能中度下降。

胸部 CT（图 12-1）：双肺多发囊肿及气肿、小结节，部分间质性炎症。

腹部 CT：肝Ⅷ段不典型血管瘤可能；左肾中部结节，血管平滑肌脂肪瘤或高密度囊肿可能性大；子宫肌瘤；双侧卵巢生理性囊肿。

胸腔镜肺组织活检病理（图 12-2）：①第 9 组淋巴结，找到淋巴结 2 个，呈反应性增生改变。②左上肺组织，送检肺叶切除标本，免疫组化染色：CD1α（++），Langerin（++），S-100（++），Actin[平滑肌（SM）+]、血管（+），Desmin（血管 +），HMB45（-），melan-A（-），ER（-），

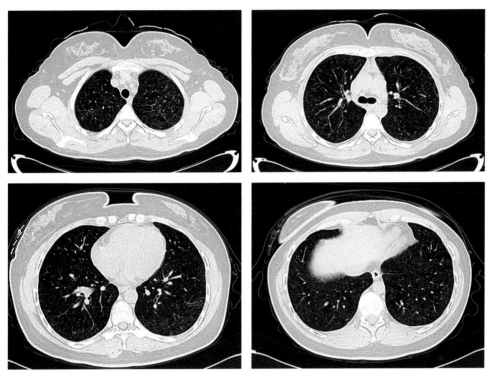

图 12-1 胸部 CT
双肺多发囊肿及气肿、小结节,部分间质性炎症。

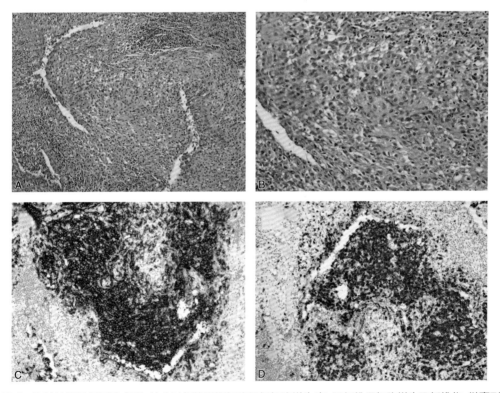

图 12-2 胸腔镜肺组织活检病理,符合肺朗格汉斯细胞组织细胞增生症,肌纤维母细胞增生及纤维化,微囊形成
A.HE 染色,×100 倍;B.HE 染色,×200 倍;C. 免疫组化染色 CD1α(++);D. 免疫组化染色 Langerin(++)。

PR（－），Actin（SM）（＋），β-catenin（－）。符合肺朗格汉斯细胞组织细胞增生症，肌纤维母细胞增生及纤维化，微囊形成。

【最后诊断】

肺朗格汉斯细胞组织细胞增生症。

【治疗及转归】

治疗上予戒烟、止咳、化痰对症处理，咳嗽、咳痰减少，半年后复查胸部CT：双肺囊肿及气肿较前减少（图12-3）。

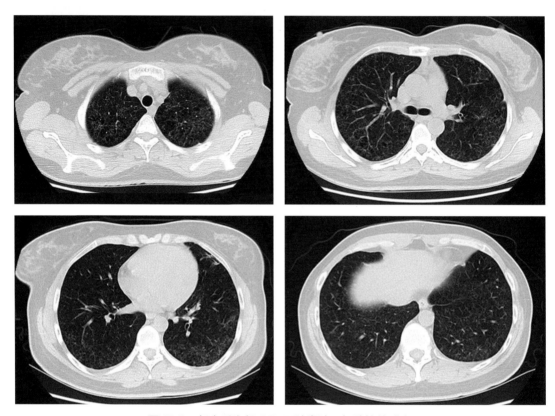

图12-3 复查后胸部CT：双肺囊肿及气肿较前减少

【评述】

1. 概述 朗格汉斯细胞组织细胞增生症（Langerhans cell histiocytosis, LCH）是以病理性朗格汉斯细胞在单个系统或多个系统浸润、增生和肉芽肿形成，导致器官功能障碍的一组罕见疾病。在15岁以下的儿童患者中，LCH的发病率是（0.5～0.9）/10万，大于15岁的患者发病率是0.1/10万。LCH最常累及的器官是骨骼、肺、皮肤、淋巴结等器官，在LCH患者中，大约50%是肺朗格汉斯细胞组织细胞增生症（pulmonary Langerhans cell histiocytosis, PLCH）。据一项日本的流行病学数据，发现PLCH男性发病率为0.27/10万，女性发病率为0.07/10万。过去认为，PLCH更好发于男性患者，但近几年文献报道，男女发病率不存在差异，考虑吸烟与该病关系密切，这可能与女性人群中吸烟者增多有关。

大量研究证实，吸烟与 PLCH 的发病密切相关，超过 90% 的 PLCH 患者有吸烟史或者二手烟暴露史，但在法国，20% 的 LCH 病例与吸食大麻相关。目前，对于吸烟在 PLCH 发病机制中的作用尚不明确。肺泡上皮细胞和巨噬细胞在受到香烟烟雾的刺激后可生成细胞因子和趋化因子［GM-CSF、趋化因子配体 -20（CCL-20）、转化生长因子 -β（TGF-β）、肿瘤坏死因子 -α（TNF-α）］间接募集，活化朗格汉斯细胞；或者香烟烟雾直接活化朗格汉斯细胞。病理性的朗格汉斯细胞可识别肺组织自身抗原，活化 T 细胞，造成气道自体组织损伤。细胞因子和趋化因子也可导致局部成纤维细胞激活和肺组织纤维化。二者相互作用，导致气道炎症和气道结构重塑，形成终末细支气管扩张和气道囊性改变。吸烟可导致朗格汉斯细胞在肺组织聚集，这种现象不仅在 PLCH 患者中出现，同时也在健康的吸烟患者、慢性阻塞性肺疾病、特发性肺间质纤维化、呼吸性细支气管炎、间质性肺疾病中出现，提示在 PLCH 发病过程中可能存在其他因素发挥重要作用。

近年来有研究发现在 LCH 患者中有 *BRAF*、*ARAF*、*MAP2K1*、*N/K/HRAS* 和 *PIK3CA* 基因突变。Roden 等人研究发现在 28% 的 PLCH 患者（均为吸烟患者）及 35% 肺外 LCH 患者中表达 *BRAF* V600E，提示我们除了吸烟可能还存在基因突变在 PLCH 的发病机制中发挥一定作用。

2. **临床特征、影像学及病理学表现**　PLCH 的临床表现多样，约 25% 的患者无呼吸道症状，通常是在行胸部 CT 体检时发现。随着疾病的进展，最常见的呼吸道症状为：非刺激性咳嗽和呼吸困难。约 10% 的 PLCH 患者可发生自发性气胸，多是由于胸膜下囊腔破裂导致。因此，胸痛和气胸往往是 PLCH 的首发症状。大约 1/3 的患者合并有其他全身症状，包括：发热、消瘦、盗汗、厌食等非特异性表现。终末期 PLCH 可伴有肺动脉高压，提示预后差，是肺移植的适应证。

PLCH 通常表现为肺部单一受累，但 5%～15% 的患者有为肺外表现，累及骨骼者表现为相应部位的疼痛，累及皮肤者可见棕色或者红色的硬结节，累及下丘脑者表现为尿崩症。本例患者腹部 CT 发现左肾中部结节，不能排除 PLCH 累及肾脏可能，但患者无肾脏功能不全表现，需进一步病理明确。

肺功能通常提示正常或者轻度阻塞性通气功能障碍，在终末期可表现为限制性通气功能障碍或混合性通气功能障碍，60%～90% 的患者表现为弥散功能障碍。本例患者肺功能表现为正常通气功能，中度弥散功能障碍，与文献相符。

PLCH 在胸部 X 线片上的表现，可表现为中上肺边缘不清的结节或者网状结节状改变，通常不累及肋膈角，早期可能表现轻微或者无典型的影像学征象，也可表现为肺气肿。而 PLCH 在胸部 HRCT 具有特征性的表现，是 PLCH 诊断中重要的依据。PLCH 在疾病的发展不同阶段，具有不同的影像学特点。早期表现为沿着细支气管分布的边缘不清的微小结节或小结节，结节大小一般在 1～10mm，在少数情况下可大于 1cm，同时个别小结节可合并有空腔或小囊状改变。随着疾病的进展，可出现弥漫分布的囊腔或结节合并囊腔改变，囊腔壁厚薄不均，可由厚壁囊肿（＞2mm）转为薄壁囊肿（＜2mm），直径大小不一，形状各异，多是囊腔的进一步扩大或邻近的囊腔相互融合形成。到疾病终末期，多表现为纤维化或蜂窝肺样的改变。病变主要分布在中上肺，不同于特发性肺纤维化。

对 PLCH 患者行支气管镜检查，镜下一般无特异性表现，且支气管镜下活检病理诊断率较低，但 BALF 中 CD1α 阳性的细胞＞5%，有助于诊断及鉴别诊断，有助于排除其他感染性病变或者间质性肺疾病。但仅有 10%～20% 患者可检出上述细胞，且 BALF 中检出 CD1α 阳性的细胞不仅见于 PLCH，也可见于健康的吸烟患者、慢性阻塞性肺疾病患者。因此对于 PLCH 的诊断一般需要外科肺活检，可借助胸腔镜下肺活检明确诊断，而病理活检免疫组化染色 CD1α、Langerin 阳性是诊断的金标准。本例患者通过胸腔镜下肺活检，明确病理免疫组化染色：CD1α(++)、Langerin(++)、S-100(++)，符合朗格汉斯细胞组织细胞增生症诊断。需要进一步检查病变组织有无 *BRAF* V600E 等突变。

3. 治疗和预后　国际组织细胞协会将长春新碱联合糖皮质激素治疗作为儿童多系统受累 LCH 的标准治疗方案，但 PLCH 标准治疗方案仍存在争议。目前成人 PLCH 治疗的随机试验尚无报道。关于干预措施有效性的数据大部分来自于观察性研究、案例报告和专家的意见。目前公认戒烟是治疗 PLCH 的首要治疗方案，有研究随访发现，58%～75% 的患者在戒烟之后，胸部 CT 显示病灶较前吸收、好转，说明 PLCH 具有一定的自限性。对 PLCH 患者使用激素治疗的疗效仍缺乏有效的证据支持，但有的专家认为相对于纤维化病变的患者，在胸部 CT 表现为以结节病变为主的有症状的患者中使用激素是有效的。细胞毒性药物，包括长春新碱、环磷酰胺、甲氨蝶呤、依托泊苷，也可用于疾病持续进展、对激素无应答、多系统受累的患者，但疗效尚不肯定。针对 *BRAF* V600E 突变，相应的分子靶向治疗可能会成为一种治疗选择。对于终末期的患者，出现肺动脉高压或者呼吸衰竭，可以考虑肺移植。

总之，PLCH 是一种肺部罕见疾病，好发于青年吸烟患者，其发病机制目前尚不明确，临床表现非特异性，可表现为咳嗽、呼吸困难、自发性的气胸、胸痛，或者合并其他全身症状，胸部 HRCT 具有特征性表现，在中上肺可见多发小结节或者囊腔，不规则厚薄壁空洞，晚期可表现为斑片状肺纤维化，可伴有牵拉性肺气肿，对临床诊断具有一定的帮助，病理活检可明确诊断。但是对于 PLCH 的治疗，目前尚无有效、统一的治疗方案，因此对于 PLCH 的发病机制及治疗方案等方面的临床研究具有重要的价值。

（陈正伟　岳文香　陈愉生）

参考文献

1. RADZIKOWSKA E. Pulmonary Langerhans' cell histiocytosis in adults[J]. Adv Respir Med, 2017, 85(5): 277-289.

2. HAROCHE J, COHEN-AUBART F, ROLLINS B J, et al. Histiocytoses: emerging neoplasia behind inflammation[J]. Lancet Oncol, 2017, 18(2): e113-e125.

3. MOURAH S, HOW-KIT A, MEIGNIN V, et al. Recurrent NRAS mutations in pulmonary Langerhans cell histiocytosis[J]. Eur Respir J, 2016, 47(6): 1785-1796.

4. KOLENOVÁ A, SCHWENTNER R, JUG G, et al. Targeted inhibition of the MAPK pathway: emerging salvage option for progressive life-threatening multisystem LCH[J]. Blood Adv, 2017, 1(6):352-356.

5. THIERRY A R, MOULIERE F, EL MESSAOUDI S, et al. Clinical validation of the detection of KRAS and BRAF mutations from circulating tumor DNA[J]. Nat Med, 2014, 20(4): 430-435.

6. BERRES M L, LIM K P, PETERS T, et al. BRAF-V600E expression in precursor versus differentiated dendritic cells defines clinically distinct LCH risk groups[J]. J Exp Med, 2014, 211(4): 669-683.

7. RODEN A C, HU X, KIP S, et al. BRAF V600E expression in Langerhans cell histiocytosis: clinical and immunohistochemical study on 25 pulmonary and 54 extrapulmonary cases[J]. Am J Surg Pathol, 2014, 38(4): 548-551.

8. NAIR A, HANSELL D M. High-resolution computed tomography features of smoking-related interstitial lung disease[J]. Semin Ultrasound CT MR, 2014, 35（1）: 59-71.

病例 13　肺泡微结石症

【主诉】

咳嗽、咳痰、胸痛 1 个月余。

【简要病史】

患者女性，30 岁，于 2018 年 1 月中旬受凉后出现咳嗽、咳痰，多为白色泡沫痰，偶为黄色痰，伴胸痛，为胸骨后疼痛，与呼吸、体位无明显相关，无畏寒、发热、咯血、气促、眼干、口干、关节疼痛、皮疹等不适。至社区医院予以静脉抗感染治疗（具体不详），5 日后患者咳嗽、咳痰好转，但胸痛症状反复出现，为间断性隐痛，并出现背部正中隐痛，当地医院完善肺部 CT 示双肺间质性改变，结核抗体 IgM 弱阳性，予以常规抗感染治疗后患者疼痛及肺部病变未见好转，遂予诊断性抗结核治疗 2 日，患者胸痛未缓解，为明确肺部病变性质于 2018 年 2 月 27 日入我院进一步诊治。自起病以来，患者一般情况可，食欲、睡眠、精神可，体重无明显变化。

既往：体健。个人史无特殊，无吸烟、饮酒史，无毒物、放射物、粉尘接触史。否认家族性遗传病病史。

【诊治经过】

1. 入院查体　体温：36.4℃，脉搏：81 次 /min，呼吸频率：20 次 /min，血压：125/83mmHg，经皮动脉血氧饱和度（SpO_2）（未吸氧）：99%。双肺呼吸音粗，双下肺可闻及少许湿啰音，未闻及干啰音及胸膜摩擦音。余查体未见异常。

2. 辅助检查

血气分析（未吸氧）：pH 7.43，PCO_2 41mmHg，PO_2 103mmHg，HCO_3^- 25.0mmol/L，SaO_2 98%。补体 C3 0.78g/L（↓），补体 C4 0.16g/L（↓）；CRP ＜1mg/L，PCT 0.130ng/ml，ESR 11mm/1h。血尿便常规、肝功能、肾功能、电解质、肌酸激酶（CK）、肌酸激酶同工酶（CK-MB）、乳酸脱氢酶（LDH）、肌红蛋白、凝血功能、甲状腺功能、呼吸道感染病原体抗体检测、痰涂片镜检、痰培养、结核分枝杆菌抗体、结核菌素试验、乙肝五项、丙肝病毒抗体、HIV 抗体、梅毒抗体、免疫球蛋白、肿瘤标志物、自身免疫性肝病抗体九项、抗盐水可提取性核抗原抗体十四项、类风湿因子、抗环瓜氨酸肽抗体、ANA、血管炎三项、ANCA、抗磷脂抗体均阴性。

心电图：未见异常。

心脏彩超：正常。

肺功能：FEV_1 2.57L，FEV_1 91% 预计值，FEV_1/FVC 80%，D_LCO 5.8mmol/（kPa·min），D_LCO 81% 预计值，肺通气及弥散功能正常，呼出气一氧化氮浓度 14ppb。

电子支气管镜下未见异常。BALF 细胞分类计数：巨噬细胞比例 98%（↑），LY% 0.9%

(↓)。BALF 细胞学检查：较多中性粒细胞、纤毛柱状上皮细胞,少量组织细胞,未见恶性肿瘤细胞。肺组织病理活检:(右下后基底)组织 2 粒,芝麻大小;镜下见少量肺组织及大小不一不规则的钙化灶,结合临床考虑肺泡微结石症可能性大(图 13-1)。

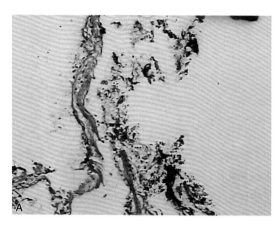
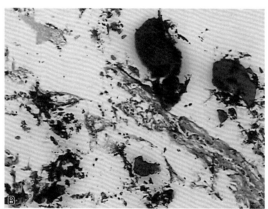

图 13-1　肺组织活检病理
A.HE 染色, ×100 倍; B.HE 染色, ×400 倍。

胸部 X 线片(2018-03-05):双肺呈网格样改变,以双下肺为主;双侧胸膜弥漫性高密度影(图 13-2)。

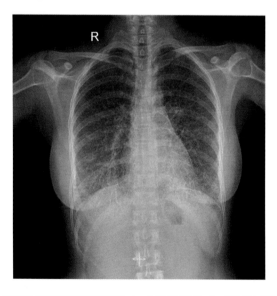

图 13-2　胸部 X 线片示双肺呈网格样改变,以双下肺为主;双侧胸膜弥漫性高密度影

胸部增强 CT(2018-03-05)(图 13-3):双肺小叶间隔明显增厚,以双下肺为主,呈网格样改变,病灶基本钙化,双侧胸膜弥漫性钙化,心包少许积液,气管支气管通畅。

3. 诊疗过程　患者临床症状较轻,肺通气和弥散功能正常;肺部 CT 可见双肺弥漫分布的网格样高密度影,以中下叶肺野近背侧和纵隔胸膜下最为密集,并融合成片;纵隔窗示双肺散在不规则点状、线状、条状钙化影,背侧胸膜融合成"火焰征",部分纵隔胸膜、心包膜

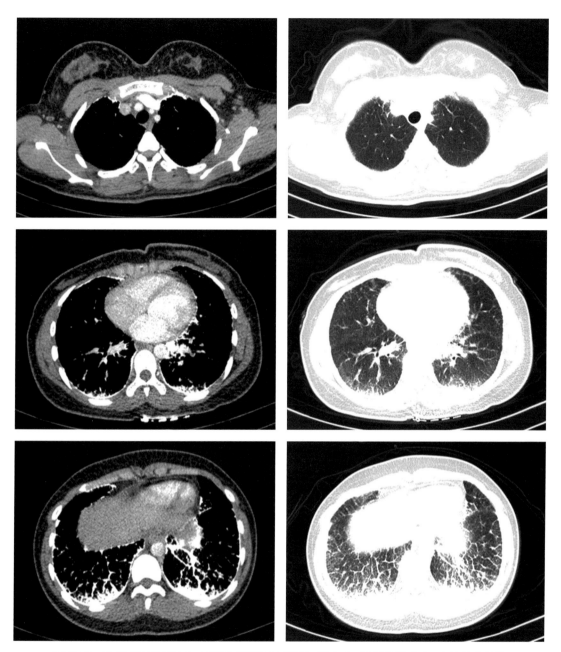

图 13-3　胸部 CT 示双肺小叶间隔明显增厚，以双下肺为主，呈网格样改变，病灶基本钙化

见线条状高密度钙化影；肺活检病理可见肺组织广泛钙化，结合以上病情特点，尤其是特征性的影像改变，诊断肺泡微结石症。

【最后诊断】

肺泡微结石症。

【治疗及转归】

患者临床症状较轻，未予特殊治疗而出院。出院后随访患者咳嗽、咳痰逐步好转，偶有胸痛,无气促、运动耐量减低等,定期复查肺功能、肺部 HRCT 无明显变化。

【评述】

1. 概述　肺泡微结石症(pulmonary alveolar microlithiasis,PAM),亦称肺泡微石症,是一种罕见疾病,以肺泡内广泛的磷酸钙盐微小结节沉积为特征。该病可见于人类、猫、犬、鱼等多个物种。欧洲发病率最高。该病可发生于任何年龄,男女发病率无差异,国内尚无该病发病率相关报道。

PAM 具有特征性 CT 影像学表现,肺部 CT 可见弥漫性钙化的结节阴影,脏层胸膜、纵隔胸膜和叶间胸膜下可见线状钙化影,或肺实质内存在多角钙化线影;而胸膜下肺实质内及沿支气管、血管周围区域内钙化可融合形成白描征和火焰征,胸膜下带状薄壁小囊肿则可形成黑胸膜线。肺组织病理活检是诊断 PAM 金标准。肺组织显微镜下可见微结石由许多不规则的同心环组成。早期肺泡壁通常完整,但晚期常有间质纤维化使肺泡壁增厚,出现肺大疱。微结石的化学成分主要为磷酸钙盐、碳酸钙盐及少量碳酸镁和铁。

2. 临床特征、影像学及病理学表现　PAM 有明显的家族遗传倾向,统计表明,1/3 的 PAM 为家族型。家族型的患者双亲多为近亲结婚,患者同胞中患病率明显较高,该病以常染色体隐性方式遗传。2006 年研究发现 SLC34A2 基因的突变可能是致病的遗传因素。肺泡表面活性物质由肺泡 II 型细胞产生,其主要成分为磷脂类物质——二棕榈酰磷脂酰胆碱,它能减低肺泡液 - 气界面的表面张力,使肺泡回缩力减小,具有重要的生理意义。肺泡 II 型上皮细胞释放的表面活性物质被 II 型上皮细胞重吸收以循环利用,并由肺泡巨噬细胞和 II 型上皮细胞降解成磷酸盐,磷酸盐于肺泡表面被清除。SLC34A2 编码蛋白是一种 Na-Pi 协同转运蛋白。Na-Pi 协同转运蛋白家族属于膜蛋白,有 3 种亚型。NaPi- I 钠 - 磷酸盐转运体可以被进一步分为 a 型和 b 型,SLC34A2 编码产物为 NaPi- II b 转运体。该基因发生突变时,蛋白转运体无法转运磷酸盐,导致其在肺泡内累积,形成小结石,并逐渐变大、增多,弥漫在肺泡间。沉积的磷酸盐用力挤压肺泡壁直至肺泡壁被破坏,纤维组织迅速再生填充破损的肺泡壁,进而破坏肺通气、灌注功能。但并非所有患者均有 SLC34A2 突变,提示该病可能是多因素共同作用所致。

PAM 最显著的特点是缺乏临床症状且具有特征性的影像学表现。超过一半的患者没有自觉症状,常靠影像学检查发现。对于少数有症状的患者,最常表现为呼吸困难,有时甚至是轻微的劳力性呼吸困难,其次是干咳、胸痛、乏力,偶发咯血。在更严重的病例中,患者因发绀和杵状指就诊。气胸也偶有报道。多数 PAM 的临床病例中,小结石常常自童年时期开始形成,出现临床症状时大都较晚。相比于无吸烟史的患者,已有研究证明吸烟患者的临床症状表现得更为严重。疾病早期,因受损肺面积有限,故肺功能测试正常。随着疾病逐渐侵袭,小结石占据了大量肺泡空间,肺逐渐硬化,患者开始表现出低氧血症、肺动脉高压,而这些病理过程也导致了包括发绀、肺源性心脏病(简称肺心病)等一系列的临床表现。

特征性的影像学改变可以早期出现,且表现非常稳定。胸部 X 线片表现为双肺弥漫性沙粒样微结节,呈暴风沙状,尤以下叶后部最密;密集时中下肺呈致密的增白影将心脏及轮廓掩盖,即心脏消失征。肺部 CT 可见弥漫性钙化的结节阴影,脏层胸膜、纵隔胸膜和叶间胸膜下可见线状钙化影,或肺实质内存在多角钙化线影;而胸膜下肺实质内及沿支气管、血管周围区域内钙化可融合形成白描征和火焰征，胸膜下带状薄壁小囊肿则可形成黑胸膜线。PAM 患者可有肺外结石表现，包括睾丸结石、泌尿道结石、消化道结石及主动脉瓣钙化与硬化等。

根据典型胸部 X 线、HRCT 影像学表现，结合病史，PAM 临床诊断一般不难，肺活检若能见到同心圆状排列的钙化小体就可以确诊。该患者尚处于 PAM 早期阶段，以咳嗽咳痰为主要临床表现，肺通气功能及弥散功能正常，无肺纤维化、自发性气胸、肺动脉高压和肺心病等并发症症状。本例患者肺部 CT 可见弥漫性斑片状、条索状高密度影，以双下肺为甚，双侧胸膜肥厚并可见点状高密度影，心包周围亦可见线状钙化影，符合特征性 PAM 影像学改变，2018—2019 年多次复查肺部 CT 未见明显变化。本例患者无明显肺外结石表现。

3. 治疗和预后　PAM 病情进展通常非常缓慢，甚至部分患者可自发缓解。但晚期患者往往出现肺纤维化、肺大疱、肺气肿、自发性气胸、肺动脉高压和肺心病等并发症，末期多死于肺部感染和心力衰竭。

PAM 至今仍未有明确有效的治疗方法。肺移植是终末期 PAM 唯一有效的治疗方法，但对于肺移植时机的选择尚无定论。肾上腺糖皮质激素和肺泡灌洗对该病基本无效。依替膦酸钠可能对治疗 PAM 有效，其通过抑制羟基磷灰石形成微晶体从而抑制肺内微结石形成，但目前仍无临床大样本研究证实依替膦酸钠对改善 PAM 患者临床症状及影像学表现有效。有研究表明肺微环境中异常活化的肺泡上皮细胞有促纤维的效应，尤其是转化生长因子 -β 和内皮素 -1 在其中起了重要作用，而转化生长因子 -β 抗体已被证实能一定程度上减轻肺损伤纤维化程度。另外，高速泳动族蛋白 B1 也被认为作为一种新的重要炎症介质参与肺纤维化的进展，为此，肺纤维化的高速泳动族蛋白 Bl 靶向治疗受到关注。然而，目前也还没有研究证实其对 PAM 的治疗作用。

（欧阳若芸）

参考文献

1. GUPTA P K, MITTAL R, CHHABRA S K. Calcified pulmonary consolidations in pulmonary alveolar microlithiasis: uncommon computed tomographic appearance of a rare disease[J]. Lung India, 2017, 34（3）:297-299.
2. SAITO A, MCCORMACK F X. Pulmonary alveolar microlithiasis[J]. Clin Chest Med, 2016, 37（3）:441-448.
3. IZUMI H, KURAI J, KODANI M, et al. A novel *SLC34A2* mutation in a patient with pulmonary alveolar microlithiasis [J]. Hum Genome Var, 2017, 4:16047.
4. MEHTA K, DELL S, BIRKEN C, et al. Pulmonary alveolar microlithiasis[J]. Can Respir J, 2016:4938632.
5. STAMATOPOULOS A, PATRINI D, MITSOS S, et al. An unusual late onset of pulmonary alveolar microlithiasis: a case report and literature review[J]. Respir Med Case Rep, 2017, 22:24-27.
6. FENG Y, ZHAO J, YANG Q, et al. Pulmonary melanoma and "crazy paving" patterns in chest images: a case report and literature review[J]. BMC Cancer, 2016, 16:592.
7. EMIRALIOGLU N, BEKEN B, OZCAN H N, et al. Diagnosis and treatment of pulmonary alveolar microlithiasis[J]. Pediatr Int, 2016, 58（8）:805-807.

病例 14 坏死性肉芽肿性多血管炎

【主诉】

间断咳嗽、咳痰伴乏力 1 个月。

【简要病史】

患者男性，33 岁，1 个月前无明显诱因开始出现间断咳嗽，咳中等量白痰，间断咳粉红色痰，无咯血，痰无异味、无拉丝，活动后轻度气短，自觉乏力明显，夜间为著。近 2 周间断肌肉疼痛，近 1 周间断鼻出血，无鼻塞及流涕，无关节疼痛，无头痛、头晕，无胸痛、发热，无喘息，无腹痛、腹泻，皮肤无皮疹、瘙痒，就诊于我院门诊，胸部 X 线片示双肺多发高密度影，于 2015 年 5 月 29 日收入我院。病后精神可，食欲可，大小便无异常。

既往：半年前曾患巩膜炎，口服泼尼松 25mg/d 治疗并逐渐减量，1 个月前停用泼尼松，其间曾口服甲氨蝶呤，因用药后不适停用。半年前曾出现关节疼痛，自行缓解；1 个月前曾有牙周肿痛，自行缓解。否认高血压、冠心病、糖尿病等病史；否认肝炎、结核等传染病病史。吸烟 10 年，20 支 /d，无饮酒史。否认食物及药物过敏史；否认外伤史，否认手术史。接触喷漆环境 10 年，无毒物、放射性物质接触史，否认家族遗传病病史。

【诊治经过】

1. 入院查体　体温：36.8℃，脉搏：80 次 /min，呼吸频率：22 次 /min，血压：132/72mmHg。发育正常，营养中等，步态正常，慢病面容，表情自如，神志清楚，语言正常，查体合作。全身皮肤黏膜未见黄染、皮疹及出血点，未触及皮下结节，全身浅表淋巴结未触及明显肿大，头颅无畸形，无压痛。五官端正，双侧瞳孔等大同圆，对光反射存在，左侧巩膜充血（图 14-1），口唇无发绀。颈部活动自如，气管居中，甲状腺无肿大，颈静脉无怒张，肝 - 颈静脉回流征阴性，动脉搏动无异常。

胸廓无畸形，双侧呼吸运动对称。双肺叩诊清音，双肺呼吸音稍低，未闻及干湿啰音，心尖搏动位于第 5 肋间左锁骨中线内 0.5cm。心率 80 次 /min，心律齐，心音有力，各心脏瓣膜区未闻及病理性杂音，未见水冲脉、奇脉，未闻及枪击音。腹软，无压痛及反跳痛，移动性浊音阴性，肝肋下 1 指，脾未触及肿大；双下肢无水肿，四肢无畸形。无杵状指，病理征（-）。

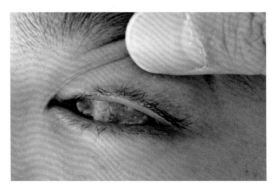

图 14-1　左眼巩膜充血明显

2. 辅助检查

血常规：WBC 14.6×10⁹/L，GR% 72.6%，EOS% 5.10%，嗜酸性粒细胞 0.70×10⁹/L；Hb 131g/L，PLT 656×10⁹/L；IgE 6 500IU/ml，CRP 12.3mg/ml，ESR 78mm/1h；FIB 7.31g/L，D-二聚体 0.89μg/ml。肝肾功能、电解质、肿瘤标志物、甲状腺功能三项、尿常规、粪便常规均未见明显异常。血气分析（未吸氧）：pH 7.409，PaCO₂ 36.9mmHg，PaO₂ 84.6mmHg。结核菌素试验（−），混合淋巴细胞培养＋干扰素释放测定（−）。G试验、GM试验（−）。

心电图：窦性心律，80次/min，各导联未见明显ST-T改变。

肺功能：中度限制性通气功能障碍，FVC 55.5%，FEV₁/FVC 92.07%，MEF₅₀ 53.2%；中度小气道功能障碍，弥散轻度减低，D_LCO 71.3%；RV/TLC 140.6%，残气量重度增高，中心气道阻力中度增高。

胸部、腹部及泌尿超声：左横膈略有上移，心包未见明显积液，肝大，脂肪肝，胆囊、胰腺、脾脏、双肾大小形态未见明显异常，腹腔未见明显积液。

心脏彩超：各房室腔内径正常范围，房室间隔完整，估测肺动脉收缩压正常，LVEF 64%，左室壁心肌偏厚，室壁运动正常。

鼻窦CT（2015-05-29）（图14-2）提示左侧上颌窦炎症。胸部平扫CT（2015-06-02）（图14-3）提示双肺多发团块结节影。胸部增强CT（图14-4）提示左肺下叶病灶不均匀强化。

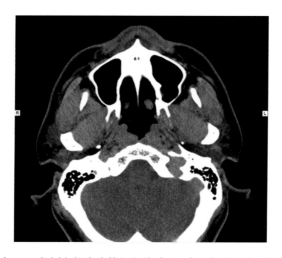

图14-2　鼻窦CT：左侧上颌窦内软组织密度影，鼻甲轻度肥大，鼻中隔右侧偏斜

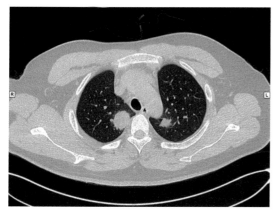
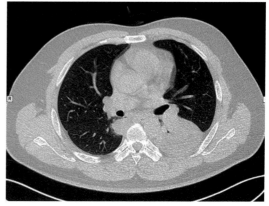

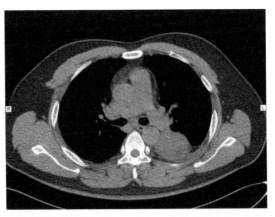

图 14-3　胸部 CT：双上肺多发实性结节影，左肺下叶空洞样病变，双肺门、纵隔多发小淋巴结

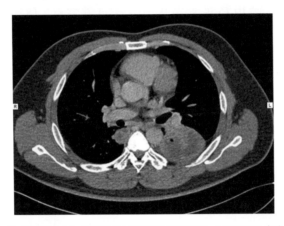

图 14-4　胸部增强 CT：左肺下叶病灶呈环形强化，其内可见多发低密度区

3. 诊疗过程　初步诊断：双肺阴影原因待查，考虑以下疾病可能——感染性疾病（肺脓肿？肺结核？肺真菌病？）；非感染性疾病（变态反应性肉芽肿性血管炎？坏死性肉芽肿性多血管炎？结节病？淋巴瘤？）。

患者入院后 24 小时出现发热，最高体温 38.8℃，于我院行第一次 CT 引导下经皮肺穿刺活检术（2015-06-03），穿刺部位为左肺下叶团块影处（图 14-5），可抽出肉眼脓状灰白色液体（图 14-6），送检培养及涂片。

患者体温升高，结合肺穿刺肉眼脓状液体，考虑不除外肺脓肿，拉氧头孢更换为替加环素抗感染，但患者仍有体温升高，血化验炎性指标未见明显下降。肺穿刺结果：涂片未见抗酸杆菌及肿瘤细胞，可见大量炎症细胞。穿刺液培养：肺炎克雷伯菌。停用替加环素，更换抗生素为哌拉西林 - 他唑巴坦。

患者仍有间断体温升高，咳嗽少痰，追问病史，患者发病前有出现鼻腔出血、牙龈溃疡，ANCA 结果回报：胞质型 ANCA（即 cANCA）阳性，核周型 ANCA（即 pANCA）阴性。并予完善抗中性粒细胞胞质蛋白酶 3 抗体（PR3）及抗中性粒细胞胞质髓过氧化物酶（MPO）抗体的检查。

行雾化利多卡因局麻下支气管镜检查术（2015-06-05）（图 14-7），术中可见各级支气管开口通畅，局部黏膜轻度充血，于左下叶背段行支气管肺泡灌洗。BALF 病理结果：PAS（＋），

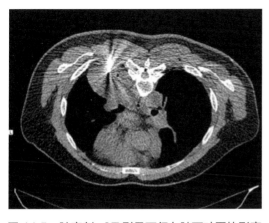

图 14-5　肺穿刺：CT 引导下行左肺下叶团块影穿刺活检

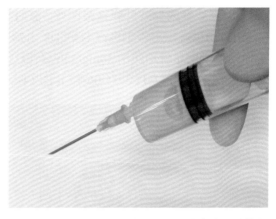

图 14-6　穿刺抽吸物：穿刺抽吸液体为肉眼脓状灰白色液体

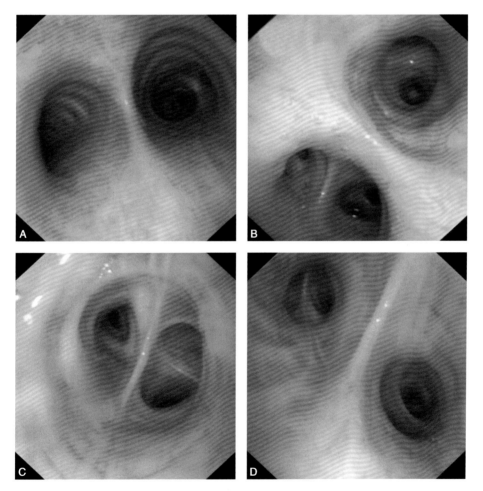

图 14-7　支气管镜检查：镜下见隆突锐利，气管及双侧支气管开口正常，右下叶支气管开口部分黏膜轻度充血

A. 隆突；B. 左上、下叶支气管；C. 右上叶支气管；D. 右中、下叶支气管。

六胺银（－），发现少许可疑真菌菌丝。BALF 细胞分类：巨噬细胞比例 30%，GR% 39%，MONO% 10%，EOS% 21%；CD4/CD8 1.78；抗结核抗体（－）。考虑不除外血管炎性疾病，予加用甲泼尼龙琥珀酸钠 40mg/12h，余继续哌拉西林 - 他唑巴坦抗感染治疗，次日体温恢复正常。复查胸部 CT（2015-06-17）（图 14-8）示双肺团块、结节影较前减小。

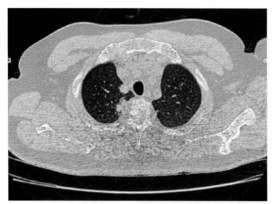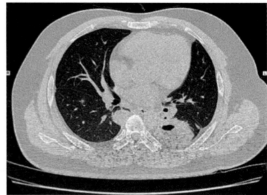

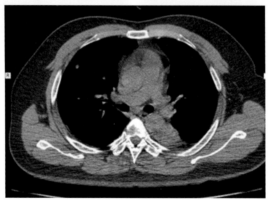

图 14-8　胸部 CT：双肺上叶及右肺下叶散在结节影，部分较前减小，左肺下叶空洞样病变，范围较前减小，其内气体密度影较前增多，双肺门、纵隔多发小淋巴结，部分较前减小

　　为进一步明确病理诊断，第二次行 CT 引导下经皮肺穿刺活检术（2015-06-19），见左肺下叶团块影（图 14-9），穿刺两次，可见条状组织，送检并抽吸，吸出物送检涂片。

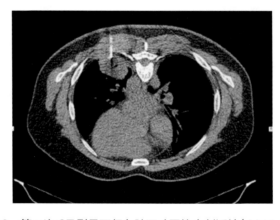

图 14-9　第二次 CT 引导下行左肺下叶团块穿刺活检（2015-06-19）

复查 ANCA 结果：cANCA（＋），pANCA（－），抗 MPO-ELISA ＜20RU/ml，抗 PR3-ELISA 246.14RU/ml。住院期间多次复查 EOS% 最高 6.20%，嗜酸性粒细胞绝对值最高 0.80×10⁹/L，尿常规无潜血，其间体温正常。

第二次肺穿刺病理（2015-06-23）（图 14-10）结果：纤维结缔组织增生，伴多量坏死及炎性肉芽组织增生。免疫组化染色：CD68（＋），CD34（－），PAS（－），TB（－），六胺银（－）。涂片未见结核分枝杆菌及肿瘤细胞。

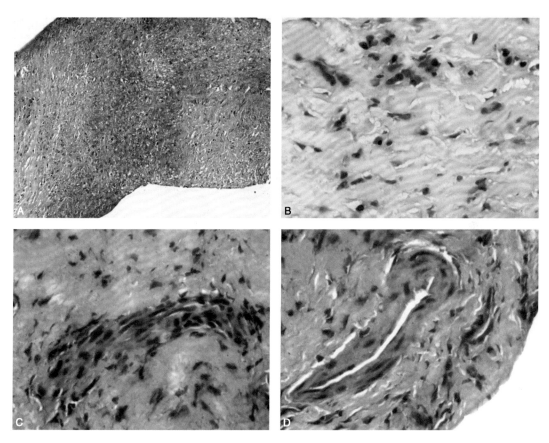

图 14-10　肺穿刺病理：可见纤维结缔组织增生，伴多量坏死及炎性肉芽组织增生
A. 肺组织内可见多量坏死伴纤维结缔组织增生（HE 染色，×100 倍）；B. 组织内可见多量嗜酸性粒细胞浸润伴纤维结缔组织增生（HE 染色，×400 倍）；C. 可见小静脉血管壁及周围多量淋巴细胞及少许嗜酸性粒细胞浸润（HE 染色，×400 倍）；D. 可见小动脉周围纤维结缔组织增生，并可见少许淋巴细胞及嗜酸性粒细胞浸润（HE 染色，×400 倍）。

诊断坏死性肉芽肿性多血管炎，治疗上调整静脉滴注甲泼尼龙琥珀酸钠（40mg/12h）为口服甲泼尼龙（40mg/d）＋口服环磷酰胺（50mg，3 次/d）及补钙、保胃治疗。

治疗 10 日后患者再次出现体温升高，低热，晨起为著，无盗汗，咳白痰，黏稠不易咳出，无黄痰及痰中带血，咽部红肿。血常规：WBC 11.1×10⁹/L，GR% 71.3%，EOS% 4.2%，嗜酸性粒细胞 0.5×10⁹/L；Hb 116g/L，PLT 638×10⁹/L；IgE 4 730IU/ml，CRP 10.7mg/ml，ESR 83mm/1h。尿潜血（＋＋），RBC 11.22/μl。复查鼻窦 CT（2015-07-07）（图 14-11）：左侧上颌窦内软组织密度影较前增大。复查胸部 CT（2015-07-07）（图 14-12）：双肺阴影较前增大。

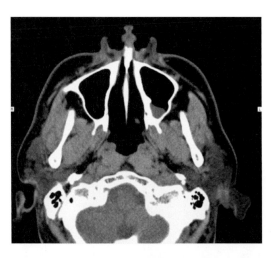

图 14-11 鼻窦 CT（2015-07-07）：左侧上颌窦内软组织密度影较前增大，左上颌窦炎较前加重

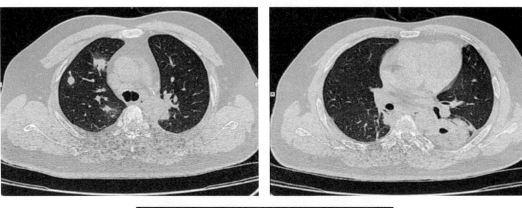

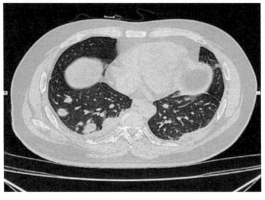

图 14-12 胸部 CT（2015-07-07）：双上肺结节较前增大，左肺下叶团块较前变化不显著，右肺下叶大部分结节较前增大

初步考虑：①坏死性肉芽肿性多血管炎进展？②肺感染？

治疗方面予哌拉西林 - 他唑巴坦抗感染及化痰，并激素加量至甲泼尼龙琥珀酸钠 40mg/12h，请外院风湿免疫科会诊更换环磷酰胺为吗替麦考酚酯 500μg，2 次 /d。患者仍有间断发热，口腔黏膜出现白斑，送检痰涂片：偶见真菌菌丝及孢子；痰培养：白假丝酵母菌。咽拭子培养：白假丝酵母菌（++）。咽拭子涂片：偶见真菌菌丝及孢子。加用伏立康唑

40mg/12h抗真菌治疗,次日患者体温恢复正常,咳嗽、咳痰减轻。患者病情稳定后静脉滴注伏立康唑改为口服伊曲康唑治疗,静脉滴注激素改为口服甲泼尼龙60mg/d。复查胸部CT(2015-07-23)(图14-13):双肺阴影较前明显减小。

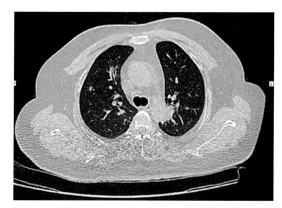
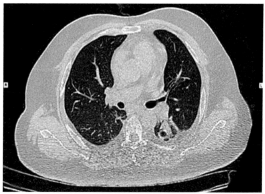
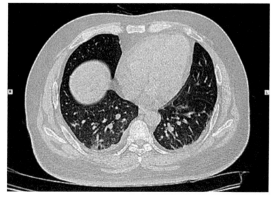

图14-13　胸部CT(2015-07-23):双上肺结节较前明显减小,左肺下叶团块较前减小,右肺下叶大部分结节较前减小

【最后诊断】

坏死性肉芽肿性多血管炎;肺细菌感染;肺真菌感染。

【治疗及转归】

经采用抗细菌、激素、免疫抑制剂及抗真菌治疗后,患者咳嗽、咳痰、乏力显著减轻,巩膜充血减轻,体温正常,复查胸部CT双肺病灶较前明显缩小,未诉其他特殊不适,带药出院。

【评述】

1. 概述　肉芽肿性多血管炎(granulomatosis with polyangiitis, GPA), 2011年初,美国风湿病学会、美国肾脏病学会及欧洲风湿病学会联名提出将韦格纳肉芽肿病(Wegener granulomatosis, WG)这一以人名命名的疾病名称更新为"GPA"。最新的一项荟萃分析显示每年的总发病率为(2.4～11.3)/100万。该病从儿童到老年人均可发生,男性稍多于女性,发病年龄在5～91岁,发病高峰在41～68岁,儿童和青壮年发病极为罕见,本例患者发病年龄33岁,较为少见。我国发病情况尚无统计资料。目前病因不明,有研究表明,微生物感染(尤其是革兰氏阴性菌、金黄色葡萄球菌感染)等可能与其发病机制有关,并且有效的抗感染治疗可降低疾病的复发。本病例中 GPA 合并肺炎克雷伯菌感染。

GPA 为少见的自身免疫性疾病,疾病特点为临床表现复杂化、多样化,早期诊断困难较大,易被误诊或漏诊,病情进展比较迅速,如得不到及时正确的治疗,病死率高。

2. 临床特征、影像学及病理学表现

(1)临床特征:临床表现主要为三联征,即上呼吸道、下呼吸道和肾脏损伤。上呼吸道病变主要为鼻窦炎、鼻腔病变、中耳炎、耳痛、听力下降、声门狭窄和口腔病变等;下呼吸道病变表现为咳嗽、气短、咯血、胸痛和发热,部分患者可出现胸腔积液;肾脏损伤表现为高血压、血尿、肾功能不全;其他少见的有关节痛、外周和中枢神经病变、心包炎及皮肤改变等。本病例临床表现较为典型,累及鼻窦、眼、口腔、肺及肾脏。实验室检查 ANCA 多为阳性,其检测具有快速、间断、无创等优势,其中 cANCA 阳性诊断 GPA 特异度达 90% 以上,据报道,MPO-ANCA 阳性和 PR3-ANCA 阳性的 GPA 临床表现不同。ANCA 是以中性粒细胞及单核细胞胞质成分为靶抗原的自身抗体。pANCA 是核周型,主要靶抗原为 MPO,cANCA 是胞质型,其主要靶抗原为 PR3。ANCA 靶抗原除常见的 MPO、PR3 外还包括其他抗原如人白细胞弹性蛋白酶、乳铁蛋白酶、溶酶体、组织蛋白酶 G 等。

(2)影像学表现:胸部影像学以 CT 检查应用较广。鼻窦 CT 可提示鼻窦炎、鼻腔病变。肺部 CT 征象多提示肺内多发结节影、斑片或球形实变影,常伴薄壁空洞形成,肺泡出血患者可出现磨玻璃样阴影边缘。不典型者则表现为单发结节、肿块、空洞影等。呼吸道、支气管内膜及肾脏活检的组织学特征是支持诊断的重要依据,包括分别来自皮肤、肾脏和肺的坏死性血管炎、坏死性肾小球肾炎或肉芽肿性炎症的证据。

(3)病理学表现:肺小血管壁有中性粒细胞及单个核细胞浸润,可见巨细胞、多形核巨细胞肉芽肿,可破坏肺组织,形成空洞。肾病理为局灶性、节段性、新月体性坏死性肾小球肾炎,免疫荧光检测无或很少免疫球蛋白及补体沉积。

(4)诊断:当诊断困难时,有必要进行胸腔镜或开胸活检以进一步取材。目前 GPA 诊断仍采用 1990 年美国风湿病学会的标准。①鼻或口腔炎症:痛性或无痛性口腔溃疡,脓性或血性鼻腔分泌物;②影像学异常:胸部 X 线片或 CT 示结节、固定浸润病灶或空洞;③尿沉渣异常:显微镜观察显示血尿(每高倍视野中 RBC 超过 5 个)或出现红细胞管型;④病理性肉芽肿性炎性改变。符合其中 2 条或 2 条以上时,可诊断为 GPA。本病例临床表现较典型,4 条标准均符合,遂可明确诊断。

3. 治疗和预后　GPA 的治疗包括激素和免疫抑制剂的联合。根据疾病严重程度、症状进展、患者耐受性和治疗反应,采用不同的给药方案。GPA 选择的标准药物在过去几十年里仍然适用,包括环磷酰胺和糖皮质激素,它们是诱导疾病缓解的有效药物。其他成功替代的细胞毒性药物包括硫唑嘌呤、来氟米特、甲氨蝶呤和吗替麦考酚酯(MMF),较新的药物还包括去氧生精素和生物药物,如依那西普和阿巴那西普。这些药物已被用于疾病的缓解、诱导和维持治疗。

GPA 的总死亡率为 12.5%～25.7%。据文献报道,患者第一年的死亡率为 5%～19%,5 年后达到 35%。造成死亡的主要因素包括活动性血管炎、心血管疾病、恶性肿瘤和最常见的细菌感染。影响患者生存率的主要不良预后因素包括肾小球滤过率降低、高龄、Hb 降低和 WBC 计数升高等。上呼吸道受累与预后良好有关,而心脏、胃肠道和肾脏受累与预后不良有关。近年来,通过早期诊断和及时治疗,预后明显改善。大部分患者通过用药,尤其是糖皮质激素加免疫抑制剂联合治疗和严密随诊,能维持长期的缓解。

（张永祥　赵兵甜　李月川）

参考文献

1. GRYGIEL-GÓRNIAK B, LIMPHAIBOOL N, PERKOWSKA K, et al. Clinical manifestations of granulomatosis with polyangiitis: key considerations and major features[J]. Postgrad Med, 2018, 130(7):581-596.
2. SOLANS-LAQUÉ R, FRAILE G, RODRIGUEZ-CARBALLEIRA M, et al. Clinical characteristics and outcome of Spanish patients with ANCA-associated vasculitides: impact of the vasculitis type, ANCA specificity, and treatment on mortality and morbidity[J]. Medicine(Baltimore), 2017, 96(8):e6083.
3. SHARMA A, NAIDU G S, RATHI M, et al. Clinical features and long-term outcomes of 105 granulomatosis with polyangiitis patients: a single center experience from north India[J]. Int J Rheum Dis, 2018, 21(1):278-284.
4. ŞEN N, AYDIN TUFAN M, YILDIZ R, et al. Granulomatous polyangitis(Wegener granulomatosis): clinical findings and results of long-term follow-up[J]. Tuberk Toraks, 2016, 64:223-229.

病例15　显微镜下多血管炎

【主诉】

发热1个月,双下肢水肿2周。

【简要病史】

患者男性,74岁,1个月前无明显诱因出现发热,伴畏寒,每日于凌晨出现发热,最高温度达38.7℃,每日持续发热8小时后可自行缓解,偶有阵发性干咳,无胸闷、胸痛、头痛、头晕等不适,无盗汗、关节痛等。于外院行胸部CT示慢性支气管炎并肺气肿、双上肺陈旧性肺结核、右中肺少许感染。未予治疗。

2周前出现双下肢凹陷性水肿、伴小腿疼痛,无尿中泡沫增多、肉眼血尿、颜面水肿、气促等不适。入我院行肺部CT示慢性支气管炎、双侧肺水肿、右上肺尖段病变;继发性肺结核可能性大——纤维化病变为主。肺功能示重度阻塞性通气功能障碍,舒张试验阴性;头孢克肟抗感染后仍反复发热,为进一步诊治收住我院。病后精神可,食欲差,大小便无异常,体重减轻2kg。

既往:2016年于外院诊断"肺结核",予以抗结核治疗(具体不详)。吸烟30年,20支/d,已戒烟5年,无饮酒史。否认肝炎等传染病病史,无外伤手术史,无毒物、粉尘、放射性物质接触史。家族中无遗传病病史。

【诊治经过】

1. **入院查体**　体温:37.5℃,脉搏:93次/min,呼吸频率:20次/min,血压:120/68mmHg。神志清楚,查体合作,自动体位。全身皮肤巩膜无黄染,浅表淋巴结无肿大。唇无发绀,颈静脉无充盈。心率:93次/min,心律齐,无杂音,心音可。右下肺可闻及湿啰音。腹平软,无压痛反跳痛,移动性浊音阴性,肝、脾肋下未触及。双下肢凹陷性水肿。

2. 辅助检查

血常规：WBC 12.5×10⁹/L，RBC 3.37×10¹²/L，Hb 98g/L，红细胞比容（HCT）0.30，PLT 516×10⁹/L，嗜碱性粒细胞 0.1×10⁹/L，单核细胞 1.2×10⁹/L。大便隐血（+）。尿常规 + 尿沉渣：潜血（+++），蛋白质（+，0.3g/L），RBC（镜检）（+）。3 小时尿细胞计数：RBC 15.0 万个，WBC 110 万个；尿 RBC 计数及形态正常。肝肾功能、电解质：TP 59.4g/L，ALB 24.6g/L，谷草转氨酶（AST）51.4U/L，CK 29.1U/L，Na⁺ 134.5mmol/L，Cr 90μmol/L（41~111μmol/L）；ANA（-），ANCA（+），髓过氧化物酶（MPO）91.52U/ml；ESR 120mm/1h；CRP 124mg/L；PCT 0.17ng/ml；BNP 246pg/ml。凝血功能：国际标准化比值（INR）1.25，FIB 5.6g/L；痰抗酸染色（-）。抗结核抗体（-）；结核 T 细胞（-），干扰素 A、B：0。

心电图：P-R 间期延长。

肌电图：双腓肠神经受累，左腓总神经、趾短神经记录波幅减低，四肢皮肤交感反射未见明显异常。

胸部 CT（图 15-1）：双肺支气管 - 血管束紊乱，双肺支气管壁明显增厚，双肺散在多发斑点状密度增高灶，边缘模糊，双肺可见弥漫的密度减低灶。双上肺尖端斑片状及条索状密度增高灶。考虑慢性支气管疾病并感染，肺气肿；双上肺尖端多形性病变。

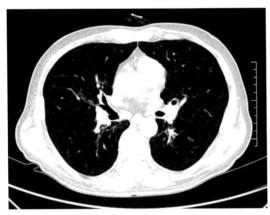 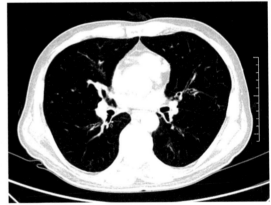

图 15-1 胸部 CT：双肺弥漫密度减低灶，多发斑点状密度增高影

3. 诊疗过程 本例患者为老年男性，临床症状表现为发热、双下肢水肿伴小腿疼痛，有蛋白尿，结合肺部 CT 及血清学 pANCA、抗 MPO 阳性，本例患者诊断考虑为显微镜下多血管炎。文献报道显微镜下多血管炎肺泡出血的患者，可行支气管镜肺泡灌洗，灌洗液呈暗红色；经支气管镜肺活检可见肺组织间质水肿，纤维组织增生，肺泡腔内可见含铁血黄素细胞及RBC；病理提示弥漫性肺泡出血。肺、肾活检有助于明确诊断。早期诊断不一定依赖于组织活检，全身多处器官受累如眼、耳、关节、胃肠道及血清学的检查有助于早期诊断。

【最后诊断】

显微镜下多血管炎。

【治疗及转归】

患者先后采用哌拉西林 - 他唑巴坦、亚胺培南 - 西司他汀、头孢噻利、左氧氟沙星抗感染，补充白蛋白、利尿治疗，并口服泼尼松 30mg/d，雷公藤多苷片 20mg、2 次 /d 调节免疫,患者的发热、双下肢水肿显著减轻。患者出院后服用激素治疗 5 个月,激素自行减量至 20mg/d,出现明显咳嗽、咳痰、气促,复查肺部 CT 显示双肺新见多发散在结节状、片状密度增高影,双肺支气管壁较前增厚,以右上肺后段明显,符合显微镜下多血管炎改变。先后于我院门诊每半个月静脉使用 1 次环磷酰胺,0.4g/ 次,共 4 次,后复查胸部 CT 显示双肺多发病灶较前吸收好转,双上肺尖段病变同前。复查 ESR 86mm/1h;pANCA 弱阳性,抗 MPO 21.5U/ml;肾功能、尿常规正常;予以莫西沙星 0.4g/d 抗感染,泼尼松先后减量至 15mg/d、12.5mg/d,雷公藤多苷片 20mg、2 次 /d 调节免疫,患者咳嗽、咳痰气促较前好转。

1 个月后复查 pANCA、抗 MPO 阴性;尿常规 + 尿沉渣镜检:蛋白质(+,0.3g/L);肾功能正常;24 小时尿量 1.4L,24 小时尿总蛋白定量 0.2g/24h,微量白蛋白 61mg/L,尿微量白蛋白 / 尿肌酐 107.9mg/g;肺部 HRCT 为双肺多发病灶部分较前吸收,部分病变较前进展,双上肺尖段病变同前。继续予以泼尼松 12.5mg/d,雷公藤多苷片 20mg、2 次 /d 调节免疫,患者症状较前缓解,无发热。

【评述】

1. **概述**　显微镜下多血管炎(microscopic polyangitis, MPA)为自身免疫性疾病,发病率为(1~3)/10 万,以男性多见,是一种 ANCA 相关、非肉芽肿性的坏死性血管炎,累及全身多处器官小血管。

2. **临床特征、影像学及病理学表现**　影像学及临床表现多样,缺乏特异性。20%~55% 的患者以肺部症状为首发,累及气管、支气管,可出现肺部结节、间质性肺疾病肺泡出血、肺纤维化,10%~80% 形成肺出血 - 肾炎综合征,临床表现为发热、咯血、咳嗽、胸痛、呼吸困难;部分患者首发临床表现为肾脏相关症状,如蛋白尿、血尿或急进性肾功能不全;伴有胃肠道、心脏、眼、耳、关节等全身各器官受累表现;神经系统也可受累,肌电图和神经活检有助于诊断;70% 活动性 MPA 患者血 ANCA(p-ANCA 和 MPO)阳性,部分患者早期 ANCA 呈阴性,需动态观察。MPA 累及肺部的影像学表现为磨玻璃影、斑片状影、结节影、条索影;晚期影像学表现为肺间质纤维化改变,为网格状、蜂窝状改变;严重者表现为弥漫性肺泡出血、肺纤维化。

肺、肾脏、皮肤及其他内脏活检有助于诊断,病理特点为小血管壁的炎症和纤维素样坏死;肺部病理表现为毛细血管炎、肺纤维化,无肉芽肿性炎症形成。肾脏病理表现为坏死性肾小球肾炎、血栓及新月体形成,少有或无免疫复合物沉积。

3. **治疗和预后**　显微镜下多血管炎预后不良的主要原因为呼吸衰竭及继发性感染。MPA 基本的治疗方案为糖皮质激素联合免疫抑制剂治疗,部分患者单用激素治疗也可缓解症状;积极的免疫抑制治疗,尤其是糖皮质激素联合环磷酰胺治疗,缓解率可达 90%。对于非重症或禁忌用环磷酰胺的患者可以使用激素联合利妥昔单抗;对于危重症患者如有严重肺泡出血或严重肾脏病变患者可采用血浆置换治疗。

（王　鸾　胡成平）

参考文献

1. 张宏英,钟艳芬,陈力舟,等 . 表现为支气管扩张症的显微镜下多血管炎一例 [J]. 中华结核和呼吸杂志,2018,41(1):70-72.

2. 陈旻, 赵明辉. 抗中性粒细胞胞浆抗体相关性肾炎的循证治疗 [J]. 中华肾病研究电子杂志, 2012, 1（2）:90-93.

3. LAZARUS B, JOHN G T, O'CALLAGHAN C, et al. Recent advances in anti-neutrophil cytoplasmic antibody-associated vasculitis[J]. Indian J Nephrol, 2016, 26（2）:86-96.

4. CHUNG S A, SEO P. Microscopic polyangiitis[J]. Rheum Dis Clin North Am, 2010, 36（3）:545-558.

5. 王立, 丽晶, 赵静, 等. 显微镜下多血管炎合并肺泡出血 15 例临床特点 [J]. 中华内科杂志, 2015, 54（5）:416-419.

6. JENNETTE J C, FALK R J, BACON P A, et al. 2012 revised international Chapel Hill consensus conference nomenclature of vasculitides[J]. Arthritis Rheum, 2013, 65（1）:1-11.

7. 熊鑫, 赵惠敏, 吴文杰, 等. 显微镜下多血管炎误诊分析 [J]. 临床误诊误治, 2019, 32（8）:17-20.

8. 李菲, 谢江, 商鸣宇, 等. 显微镜下多血管炎合并肺部疾病患者的临床特点分析 [J]. 中国医药, 2019, 14（04）: 545-549.

病例 16　IgG4 相关肺疾病

【主诉】

发热 2 个月, 气短 2 周。

【简要病史】

患者男性, 69 岁, 2 个月前无明显诱因出现发热, 多于晚间 20 时、21 时出现, 凌晨自行降至正常, 体温最高 38.2℃, 发热时伴四肢、前胸和后背高出皮面皮疹, 形态不规则, 不伴发红、发痒。热退后皮疹可完全消退。无胸闷、胸痛、咳嗽、咳痰等症状。外院胸部 CT: 右肺斑片及磨玻璃影, 靠近胸膜下, 左肺下叶斑片影。行支气管镜检查未见异常, 灌洗液送检病理、病原无阳性发现。考虑肺部感染, 予经验性抗感染治疗（亚胺培南 - 西司他汀、阿奇霉素、万古霉素、莫西沙星等）, 发热无改善, 复查胸部 CT 示病灶进一步增大。

1 个月前于外院加用泼尼松 40mg/d, 每 5 日减 10mg, 减至 10mg/d 时再次发热。2 周前患者开始出现轻度活动后气短, 夜间可平卧, 伴咳嗽, 近 1 周咳少量黄绿色脓痰, 不易咳出, 为求进一步诊治来我院。病后精神可, 睡眠可, 食欲一般, 偶有便秘, 小便无异常, 近 2 个月体重下降 20kg。

既往: 高血压 30 年, 控制良好。糖尿病 1 年, 口服降糖药, 血糖控制良好。吸烟 20 年, 每日 2 ~ 3 支, 已戒 20 年。饮酒 30 年, 白酒每日 1 两（1 两 =50g）, 已戒 2 年。否认肝炎、结核等传染病病史, 无外伤手术史, 无毒物、粉尘、放射性物质接触史。家族中无遗传病病史。

【诊治经过】

1. 入院查体　体温: 36.5℃, 脉搏: 120 次 /min, 呼吸频率: 21 次 /min, 血压: 123/74mmHg, SpO_2（鼻导管吸氧流量: 2L/min）: 97%。神清语利, 右肺呼吸音低, 可闻及爆裂音, 无胸膜摩擦感, 左肺呼吸音粗。心腹查体无特殊表现。

2. 辅助检查

血常规: WBC 7.76×10⁹/L, Hb 111g/L, PLT 218×10⁹/L。生化检查: 肝肾功能（-）, IgG 32.26g/L, CRP 50.81mg/L, ALB 30g/L; 甲状腺功能五项（-）。血肺炎衣原体抗体 + 肺炎支原体抗体、真菌 D- 葡聚糖、曲霉 GM 试验（-）, PCT 0.07ng/ml, 血巨细胞病毒 DNA、

EB 病毒 DNA（－）。肿瘤指标（－）。血清 IgG 亚类测定（4 项）：IgG1 13 900mg/L，IgG2 7 290mg/L，IgG3 1 570mg/L，IgG4 24 600mg/L。血清蛋白电泳：ALB 35.3%，丙种球蛋白 37.8%，白蛋白 / 球蛋白 0.5；血清免疫固定电泳（IgA+IgG+IgM）（－）。ANA 谱（3 项）（－）；ANCA 谱（3 项）（－）；抗 ENA 抗体（4 项 +7 项）（－），T-IgE 165kU/L。结核菌素试验（－）。

胸部 CT（图 16-1）：双肺多发斑片实变影，以右肺为著；右侧腋窝、两肺门及纵隔多发淋巴结，部分肿大；少量心包积液；双侧胸膜增厚；双侧胸腔积液。

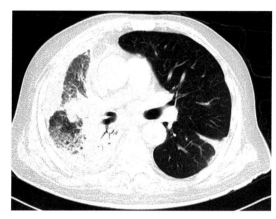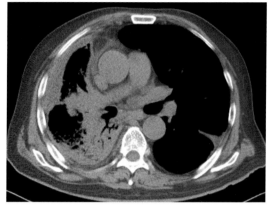

图 16-1　胸部 CT 示双肺多发斑片实变影，以右肺为著；双侧胸膜增厚

电子支气管镜检查和超声内镜引导下经支气管镜淋巴结针吸活检：BALF 细菌涂片 + 培养 + 药敏试验、抗酸染色、真菌涂片、结核 / 非结核分枝杆菌核酸测定（－）。BALF 二代测序检测：产黑色素普氏菌、干燥奈瑟菌、延长奈瑟菌、非典型韦荣球菌、小韦荣球菌、EBV 病毒基因检测（+）。淋巴结穿刺冲洗液结核 / 非结核分枝杆菌核酸测定、抗酸染色（－）；淋巴结穿刺组织病理：（N4R，N10R）纤维素性渗出物中见少许淋巴细胞伴色素沉积。免疫组化染色：IgG（部分 +），IgG4（－）。

3. 诊疗过程　入院后试验性加用莫西沙星 0.4g/d，2 周，患者症状无改善，复查胸部 CT 病灶未见吸收。遂行 CT 引导下肺穿刺活检，病理（图 16-2）：（肺部）肺组织示慢性炎症，肺泡间隔增宽，纤维组织增生，可见大量淋巴细胞及浆细胞浸润，应结合血清学检查除外 IgG4 相关疾病。免疫组化染色：CD34（血管 +），SMA（+），AE1/AE3（肺泡上皮 +），CD68（部分 +），Desmin（－），EMA（肺泡上皮 +），CK7（肺泡上皮 +），IgG（部分 80 个 /HPF），IgG4（部分 40 个 /HPF），IgG4/IgG 比值约 50%，S-100（－）。

【最后诊断】

IgG4 相关肺疾病。

【治疗及转归】

予泼尼松 30mg/d，同时加用碳酸钙、骨化三醇预防骨质疏松，法莫替丁抑酸，乙酰半胱氨酸、吸入用复方异丙托溴铵溶液雾化促进排痰。患者自觉活动后气短明显好转，基本无咳嗽，有少量白痰。1 个月后复查胸部 CT 示病灶较前明显吸收。遂将泼尼松逐渐减量，减量至 5mg/d 后维持，未见复发。

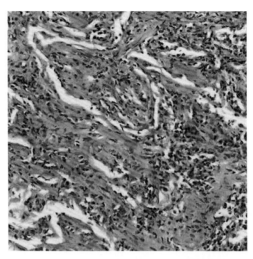

图 16-2　CT 引导下肺穿刺活检病理:纤维组
织增生,可见大量淋巴细胞及浆细胞浸润

【评述】

1. 概述　IgG4 相关疾病是一种与 IgG4 相关,累及多脏器或组织的慢性进行性自身免疫性疾病。据报道,肺受累在 IgG4 相关疾病中占 10%～54%。IgG4 相关肺疾病(IgG4 related lung disease,IgG4RLD)是 IgG4 相关疾病累及肺或胸膜时的表现。可单发于肺或同时累及肺外组织。

2. 临床特征、影像学及病理学表现

(1)临床特征:IgG4RLD 患者中大约一半伴随呼吸道症状,包括咳嗽、胸痛、血痰和活动后气短,而另一半只有影像学异常而无呼吸道症状。与其他脏器的 IgG4RD 相似,发热、体重减轻、出汗等全身症状较为少见。总体而言,IgG4RLD 的临床肺部表现并不特异,难以借此与其他肺部疾病相区分。

(2)影像学表现:胸部 CT 上,IgG4RLD 往往表现为以下几种特征:①实性结节型;②磨玻璃影型;③肺泡间质型;④支气管血管束型。前两者为肺泡腔病变,密度增高,大小不等,可单发或多发,无明确的肺叶倾向。实性结节型要与恶性肿瘤相鉴别,而磨玻璃影型要与肺泡细胞癌相鉴别。这两种形态临床上往往因为与肿瘤难以区分而行楔形切除或肺叶切除,最终病理证实。肺泡间质型和支气管血管束型为间质病变,可以表现为网格影、蜂窝影、不规则条索、小叶间隔与支气管血管束的增粗。事实上,单从影像学上是无法与某些特发性间质性肺炎相区分的,如特发性肺间质纤维化(idiopathic pulmonary fibrosis,IPF)、非特异性间质性肺炎(nonspecific interstitial pneumonia,NSIP)、隐源性机化性肺炎(cryptogenic organizing pneumonia,COP)和结节病。研究表明,叶段实变伴支气管充气征也是常见的影像学表现。

(3)病理学表现:IgG4RLD 的肺组织病理具有以下特点——弥漫性淋巴浆细胞浸润,不规则纤维化,同时累及动静脉的内膜炎症不伴坏死,IgG4 阳性浆细胞绝对数量和相对数量明显增多。在细胞成分上,浆细胞为主要成分,其次为淋巴细胞和组织细胞;某些患者嗜酸性粒细胞可以很明显,但肉芽肿极为少见。在肺实质受累的患者中,组织病理上有时可符合机化性肺炎(organizing pneumonia,OP)或 NSIP 的病理特点。当胸膜受累时,病理上表现为硬化性炎症导致的胸膜显著增厚。在壁层胸膜，硬化性炎症可延伸至胸膜下纤维与脂肪组织；而当脏层胸膜损害时可累及胸膜下肺组织。

（4）诊断：IgG4RLD 的确诊需要结合临床、血清与病理，临床上应表现为肺内典型的弥漫性或局限性实质病变；血液学检查示血清 IgG4＞1 350mg/L；组织病理学检查示显著的淋巴细胞和浆细胞浸润及纤维化；IgG4 阳性浆细胞浸润；IgG4 阳性浆细胞/IgG 阳性浆细胞比例＞0.4 且 IgG4 阳性浆细胞＞10 个/HPF。胸腔镜肺活检可以获得最为可靠的病理标本，虽然 CT 引导下肺穿刺亦可获取病理标本，但有可能出现误诊或漏诊。当上述三条均满足时为确诊，当仅满足临床与病理时为可能诊断，当仅有临床与血清结果时为疑诊。

3. 治疗和预后　IgG4RLD 患者一般对糖皮质激素效果较好，其起始剂量可为 30～40mg/d，维持 2～4 周后，根据病情逐渐减量，通常需要维持半年以上。部分患者在减量过程中疾病复发，因此需要密切监测。当激素减量到≤10mg/d 后，可考虑维持数月以降低复发率。若激素疗效欠佳或激素依赖，可考虑加用免疫抑制剂，如环磷酰胺、硫唑嘌呤等。对于病变局限行手术完全切除的患者，可能不再需要激素治疗，但也有患者在手术切除后再次复发。

（孙雪峰）

参考文献

1. FUJINAGA Y, KADOYA M, KAWA S, et al. Characteristic findings in images of extra-pancreatic lesions associated with autoimmune pancreatitis[J]. Eur J Radiol, 2010, 76(2):228-238.
2. ZEN Y, NAKANUMA Y. IgG4-related disease: a cross-sectional study of 114 cases[J]. Am J Surg Pathol, 2010, 34(12):1812-1819.
3. ZEN Y, INOUE D, KITAO A, et al. IgG4-related lung and pleural disease: a clinicopathologic study of 21 cases[J]. Am J Surg Pathol, 2009, 33(12):1886-1893.
4. 刘涌，孙永昌，冯瑞娥，等. IgG4 相关性肺疾病一例并文献复习 [J]. 中华结核和呼吸杂志，2012，35（10）:752-757.
5. INOUE D, ZEN Y, ABO H, et al. Immunoglobulin G4-related lung disease: CT findings with pathologic correlations[J]. Radiology, 2009, 251(1):260-270.
6. SUN X, LIU H, FENG R, et al. Biopsy-proven IgG4-related lung disease[J]. BMC Pulm Med, 2016, 16:20.
7. SHRESTHA B, SEKIGUCHI H, COLBY T V, et al. Distinctive pulmonary histopathology with increased IgG4-positive plasma cells in patients with autoimmune pancreatitis: report of 6 and 12 cases with similar histopathology[J]. Am J Surg Pathol, 2009, 33(10):1450-1462.

病例 17　结节性硬化症

【主诉】

咳嗽、咳痰、呼吸困难 20 日。

【简要病史】

患者女性，18 岁，20 日前受凉后出现咳嗽、咳痰、呼吸困难，无发热、咯血、胸痛等，就诊于当地医院查 CT 示双肺呈网格样改变，胸椎、肋骨多发密度增高影。当地医院考虑上呼吸道感染、肺淋巴管肌瘤病可能，为求进一步治疗就诊于我院。发病以来，患者神志清楚，精神可、饮食、睡眠正常，大小便正常。

既往：患者出生后5个月开始出现间断性癫痫，口服抗癫痫药物至6岁后未再发作。自幼智力低于同龄人。5岁时出现面部皮疹，为红色、质韧丘疹，色微红，进行性增多，鼻周及双颊为著。自行外涂多种药物无效。1年前因腹痛、恶心、呕吐，查血常规示Hb 30g/L，血WBC、PLT正常。后自行缓解，目前血常规正常。个人史、月经史、家族史无特殊。

【诊治经过】

1. 入院查体　生命体征正常。面部多发皮肤纤维瘤、皮赘（图17-1）、甲周纤维瘤，甲纵沟形成。躯干皮肤可见色素脱失斑，皮肤未见鲨革斑。口腔：口周多发血管纤维瘤、牙釉质发育不良、牙根纤维增生、左侧口角纤维增生。肺部听诊未闻及干湿啰音，心脏听诊未闻及生理及病理性杂音。脾肋下1指，肝未触及。腹部触诊未触及包块，腹软，无压痛、反跳痛，肾区无叩击痛。双下肢不肿。

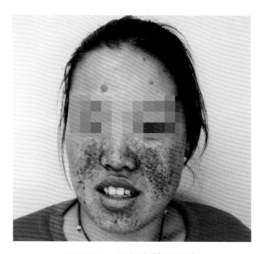

图17-1　面部血管纤维瘤

2. 辅助检查

心电图、血常规、肝肾功能：（-）。肺通气功能、容量、弥散功能正常。

肺部HRCT（图17-2）：两肺弥漫性囊性改变，符合肺淋巴管肌瘤病（LAM）肺部表现。胸椎椎体及附件、胸骨多发结节状致密影；双上肺条索影。

腹盆部CT：两肾多发结节，考虑部分为肾血管平滑肌脂肪瘤（图17-3），部分为囊肿可能，肝、脾饱满；副脾结节；腰椎椎体及附件、骶骨、双侧髂骨、耻骨、坐骨内多发结节状致密影（图17-4），符合结节性硬化症。盆腔CT未见明显异常。

头颅CT：室管膜下结节（图17-5）。

3. 诊疗过程　考虑患者肺部症状为LAM基础上合并下呼吸道感染，予盐酸氨溴索对症化痰、左氧氟沙星抗感染治疗。根据患者肺部及腹部影像学表现，患者有LAM及肾血管平滑肌脂肪瘤，mTOR抑制剂西罗莫司可减缓肺部LAM及肾血管平滑肌脂肪瘤进展，根据患者体重，加用西罗莫司2mg/d控制病情进展，监测西罗莫司血药浓度稳定在5~10ng/ml治疗有效浓度范围内。

【最后诊断】

结节性硬化症；肺淋巴管肌瘤病；肺部感染。

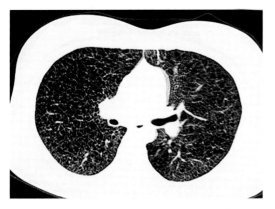

图 17-2　肺部 HRCT：双肺囊性病变

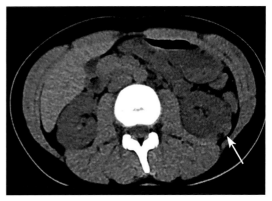

图 17-3　腹盆部 CT：肾血管平滑肌脂肪瘤（箭头）

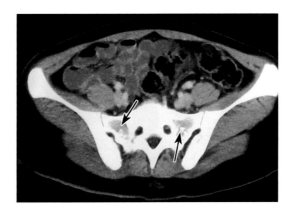

图 17-4　腹盆部 CT：骨内结节样密度影（箭头）

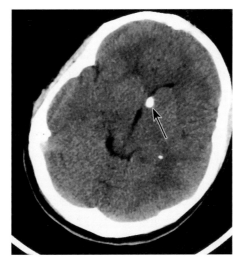

图 17-5　头颅 CT：脑部室管膜下结节（箭头）

【治疗及转归】

患者咳嗽、咳痰、呼吸困难症状好转。规律随访，面部皮疹有改善。肺部 LAM 病变、肾脏血管平滑肌脂肪瘤、脑部病变、骨结节状致密影未再进展。

【评述】

1. 概述　结节性硬化症(tuberous sclerosis complex，TSC)是一种遗传性神经皮肤疾病，以累及多器官多系统、表现多样为特征，包括脑、眼、心脏、肺、肝脏、肾脏和皮肤的多发性良性错构瘤。TSC 是一种常染色体显性遗传病，该病由 *TSC1* 或 *TSC2* 基因突变引起。大约 80% 的 TSC 病因为新生突变，其中 *TSC2* 新生突变更为常见，发生率约为 *TSC1* 新生突变的 4 倍，而家族性 TSC 病例中 *TSC1* 和 *TSC2* 突变率基本相等。

TSC 的特征为多个器官发生多种良性肿瘤，累及脑、心脏、皮肤、眼、肾脏、肺和肝脏。另外，TSC 患者也更易发生恶性肿瘤。TSC 患者几乎都有一处或多处该病特征性皮肤病变。多数 TSC 患者存在癫痫，半数或更多患者存在认知缺陷和学习障碍；其他常见表现包括孤独症、行为问题和心理社会问题。这些统称为 TSC 相关的神经精神障碍(TSC-associated neuropsychiatric disorders，TAND)。此类问题常与脑部病变有关，包括胶质神经元错构瘤(或结节)、脑室周围巨细胞星形胶质细胞瘤，以及神经影像学检查所见的脑白质异常。

2. 临床特征、影像学及病理学表现

(1) 皮肤病变：81% ~ 95% 的 TSC 患者有下列特征性皮肤病变之一。①色素减退斑：又称叶状白斑，常呈椭圆形；②血管纤维瘤：有时称为纤维腺瘤，旧称皮脂腺腺瘤，通常累及面部颧骨区；③甲周纤维瘤：在手指或足趾甲根部发出的小纤维瘤，质硬；④鲨革斑：最常见于腰部，前额出现特征性棕色纤维斑块，在受累新生儿和婴儿行体格检查时，这可能是最先和最易识别的 TSC 特征。

(2) 脑部病变：TSC 特征性中枢神经系统病变包括胶质神经元错构瘤、室管膜下结节、室管膜下巨细胞型星形细胞瘤(subependymal giant cell astrocytoma，SEGA)、白质异位(发育不良性和髓鞘形成不良性白质病变)。癫痫发作是 TSC 较常见和较显著的发病原因之一，人群研究发现癫痫累及 79% ~ 90% 的 TSC 患者；认知障碍是 TSC 的主要特征，人群研究报道有 44% ~ 65% 的患者受累，部分 TSC 患者存在孤独症和行为问题。

(3) 心血管病变：TSC 患者可发生心脏横纹肌瘤，主要出现在婴幼儿和儿童，也可在胚胎期发现。有心脏横纹肌瘤的婴儿及儿童大多患有 TSC。

(4) 肾脏病变：常见于各类 TSC 患者，患病率随年龄增长而增加。肾血管平滑肌脂肪瘤是 TSC 中最常见的肾脏表现。良性囊肿和肾细胞癌则较少见。肾血管平滑肌脂肪瘤进行性增大和病灶内出血可致疼痛并影响肾功能。病灶越大，出血风险越高。伴肾脏病变的 TSC 患者可能出现肾素依赖性高血压，而且由于肾实质被替代和压迫，还可能引发慢性肾脏病。

(5) 肺部病变：一些成年 TSC 患者存在肺病，称为肺淋巴管肌瘤病(LAM)，LAM 是一种弥漫性肺部囊性病变，可致肺功能严重受限。LAM 最常见的特征是呼吸困难和气胸。约 1/3 女性 TSC 患者存在肺 LAM，男性 TSC 患者 LAM 极其罕见。

(6) 眼部病变：TSC 的眼部表现包括视网膜错构瘤、视网膜色素脱失斑、眼睑部血管纤维瘤、非麻痹性斜视、眼组织缺损、扇形虹膜色素脱失等。

(7) TSC 诊断标准：国际 TSC 共识大会制定的当前诊断标准认为，可根据基因检测结果和 / 或临床表现做出 TSC 诊断。

1) 基因诊断标准：在非病变组织的 DNA 中发现 *TSC1* 或 *TSC2* 致病突变时，足以确诊 TSC。致病突变定义为：使 TSC1 或 TSC2 蛋白功能明显失活的突变(例如无义突变)，阻止蛋白合成的突变（例如大片段缺失），或者通过功能评估确定会影响蛋白功能的错义突变。

2）临床诊断标准：TSC 的临床诊断标准包含 11 项主要特征及 6 项次要特征。

A. 主要临床特征：

    a. 黑色素减退斑（≥3 个，直径至少 5mm）；

    b. 血管纤维瘤（≥3 个）或头部纤维斑块；

    c. 甲周纤维瘤（≥2 个）；

    d. 鲨革斑；

    e. 多个视网膜错构瘤；

    f. 皮质发育不良（包括结节和脑白质放射状迁移线）；

    g. 室管膜下结节；

    h. SEGA；

    i. 心脏横纹肌瘤；

    j. LAM[*]；

    k. 肾血管平滑肌脂肪瘤（≥2 个）[*]。

[*] 如果仅有 LAM 和肾血管平滑肌脂肪瘤，而没有其他特征，则不符合确诊标准。

B. 次要临床特征：

    a. "斑驳样"皮肤病变（1～2mm 黑色素减退斑）；

    b. 牙釉质凹陷（≥3 处）；

    c. 口内纤维瘤（≥2 个）；

    d. 视网膜色素脱失斑；

    e. 多发性肾囊肿；

    f. 非肾性错构瘤。

临床诊断：确诊 TSC 需要满足 2 项主要特征，或 1 项主要特征加至少 2 项次要特征；疑诊 TSC 需要满足 1 项主要特征，或至少 2 项次要特征。

本例患者有面部血管纤维瘤、皮赘、甲周纤维瘤、甲纵沟、色素脱失斑、癫痫、认知障碍、口周多发血管纤维瘤、牙釉质发育不良、牙根纤维增生、左侧口角纤维增生；影像提示肺 LAM，胸椎椎体及附件、胸骨、腰椎椎体及附件、骶骨、双侧髂骨、耻骨、坐骨内多发结节状致密影，两肾多发血管平滑肌脂肪瘤，脑部室管膜下结节。患者 1 年前因腹痛、恶心、呕吐，查血常规提示 Hb 30g/L，后查 CT 可见肾血管平滑肌脂肪瘤，考虑为破裂出血所致。结合患者临床表现，TSC 诊断明确。

3. 治疗和预后　TSC 治疗中最常见和最困难的是控制癫痫发作。监测癫痫发作的方法包括教育家长识别婴儿的癫痫发作及连续脑电图检查。氨己烯酸为首选治疗药物。其他治疗方法可根据病情选用，如：促肾上腺皮质激素（adrenocorticotropic hormone，ACTH）、生酮饮食、迷走神经刺激治疗和癫痫手术治疗。依维莫司针对 *TSC1*/*TSC2* 基因突变导致的哺乳动物雷帕霉素靶蛋白过度活化，不仅对 TSC 总体疾病状态有控制，也对 TSC 患者的癫痫治疗有作用。

对于 TSC 患者，每 1～3 年应进行脑部影像学检查直至 25 岁，以监测脑部病变的进展。

所有新诊断的患者应进行 TAND 评估，包括可能的攻击行为、孤独症谱系障碍、智力障碍、精神障碍、神经心理缺陷、学校相关问题和职业困境。TAND 筛查应至少每年进行一次，在发育的关键时间点应该更全面地正式评估。应该依据每位患者的 TAND 评估结果及每种疾病的最佳治疗方式来指导患者的处理；其他措施包括早期干预与个体教育计划，特殊患者需要学校教育，以及社会和职业支持，并应对精神障碍进行评估和治疗。

TSC 患者应在诊断时进行详细的皮肤检查，以后每年 1 次。皮肤血管纤维瘤可通过激光治疗、皮肤磨削术及局部使用依维莫司等改善。

TSC 患者应该定期进行牙齿和口腔视诊或检查，以评估牙釉质缺损（凹陷）和口内纤维瘤。牙釉质缺损可行修补或修复，口内纤维瘤可予切除。

TSC 通常伴有血管平滑肌脂肪瘤等肾脏病变。随肿瘤增大，破裂出血风险增高。随病情进展，肿瘤可增大。无症状 TSC 患者肿瘤可密切随访观察，保守治疗。肿瘤较大或出血破裂患者需介入治疗或行外科手术切除。目前，依维莫司成为稳定期血管平滑肌脂肪瘤首选的治疗方法。

成年女性 TSC 患者需要筛查肺 LAM。LAM 患者需要定期监测肺功能的变化，以及可能出现的气胸或乳糜胸等并发症。依维莫司或同类药物西罗莫司均可用于 LAM 的治疗。

TSC 儿童患者，尤其是小于 3 岁者，应进行基线超声心动图和心电图检查分别评估横纹肌瘤和心律不齐。无症状的 TSC 合并横纹肌瘤的儿童应该每 1～3 年进行超声心动图检查，直到证实心脏横纹肌瘤消退。所有年龄的无症状患者都应该每 3～5 年检查心电图，以监测有无传导缺陷。

综上，哺乳类雷帕霉素靶蛋白抑制剂有助于治疗与 TSC 相关的难治性癫痫、肾血管平滑肌脂肪瘤、肺 LAM 及面部血管纤维瘤等。

（王　俊　徐凯峰）

参考文献

1. DIMARIO F J Jr, SAHIN M, EBRAHIMI-FAKHARI D. Tuberous sclerosis complex[J]. Pediatr Clin North Am, 2015, 62（3）:633-648.

2. CURATOLO P, MOAVERO R, DE VRIES P J. Neurological and neuropsychiatric aspects of tuberous sclerosis complex[J]. Lancet Neurol, 2015, 14（7）:733-745.

3. HINTON R B, PRAKASH A, ROMP R L, et al. Cardiovascular manifestations of tuberous sclerosis complex and summary of the revised diagnostic criteria and surveillance and management recommendations from the International Tuberous Sclerosis Consensus Group[J]. J Am Heart Assoc, 2014, 3（6）:e001493.

4. ROWLEY S A, O'CALLAGHAN F J, OSBORNE J P. Ophthalmic manifestations of tuberous sclerosis: a population based study[J]. Br J Ophthalmol, 2001, 85（4）:420-423.

5. NORTHRUP H, KRUEGER D A, International Tuberous Sclerosis Complex Consensus Group. Tuberous sclerosis complex diagnostic criteria update: recommendations of the 2012 International Tuberous Sclerosis Complex Consensus Conference[J]. Pediatr Neurol, 2013, 49（4）:243-254.

6. FRENCH J A, LAWSON J A, YAPICI Z, et al. Adjunctive everolimus therapy for treatment-resistant focal-onset seizures associated with tuberous sclerosis（EXIST-3）: a phase 3, randomised, double-blind, placebo-controlled study[J]. Lancet, 2016, 388（10056）:2153-2163.

7. SADOWSKI K, KOTULSKA K, SCHWARTZ R A, et al. Systemic effects of treatment with mTOR inhibitors in tuberous sclerosis complex: a comprehensive review[J]. J Eur Acad Dermatol Venereol, 2016, 30（4）:586-594.

8. JÓŹWIAK S, SADOWSKI K, KOTULSKA K, et al. Topical use of mammalian target of rapamycin（mTOR）inhibitors in tuberous sclerosis complex-a comprehensive review of the literature[J]. Pediatr Neurol, 2016, 61:21-27.

病例18　皮肌炎相关肺疾病(抗PM-Scl75抗体阳性)

【主诉】

皮疹3个月,咳嗽、咳痰、气短2个月。

【简要病史】

患者女性,51岁,于2017年9月出现面部、颈部及双手关节红豆样皮疹,伴瘙痒疼痛,当地予泼尼松、羟氯喹、环磷酰胺(具体用量不详)后皮疹减少,疼痛缓解。9月28日查胸部CT示双肺胸膜下少许斑片影;10月初开始咳白黏痰,伴活动后胸闷、活动耐量逐渐下降,间断用过地塞米松、环磷酰胺症状无缓解。10月底再发面部、耳鼻及双上肢外侧上述皮疹,伴胸闷加重,活动耐量下降至仅可走50m,10月20日复查胸部CT示双下肺多发斑片影、磨玻璃影,较前加重后开始服用泼尼松50mg/d,至11月5日泼尼松减为30mg/d。

2017年11月2日复查胸部CT示双下肺多发斑片影、磨玻璃影,较前仍进展。血气分析(未吸氧):pH 7.441,PCO_2 29.2mmHg,PO_2 59mmHg;抗PM-Scl抗体(+)。BALF病原学:链格孢霉、草绿色链球菌、奈瑟菌感染。BALF细胞分类:巨噬细胞比例52%,GR% 23%,LY% 25%,含铁血黄素染色(17%+)。TBLB:支气管壁纤维组织增生伴胶原化,肺泡间隔明显纤维组织增生伴胶原沉积,肺泡腔内泡沫组织堆积,可见机化结节形成,肺泡呈弥漫性肺泡损伤修复期改变。肌活检示骨骼肌呈轻微炎性病理改变。诊断考虑结缔组织病继发间质性肺炎。

2017年11月10日至11月16日予以泼尼松40mg/d,11月17日至11月23日减量至30mg/d。因活动后气短加重,11月24日调整激素为甲泼尼龙80mg/d静脉滴注3周,12月1日查胸部CT双下肺多发纤维网格影及牵张性支气管扩张,较前无吸收,为求进一步诊治来我院。患者病后体重下降10kg,精神可。

既往:20岁诊断为淋巴结结核,2007年诊断为高血压。近年每月出现1~2次口腔溃疡,双膝关节及肌肉肿痛,曾诊断为"滑膜炎"。不嗜烟酒。父亲因肺心病去世,母亲患高血压。

【诊治经过】

1. 入院查体　血压:135/80mmHg,SO_2:95%。双手关节伸面、双肘关节伸面、颈后皮肤可见陈旧皮疹伴脱屑,颈部皮肤见色素沉着、披肩征。双手指甲周发红,双下肺闻及爆裂音,心腹查体无特殊,四肢无水肿。

2. 辅助检查

血常规:WBC $4.21×10^9$/L,GR% 70.3%,Hb 126g/L,PLT $213×10^9$/L。尿沉渣:少量蛋白。便常规及潜血:正常。生化检查:谷丙转氨酶(ALT)66U/L,肌酐(Cr)54μmol/L,BNP 30ng/L,CK 17U/L,CK-MB 0.5μg/L,肌钙蛋白 0.011μg/L。PCT、G试验、GM试验、血巨细胞病毒DNA(-)。血EB病毒DNA 2 400拷贝/ml;痰细菌、真菌、抗酸涂片、肺孢子菌DNA(-)。免疫球蛋白(Ig):IgG 11.32g/L,IgA 2.78g/L,IgM 0.50g/L。自身抗体:ANCA(-),抗PM-Scl75抗体(++),抗Ro-52抗体 弱阳性。肿瘤标志物:癌胚抗原(CEA)21.98ng/ml,CYFRA21-1 6.85ng/ml,NSE 20.0ng/ml,鳞癌相关抗原(SCC-Ag)1.2ng/ml。

乳腺及妇科超声:子宫小肌瘤。

胸部CT(图18-1)：双肺间质性改变，双肺下叶为著；双侧腋窝多发饱满淋巴结，双侧锁骨上窝、两肺门及纵隔多发淋巴结伴钙化；双侧胸膜增厚；腹膜后多发淋巴结钙化。

会诊外院TBLB病理：小块肺组织，肺泡间隔普遍增宽，其内胶原纤维组织增生伴少许淋巴细胞浸润，少许肺泡腔见机化，肺泡Ⅱ型上皮增生，不除外纤维化性间质性肺炎。

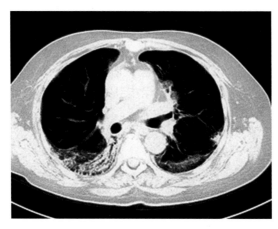

图18-1 胸部CT：双下肺多发斑片影、纤维网格影及牵张性支气管扩张

3. 诊疗过程 考虑患者皮肌炎、间质性肺炎诊断，需加强激素治疗，并联用免疫抑制剂，患者低氧较明显，2017年12月16日起甲泼尼龙增量至160mg，2次/d静脉滴注，但会诊外院TBLB组织病理显示损伤后修复、纤维化病变为主，若选择增大激素使用量或冲击量激素可能难以获益反而增加感染等风险，患者症状改善不明显，后于12月19日甲泼尼龙减量至80mg，2次/d静脉滴注，12月22日减量至40mg，2次/d，12月26日起减量至泼尼松65mg/d口服。并予人免疫球蛋白20g/d共5日，辅以磺胺2片/d预防感染。12月19日起予他克莫司1mg，2次/d，至2018年1月12日逐渐增量至1.5mg，2次/d，监测他克莫司谷浓度5.0ng/ml。建议患者行肺移植相关评估。

【最后诊断】

皮肌炎；间质性肺炎；Ⅰ型呼吸衰竭。

【治疗及转归】

患者2018年1月18日后泼尼松减量至60mg/d口服，后逐渐减量，维持他克莫司1.5mg，2次/d口服，患者咳嗽、气短有减轻，复查胸部CT(图18-2)见下肺斑片影略减轻，但出现少量纵隔气肿。

【评述】

1. 概述 结缔组织病相关肺疾病是结缔组织病的常见并发症，常见的可伴发肺疾病的结缔组织病包括多发性肌炎-皮肌炎、类风湿关节炎、干燥综合征和系统性硬化病等，其中皮肌炎出现肺间质病变的患病率差异很大（20%~80%），其患病率的高低与肌炎不同亚类、肌炎特异性抗体等相关。病程进展可呈慢性、缓慢进展，也可能呈急性、快速进展。

2. 临床特征、影像学及病理学表现

（1）临床特征：结缔组织病相关肺疾病的临床特征为呼吸困难和干咳，可发生于结缔

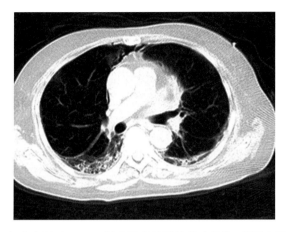

图 18-2 复查胸部 CT：双下肺多发斑片影较前略吸收，新见少量纵隔气肿

组织病诊断前的数月或数年，也可与结缔组织病同时出现，或发生在结缔组织病之后，其中皮肌炎患者，建议有条件的进一步筛查肌炎抗体谱，以明确是否存在抗合成酶抗体综合征、抗黑色素瘤分化相关基因 5（melanoma differentiation-associated gene 5，MDA5）抗体等。胸部听诊可能发现呼吸音正常，或双侧肺底有干湿啰音。实验室异常包括血清肌酸、ANA 和抗 Jo-1 抗体或其他肌炎特异性自身抗体。

（2）影像学表现：胸部 HRCT 可表现为毛玻璃影、肺基底部实变、小叶间隔增厚、蜂窝影及不规则线状影，肺功能可为限制性通气功能障碍伴弥散功能减低。

（3）病理学表现：可为非特异性间质性肺炎、普通型间质性肺炎、机化性肺炎或弥漫性肺泡损伤等。

3. 治疗和预后 治疗前应确定患者已接受过癌症的筛查，全身性糖皮质激素是初始的主要疗法，可选择足量口服或大剂量静脉用糖皮质激素，后缓慢减量至停用或小剂量维持。当预计病变严重或更具进展性时，可加用免疫抑制剂，如环磷酰胺、硫唑嘌呤、吗替麦考酚酯、钙调磷酸酶抑制剂或甲氨蝶呤等，甚至利妥昔单抗等生物制剂。需要注意治疗药物选择和剂量的使用规范。

本病例入院前糖皮质激素和免疫抑制剂的使用并不规范，尤其是首次使用足量激素时疗程过短，减量过快，可导致病情反复，需要注意避免。

预后依病理或疾病进展类型不同而差异较大，有报道总体死亡率为 8%。其中抗 MDA5 抗体阳性皮肌炎相关性间质性肺疾病的患者预后差。

（汪劭婷）

参考文献

1. FATHI M，VIKGREN J，BOIJSEN M，et al. Interstitial lung disease in polymyositis and dermatomyositis: longitudinal evaluation by pulmonary function and radiology[J]. Arthritis Rheum，2008，59（5）:677-685.

2. CONNORS G R，CHRISTOPHER-STINE L，ODDIS C V，et al. Interstitial lung disease associated with the idiopathic inflammatory myopathies: what progress has been made in the past 35 years? [J]. Chest，2010，138（6）:1464-1474.

3. TILLIE-LEBLOND I，WISLEZ M，VALEYRE D，et al. Interstitial lung disease and anti-Jo-1 antibodies:

difference between acute and gradual onset[J]. Thorax, 2008, 63(1):53-59.

4. ARAKAWA H, YAMADA H, KURIHARA Y, et al. Nonspecific interstitial pneumonia associated with polymyositis and dermatomyositis: serial high-resolution CT findings and functional correlation[J]. Chest, 2003, 123(4):1096-1103.

5. TAZELAAR H D, VIGGIANO R W, PICKERSGILL J, et al. Interstitial lung disease in polymyositis and dermatomyositis. Clinical features and prognosis as correlated with histologic findings[J]. Am Rev Respir Dis, 1990, 141(3):727-733.

6. MARIE I, HATRON P Y, DOMINIQUE S, et al. Short-term and long-term outcomes of interstitial lung disease in polymyositis and dermatomyositis: a series of 107 patients[J]. Arthritis Rheum, 2011, 63 (11):3439-3447.

7. MOGHADAM-KIA S, ODDIS C V, SATO S, et al. Antimelanoma differentiation-associated gene 5 antibody: expanding the clinical spectrum in north american patients with dermatomyositis[J]. J Rheumatol, 2017, 44(3):319-325.

病例 19　无肌病性皮肌炎相关性间质性肺疾病

【主诉】

发热 7 日,伴咳嗽、咳痰 2 日。

【简要病史】

患者女性,75 岁,7 日前无明显诱因出现发热,最高体温 39.2℃,伴畏寒、乏力,无寒战,伴食欲缺乏,无咳嗽、咳痰。就诊外院,查血常规: WBC 5.7×10^9/L, GR% 73%, LY% 15%,淋巴细胞 0.91×10^9/L; PCT <0.25ng/ml, CRP 17.8mg/L, ESR 72mm/1h;呼吸道感染病原体抗体九项(－);抗环瓜氨酸肽抗体、抗角蛋白抗体(－),类风湿因子正常; ANA 滴度 1:100(＋); ANCA(－);胸部 CT 平扫示双肺胸膜下多发炎症(未见片);诊断"间质性肺炎、肺部感染",予"莫西沙星 3 日、哌拉西林 - 他唑巴坦 3 日、奥司他韦 1 日"治疗,后仍有反复发热,体温波动于 38.6～39.2℃。

2 日前出现咳嗽,呈阵发性,咳少许白色黏液痰,咳嗽时伴胸痛,休息后可好转。后为进一步诊治来我院就诊。病后精神可,食欲差,大小便无异常。

既往:有"左膝关节半月板修复术"病史,1 个月前外院诊断"头部皮肤带状疱疹、多形红斑",否认吸烟、饮酒史。否认肝炎、结核等传染病病史,无外伤输血史,无毒物、粉尘、放射性物质接触史。家族中无遗传病病史。

【诊治经过】

1. 入院查体　体温: 37.5℃,脉搏: 91 次 /min,呼吸频率: 20 次 /min,血压: 139/64mmHg,末梢 SO$_2$(未吸氧): 93%。神志清楚,全身浅表淋巴结无肿大。颈静脉无怒张,额部可见陈旧皮疹结痂,部分脱落,双手指桡侧皮肤粗糙,形如技工手(图 19-1)。双肺呼吸音粗,双肺可闻及爆裂音。心律齐, P2=A2,各瓣膜听诊区未闻及病理性杂音,无心包摩擦音。腹平软,无压痛、反跳痛,肝脾肋下未触及, Murphy 征阴性,肝肾区无叩击痛,肠鸣音: 4 次 /min。双下肢无水肿,四肢肌力、肌张力正常对称。

2. 辅助检查

血气分析(FiO$_2$ 29%): pH 7.49, PCO$_2$ 26mmHg, PO$_2$ 69mmHg, BE －2.8mmol/L,

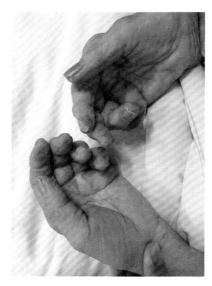

图 19-1 双手指端皮肤改变：指端皮肤粗糙，局部脱皮，形如技工手

HCO_3^- 22.7mmol/L，乳酸（Lac）1.1mmol/L，氧合指数 238mmHg。血常规：WBC 9.3×10^9/L，GR% 85.9%，LY% 9.2%，淋巴细胞 0.9×10^9/L，Hb 99g/L，PLT 444×10^9/L。尿常规、粪便常规：正常。生化检查：ALB 23g/L，ALT 17U/L，AST 61U/L，LDH 492U/L，BUN 2.6mmol/L，Cr 37μmol/L，K^+ 3.8mmol/L，Na^+ 131mmol/L。凝血功能：FIB 3.26g/L；D- 二聚体 1.26mg/L；PCT <0.25ng/ml，CRP 43.80mg/L，ESR 38mm/1h；铁蛋白 1 259.5μg/L，1 周后复查铁蛋白>1 500μg/L。TORCH 检查：风疹病毒抗体 IgG 37.99IU/ml，巨细胞病毒抗体 IgG 379.35AU/ml，单纯疱疹病毒抗体 I 型 IgG 349.92AU/ml。病毒抗体：柯萨奇病毒抗体 IgG、腺病毒抗体 IgG 定性（+）。TnI 0.01ng/ml；BNP 1 168pg/ml。

肿瘤标志物：CEA 8.37ng/ml，NSE 34.02ng/ml，CYFRA21-1 13.79ng/ml。糖化血红蛋白（HbA1c）6.5%。T 淋巴细胞亚群绝对计数：CD4$^+$ 细胞计数 306/μl，CD8$^+$ 细胞计数 40/μl，CD4/CD8 8.0。体液免疫：IgG 12.70g/L，IgA 4.47g/L（↑），IgM 1.12g/L，补体 C3 0.656g/L（↓），补体 C4 0.21g/L；结核感染 T 细胞干扰素释放试验（-）。真菌 D- 葡聚糖、曲霉抗原检测：正常。特发性肌炎酶谱：抗 MDA5 抗体 IgG（++）、抗 OJ 抗体 IgG（++），余阴性。

胸部 CT（图 19-2）：双肺多发磨玻璃影、网格影，边缘较模糊，小叶间隔增厚，双侧胸腔少许积液征。

心脏彩超：右房稍扩大，三尖瓣反流（+++），肺动脉增宽，估测肺动脉收缩压增高（约60mmHg），主动脉瓣稍增厚伴反流（+ ~ ++），左室舒张功能降低，射血分数：67%。

双下肢深静脉彩超：左侧小腿局部肌间静脉小血栓形成。

3. 诊疗过程 初步诊断：间质性肺炎、双侧肺炎、I 型呼吸衰竭。

予高流量鼻导管吸氧、无创呼吸机辅助呼吸，先后厄他培南 3 日、亚胺培南 - 西司他汀10 日，并联合利奈唑胺 4 日、更昔洛韦 4 日，甲泼尼龙 40mg/d 4 日，人免疫球蛋白 20g/d 4 日，以及补充人血白蛋白、抗凝、祛痰、镇咳、肠内肠外营养支持等治疗，患者仍发热，体温波动于 38 ~ 39.5℃，呼吸急促，动态监测血气分析提示氧合指数波动于 70 ~ 100mmHg。

入院后第 7 日复查床边胸部 X 线片提示双肺弥漫性病变，较前明显进展（图 19-3A），北京协和医院远程会诊，考虑"无肌病性皮肌炎可能性大，建议完善肌炎抗体谱；治疗上

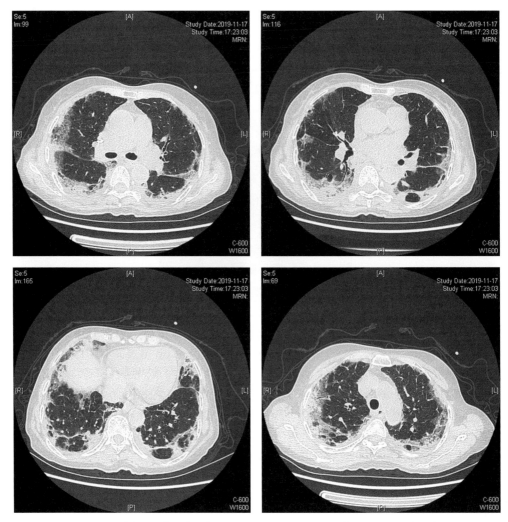

图 19-2　胸部 CT（入院后）：双肺胸膜下磨玻璃影、网格影，部分融合征象

停用利奈唑胺、更昔洛韦、人免疫球蛋白，加大甲泼尼龙剂量 80mg，2 次 /d，并加用环磷酰胺 400mg/d。入院后第 8 日患者氧合指数进一步下降，予气管插管机械通气辅助呼吸及床边支气管镜检查，送检 BALF 做宏基因组二代测序技术（metagenomics next-generation sequencing, mNGS）检测。支气管镜下见双侧主支气管及各叶段支气管腔内少许黏稠分泌物，黏膜未见明显充血、水肿。送检支气管分泌物、BALF 涂片均未检出细菌、真菌及抗酸杆菌，培养均阴性。BALF 的 mNGS 检测报告：鹦鹉热衣原体序列数 44，近平滑念珠菌序列数 255，白念珠菌序列数 209，未检出病毒。插管后第 3 日复查床边胸部 X 线片（图 19-3）提示双肺弥漫性病变较前无改善。

【最后诊断】

无肌病性皮肌炎（抗 MDA5 抗体阳性，抗 OJ 抗体阳性）；快速进展性间质性肺疾病；Ⅰ型呼吸衰竭。

【治疗及转归】

患者经特发性肌炎酶谱证实抗 MDA5 抗体阳性和抗 OJ 抗体阳性，结合临床表现、胸部

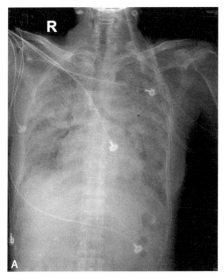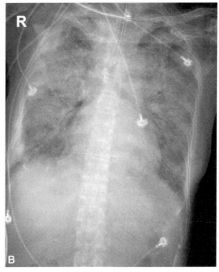

图 19-3　双肺融合阴影进展，与其他原因引起的急性呼吸窘迫综合征表现相似

A. 插管前；B. 插管后第 3 日。

CT 明确为"无肌病性皮肌炎、快速进展性间质性肺疾病"，经激素、免疫抑制剂及机械通气呼吸支持等治疗，患者呼吸衰竭仍无法纠正，病情进展迅速，最终患者家属放弃治疗自动出院后死亡。

【评述】

1. 概述　皮肌炎（dermatomyositis，DM）是一种以皮疹、肌无力、肌痛为主要表现的自身免疫性、特发性炎性疾病。DM 包括传统型皮肌炎（classical amyopathic dermatomyositis，CDM）和无肌病性皮肌炎（amyopathic dermatomyositis，ADM），后者是指一组仅有皮肤表现或以皮肤表现为主，不伴有近端肌无力和血肌酶谱升高的 DM。DM 临床特征具有异质性，除不同程度的皮损、四肢近端肌无力和血肌酶谱升高外，肺部是最常见的受累脏器。20%~78% 的 DM 患者合并肺部受累，多见于女性，出现症状平均年龄为 50 岁，可先于肌肉和皮肤表现。

2. 临床特征、影像学及病理学表现　间质性肺疾病（interstitial lung disease，ILD）是以弥漫性肺实质、肺泡炎症和间质纤维化为基本病理表现，以活动性呼吸困难、影像学提示弥漫性浸润阴影、限制性通气功能障碍、弥散功能降低和低氧血症为临床表现的不同种类疾病群构成的临床 - 病理实体的总称。ILD 是 DM 常见的肺部表现，也是 DM 主要的并发症和死亡原因，其中又以快速进展性 ILD（RP-ILD）最为凶险，预后极差。DM 相关 ILD 的病理表现有非特异性间质性肺炎（NSIP）、普通型间质性肺炎（usual interstitial pneumonia，UIP）、机化性肺炎（OP）及弥漫性肺泡损伤（diffuse alveolar damage，DAD）等，其中以 NSIP 最为多见；而除 OP 外，其他病理类型的 ILD 均较易恶化，并发生死亡。DM 相关 ILD 临床表现差异很大，多数以亚急性起病，部分患者亦可急性起病，前者主要表现为进行性气促，伴或不伴咳嗽，常有发绀和低氧血症等；后者多在数日或数周内出现急性咳嗽、发热、呼吸困难，伴或不伴肌肉、皮肤或其他系统表现，而肺部影像学表现多与病理类型密切相关。

近年来发现抗 MDA5 抗体是 DM 患者的一种特异性生物标志物，其敏感性为 18%，特异性高达 100%，在 ADM 患者中抗 MDA5 抗体阳性率高达 50%~73%。研究显示抗 MDA5

抗体不仅在 DM 患者的诊断中有极其重要的意义,而且与 ADM 和 RP-ILD 紧密相关。Abe 等对 105 例 PM/DM 患者的回顾性分析发现,抗 MDA5 抗体阳性组的 ADM 发生率明显高于抗体阴性组,此外,抗 MDA5 抗体阳性 PM/DM 患者中 ILD 和 RP-ILD 的发生率显著高于抗体阴性患者。Li 等对 1 500 例 DM 的荟萃分析显示,抗 MDA5 抗体阳性患者常有 Gottron 征、技工手、向阳疹、颈前 V 字征、RP-ILD、纵隔气肿等,其中 RP-ILD 与抗 MDA5 抗体关系最为密切。RP-ILD 是 DM 预后最差的并发症,病死率高达 45% ~ 60%,其临床特点是 1 个月内出现进行性呼吸困难、顽固性低氧血症及肺部影像学间质性改变的加重。Motegi 等对 75 例抗 MDA5 抗体阳性 DM 的回顾性研究,结果显示抗 MDA5 抗体阳性 DM 患者中 57.1% 可出现 RP-ILD,且常伴有血清铁蛋白水平明显升高,PaO_2 明显降低。同样,Gono 等对 24 例 DM 患者进行临床特征分析,发现抗 MDA5 抗体阳性 DM 相关 ILD 者血清铁蛋白水平明显高于该抗体阴性者,且铁蛋白水平与疾病严重度呈正相关,其中当血清铁蛋白 > 1 600ng/ml 时,DM 患者 10 个月生存率仅约 20%。这些结果提示高血清铁蛋白水平可能与抗 MDA5 抗体的存在有关,特别是合并 RP-ILD 者。在病程中,随着患者肺部影像的进展,动态监测血清铁蛋白水平呈进行性升高,提示疾病预后差。

抗 Jo 抗体是抗合成酶抗体综合征(anti-synthetase syndrome, ASS)相关抗体之一,ASS 临床表现为发热、技工手、雷诺现象、关节炎及 ILD。ILD 出现在 60% 以上的 ASS 患者;与 DM/PM 患者相比,ASS 患者 ILD 患病率更高,且与所有 ASS 抗体均相关,其 HRCT 影像学特征以网格影和磨玻璃影最为常见,其次为实变、心包积液及牵拉性支气管扩张,而蜂窝征的发生率低。Hamaguchi 等发现,抗 OJ-ASS 临床亚型的肌炎相关表现不明显,常仅表现为 ILD。Sasano 等研究发现,抗 OJ-ASS-ILD 的肺脏病理以 NSIP 型为主,少部分表现为未确定型,在胸部 CT 上,以双中下肺分布为主的磨玻璃影、细网格影、实变影为主要表现。

3. 治疗和预后 目前 DM 患者无统一治疗方案,糖皮质激素、免疫抑制剂为基本治疗药物,但对于药物的使用剂量和疗程尚未达成共识。对合并 RP-ILD 的患者,可使用糖皮质激素冲击疗法,并可联合环磷酰胺或环孢素 A,同时可给予人免疫球蛋白治疗。当 RP-ILD 患者对两种药物联合治疗效果不佳时,甚至推荐以上 3 种药物联用。除此之外,据文献报道,应用利妥昔单抗类的新型生物制剂联合吗替麦考酚酯可以取得良好效果,但多为个案报道。血清抗 MDA5 抗体阳性 DM 患者多数对免疫抑制剂耐药,缺乏有效的治疗药物及方案,预后极差。

本例患者既往无特殊病史,此次急性起病,且在数日内出现顽固性低氧血症,严重呼吸衰竭,肺部影像迅速进展,对激素、环磷酰胺治疗不敏感,最终导致病情不可逆转。

(李兰凤　岳文香　陈愉生)

参考文献

1. 王凯歌,杜鑫淼,程德云.抗黑色素瘤分化相关基因 -5(MDA5)抗体与抗 MDA5 抗体阳性皮肌炎 [J].中华内科杂志,2018,57(12):938-941.

2. SATO S, HIRAKATA M, KUWANA M, et al. Autoantibodies to a 140-kd polypeptide, CADM-140, in Japanese patients with clinically amyopathic dermatomyositis[J]. Arthritis Rheum, 2005,52(5):1571-1576.

3. ABE Y, MATSUSHITA M, TADA K, et al. Clinical characteristics and change in the antibody titres of patients with anti-MDA5 antibody-positive inflammatory myositis[J]. Rheumatology(Oxford), 2017,56(9):1492-1497.

4. LI J, LIU Y, LI Y, et al. Associations between anti-melanoma differentiation-associated gene 5 antibody and

demographics, clinical characteristic and laboratory results of patients with dermatomyositis: a systematic meta-analysis[J]. J Dermatol, 2018,45（1）:46-52.

5. SATO S, HOSHINO K, SATOH T, et al. RNA helicase encoded by melanoma differentiation-associated gene 5 is a major autoantigen in patients with clinically amyopathic dermatomyositis: association with rapidly progressive interstitial lung disease[J]. Arthritis Rheum, 2009,60（7）:2193-2200.

6. MOTEGI S I, SEKIGUCHI A, TOKI S, et al. Clinical features and poor prognostic factors of anti-melanoma differentiation-associated gene 5 antibody-positive dermatomyositis with rapid progressive interstitial lung disease[J]. Eur J Dermatol, 2019,29（5）:511-517.

7. GONO T, SATO S, KAWAGUCHI Y, et al. Anti-MDA5 antibody, ferritin and IL-18 are useful for the evaluation of response to treatment in interstitial lung disease with anti-MDA5 antibody-positive dermatomyositis[J]. Rheumatology（Oxford）, 2012,51（9）:1563-1570.

8. HAMAGUCHI Y, FUJIMOTO M, MATSUSHITA T, et al. Common and distinct clinical features in adult patients with anti-aminoacyl-tRNA synthetase antibodies: heterogeneity within the syndrome[J]. PLoS One, 2013,8（4）:e60442.

9. WASEDA Y, JOHKOH T, EGASHIRA R, et al. Antisynthetase syndrome: pulmonary computed tomography findings of adult patients with antibodies to aminoacyl-tRNA synthetases[J]. Eur J Radiol, 2016, 85（8）:1421-1426.

10. 赵娜，刘颖，孙小凤，等 . 不同抗氨酰 tRNA 合成酶抗体阳性的抗合成酶综合征 60 例临床和影像学相关特征分析 [J]. 中华风湿病学杂志，2019,23（5）:320-325.

11. SASANO H, HAGIWARA E, KITAMURA H, et al. Long-term clinical course of anti-glycyl tRNA synthetase（anti-EJ）antibody-related interstitial lung disease pathologically proven by surgical lung biopsy[J]. BMC Pulm Med, 2016,16（1）:168.

12. HISANAGA J, KOTANI T, FUJIKI Y, et, al. Successful multi-target therapy including rituximab and mycophenolate mofetil in anti-melanoma differentiation-associated gene 5 antibody-positive rapidly progressive interstitial lung disease with clinically amyopathic dermatomyositis[J]. Int J Rheum Dis, 2017,20（12）: 2182-2185.

病例 20　肌炎相关性肺疾病（抗 Jo-1 抗体阳性）—— 抗 Jo-1 抗体阳性的抗合成酶抗体综合征肺受累

【主诉】

气促伴咳嗽、咳痰 2 个月。

【简要病史】

患者女性，53 岁，2 个月前于劳累后出现气促，登 1 层楼即出现，平静与人交谈时亦时有气促发作，休息数分钟后即可缓解，夜间可平卧，伴咳嗽、咳黄色黏痰，时有畏冷，自测体温正常，当地诊所予中药治疗，症状逐渐加重。

2 周前就诊于我院风湿科，查胸部 CT（图 20-1）：双肺散在多发炎症伴部分实变，部分为间质性肺炎，考虑肺部感染，予莫西沙星抗感染、洛索洛芬钠抗炎及羟氯喹调节免疫等治疗后，仍有气促。

2 日前出现发热，最高体温 38.4℃，复查胸部 CT（图 20-2）：双肺散在多发炎症伴部分实变，部分为间质性肺炎，较前增多。血气分析（FiO_2 45%）：pH 7.425，PCO_2 33.4mmHg，PO_2 66.3mmHg，乳酸 1.9mmol/L，氧合指数 143.3mmHg。考虑病情较前加重，为进一步诊治，拟"双肺阴影性质待查"于 2019 年 10 月 12 日收住我科。发病以来，精神、食欲尚可，睡眠不佳，大小便正常，体重无变化。

既往：10 年前诊断类风湿关节炎，长期口服甲氨蝶呤及来氟米特，2018 年 8 月 28 日—2019 年 9 月规律予阿达木单抗 40mg 皮下注射 2 次 / 周。2018 年因声音嘶哑于我院行双侧声带息肉切除术后声音嘶哑好转。2019 年 6 月因口干查腮腺造影提示聚集、分泌、排泄功能受损，考虑继发性干燥综合征。3 个月前因双下肢皮肤瘙痒，无皮疹、肌无力、肌痛，就诊于当地诊所治疗后好转。2 日前左下肢皮肤烫伤，未诊治。

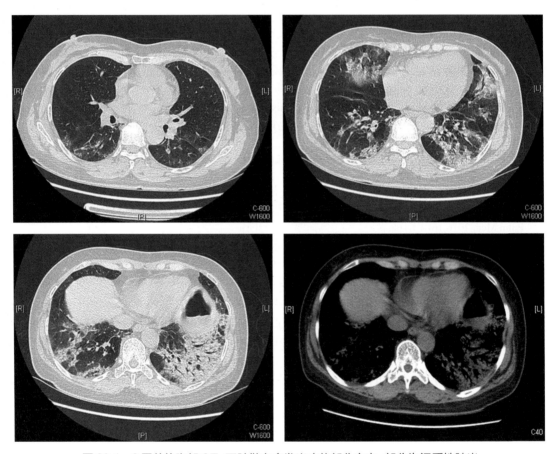

图 20-1　2 周前的胸部 CT：双肺散在多发炎症伴部分实变，部分为间质性肺炎

【诊治经过】

1. 入院查体　体温：37.4℃，脉搏：113 次 /min，呼吸频率：22 次 /min，血压：119/72mmHg，SpO_2（FiO_2 30%）93%。神志清楚，全身未见皮疹。浅表淋巴结无肿大。右肺呼吸音稍低，双下肺可闻及明显爆裂音。心率：113 次 /min，律齐，A2 ＞ P2，各瓣膜听诊区未闻及明显病理性杂音。双手手指皮肤稍肿胀，无发红、皮温升高、活动受限、压痛。左下肢膝部可见一处 2cm×1.5cm 椭圆形水疱，余见散在结痂。关节无红肿、变形，四肢肌力正常。

2. 辅助检查

血常规：WBC $11.4×10^9$/L，GR% 75.3%，LY% 13.9%。生化检查：ALB 23g/L，LDH 288U/L，CK 650U/L，余正常。凝血功能：FIB 4.38g/L，抗凝血酶Ⅲ 58.5%；D- 二聚体 1.40mg/L。ESR 51mm/1h，CRP 23.00mg/L，PCT 正常；IgE 288.0IU/ml。TnI、BNP、粪

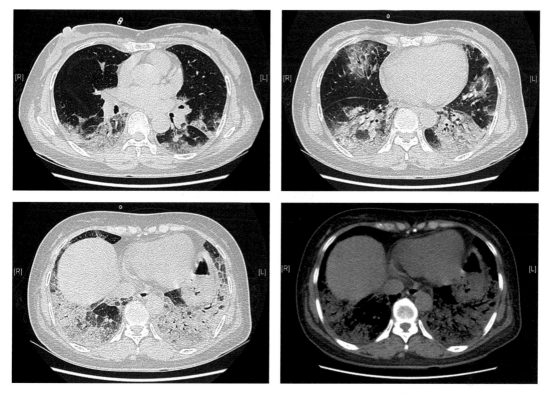

图 20-2　2 日前的胸部 CT：双肺病灶较前增多

便常规 + 潜血：正常。尿常规：WBC（++），尿隐血（-）。呼吸道病原体抗体、巨细胞病毒抗体 IgM、单纯疱疹病毒抗体 IgM 正常。GM 试验、真菌 D- 葡聚糖检测、结核感染相关感染素释放试验：（-）。T 淋巴细胞亚群：CD4 29%，CD4$^+$ 细胞计数 367/μl，CD4/CD8 1.61，CD19 26%，CD45$^+$ 细胞计数 1 402/μl。体液免疫：IgM 2.69g/L，补体 C3 0.809g/L，补体 C4 0.081g/L，余项未见异常。类风湿因子 110.0IU/ml。抗环瓜氨酸肽抗体 203.7RU/ml。自身抗体：ANA 1 : 320（+），颗粒型（+），抗 SSA 抗体（+），抗 Ro-52 抗体（+），抗 Jo-1 抗体（+）。痰细菌、真菌培养、血培养：（-）。

床边心电图：窦性心动过速，肢体导联低电压，左胸导联低电压。

心脏超声：主动脉瓣增厚伴反流（+）；肺动脉压升高（轻度），估测约 40mmHg；左室舒张功能减退，射血分数：66%。肺动脉计算机体层血管成像（CTA）：肺动脉未见血栓征象。

3. 诊疗过程　入院后予经鼻高流量加温加湿给氧、莫西沙星抗感染、羟氯喹调节免疫、洛索洛芬钠抗炎退热等治疗后仍发热，最高体温 38.8℃，咳嗽、咳痰、气促未见改善。后特发性炎性肌病谱示：抗 Mi-2 抗体 IgG（+）、抗 Jo-1 抗体 IgG（+++）、抗 Ro-52 抗体 IgG（+++）、涎液化糖链抗原 KL-6 1 038U/ml（正常值＜500U/ml）。入院后第 3 日床边电子支气管镜检查见支气管黏膜充血，可见少量白色稀薄样分泌物。BALF 细胞学检查：中性分叶核粒细胞比例 20%，LY% 15%，EOS% 43%，巨噬细胞比例 22%，未查见恶性细胞。BALF 细菌 + 真菌培养及结核分枝杆菌涂片检查：（-）。BALF 及血清新型隐球菌荚膜多糖定量：（-）。BALF 病原微生物 DNA 高通量基因检测：普雷沃菌属、弯曲菌属、纤毛菌属，未检出真菌、病毒、寄生虫、结核分枝杆菌复合群、支原体、衣原体、立克次体。左下叶后基底段肺组织活检病理(图20-3):间质炎症细胞浸润,肺泡上皮轻度增生,肺泡间隔成纤维细胞、肌成纤维细胞增生,肺泡腔内见泡沫样组织细胞聚集和含铁血黄色细胞。

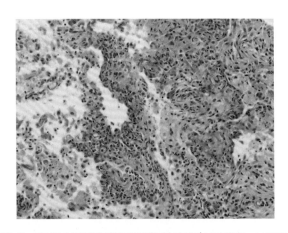

图20-3 左下叶后基底段肺组织活检病理(HE染色,×200倍)

间质炎症细胞浸润,肺泡上皮轻度增生,肺泡间隔成纤维细胞、肌成纤维细胞增生,肺泡腔内见泡沫样组织细胞聚集。

【最后诊断】

抗合成酶抗体综合征(抗Jo-1抗体阳性);继发性机化性肺炎;类风湿关节炎;继发性干燥综合征。

【治疗及转归】

根据特发性炎性肌病谱检查结果,并结合其临床病史、支气管镜病理和胸部CT表现,明确诊断"抗合成酶抗体综合征[抗Jo-1抗体(+)]、继发性机化性肺炎、类风湿关节炎、继发性干燥综合征",予甲泼尼龙80mg,2次/d(其间冲击抗炎两次:240mg、320mg)及环磷酰胺治疗4周后,患者未再发热,气促、咳痰好转,复查胸部CT(图20-4):病灶逐渐吸收,治疗3个月后肺部病灶基本吸收(图20-5)。

【评述】

1. 概述 抗合成酶抗体综合征(ASS)是一种少见的自身免疫性疾病,其特征是ILD、炎性肌病(inflammatory myopathy,IM)、发热、雷诺现象、技工手和多发关节炎,以及一系列

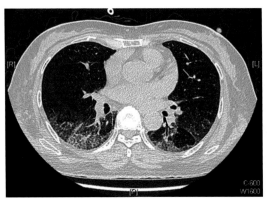
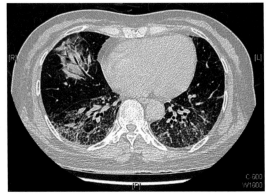

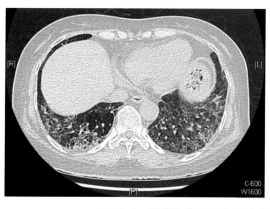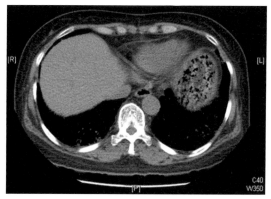

图 20-4　激素治疗 4 周的胸部 CT：肺部渗出性病灶较前减少、吸收

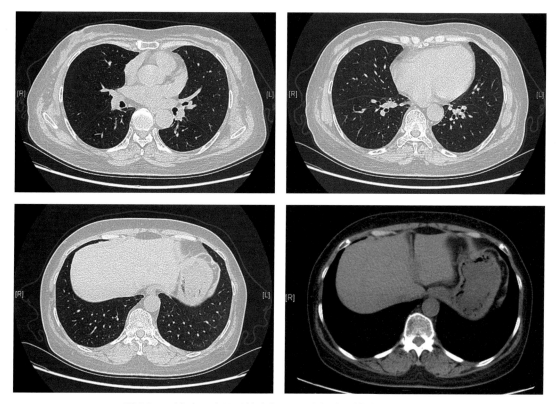

图 20-5　治疗 3 个月后的胸部 CT：肺部渗出性病灶基本吸收

针对 tRNA 合成酶的抗体阳性，包括抗 Jo-1、抗 PL-7、抗 PL-12、抗 OJ、抗 EJ、抗 KS、抗 Ha、抗 Zo 抗体，其中以抗 Jo-1 抗体最常见。ASS 主要发生于成年人，以女性多见，平均年龄为 40～55 岁，临床表现高度可变，各种症状可单独存在，也可两种及两种以上症状合并存在。与皮肌炎和多发性肌炎相比，ASS 患者 ILD 的患病率和严重程度较高，IM 的表现反而并不明显。对比抗 PL-7 抗体和 PL-12 抗体阳性患者，抗 Jo-1 抗体阳性患者 ILD 更常见。研究发现，抗 Jo-1 抗体综合征可在无肌炎的情况下首发为 ILD。肺间质受累可见于大约 86% 抗 Jo-1 抗体阳性的患者，且与死亡率密切相关。另 5%～8% 的 ASS 患者可以出现与其他结缔组织病重叠，包括类风湿关节炎、红斑狼疮、硬皮病和干燥综合征。

2. 临床特征、影像学及病理学表现　本例患者前期以关节炎首发，结合类风湿因子、抗环瓜氨酸肽抗体阳性等指标，诊断为类风湿关节炎，多年后渐出现口干，检查提示干燥综合征，无肌无力、肌痛，肌酶升高不显著，渐出现气促症状，总体起病过程不典型，临床上容易出现误诊和漏诊。因肌炎在 ASS 中通常不明显或没有，在诊断 ASS 过程中不推荐进行肌肉活检，肺活检更有助于早期诊断。

研究显示 ASS 相关肺受累的临床和影像学特征可以类似于不典型的肺炎改变，可发生在本病发展的任何时期，甚至早于 IM 之前，亦可与 IM 同时出现或发生在 IM 之后，肺间质病变甚至可以是唯一的临床表现。肺间质损害的 CT 影像改变主要有磨玻璃影、网格状改变、牵拉性支气管扩张及肺实变。其中磨玻璃影和网格状改变最常见，多出现在下肺及外周。病变的表现形式主要有非特异性间质性肺炎（NSIP）和机化性肺炎（OP）两种，可以单独出现亦可合并出现。有研究显示 CT 特点表现为 NSIP 的占 45%，NSIP-OP 为 24%，而 OP 为 21%。另外 Yosem 等人在 20 例抗 Jo-1 抗体阳性的患者中发现 50% 有弥漫性肺泡损伤，35% 可见普通型间质性肺炎（UIP）。在 8 例抗 PL-7 抗体阳性的患者中，有一半患者的肺活检显示有 UIP。这些研究表明，与其他特发性炎性肌病（idiopathic inflammatory myopathy，IIM）相比，ASS 患者的 ILD 可能更严重、纤维化更严重且难以治疗。

3. 治疗和预后　糖皮质激素是治疗 ASS 的一线药物，但当单独使用糖皮质激素治疗 ASS 时，随着激素减量，常会出现肺部症状复发。对于已出现的继发性肺部病变，常需要加用免疫抑制剂治疗。常用的免疫抑制剂包括硫唑嘌呤、吗替麦考酚酯、他克莫司、利妥昔单抗和环磷酰胺等，但对于具体应选择哪一种药物并没有达成共识，临床中根据患者对药物的反应性、耐受性、药物副作用而选用不同的免疫抑制剂，就现有的证据而言，免疫抑制剂的效果尚不肯定。难治病例可使用甲泼尼龙冲击疗法及环磷酰胺。环磷酰胺是一种通过烷化 DNA 以达到抑制细胞增殖的细胞毒性药物，通常用于治疗严重的 IIM-ILD，特别是急性呼吸窘迫综合征。该患者使用了大剂量激素后临床和氧合疗效不佳，后加用环磷酰胺治疗后逐渐改善，提示免疫抑制剂在此类患者中起到一定疗效。当肌肉和 / 或肺病症状稳定时，通常可逐渐减少糖皮质激素的用量，避免长期使用激素引起副作用，但目前还没有证据可以指导 ASS 患者免疫抑制治疗的时间、药物减量的方案，以及临床症状稳定后的停药。

预后方面，来自匹兹堡大学一项针对 202 例 ASS 合并 ILD 患者进行的回顾性分析显示：对抗合成酶抗体阳性的患者进行 24 年的观察发现，抗 Jo-1 抗体阳性患者的 5 年和 10 年累计生存率分别为 90%、70%，非 Jo-1 患者的 5 年和 10 年累计生存率为 75%、49%。最常见的死亡原因是肺纤维化和肺动脉高压。同样，在 2015 年 Jorge 等研究者针对 45 例 ASS 合并 ILD 患者进行生存分析显示，14% 的患者在 5 年内死亡，生存率较高的仍然是抗 Jo-1 抗体阳性患者。根据目前报道研究，ASS 患者预后总体取决于患者年龄、确诊时病程和 ILD 的严重程度，当 ASS-ILD 肺部病变快速进展时，常为死亡的主要原因，需要多种方式的综合性治疗，当疾病进展或对治疗反应较差时，医生应该考虑早期进行肺移植。

（余小丽　岳文香　陈愉生）

参考文献

1. WASEDA Y, JOHKOH T, EGASHIRA R, et al. Antisynthetase syndrome: pulmonary computed tomography findings of adult patients with antibodies to aminoacyl-tRNA synthetases [J]. Eur J Radiol, 2016,85（8）:1421-1426.
2. 邱凌霄，苏彦萍，王真真，等 .13 例抗 Jo-1 抗体综合征患者临床特征分析 [J]. 河南医学研究，2018,27

（8）:1375-1379.

3. MARIE I, JOSSE S, HATRON P Y, et al. Interstitial lung disease in anti-Jo-1 patients with antisynthetase syndrome[J]. Arthritis Care Res（Hoboken）, 2013,65（5）:800-808.

4. KATZAP E, BARILLA-LABARCA M L, MARDER G. Antisynthetase syndrome[J]. Curr Rheumatol Rep, 2011,13（3）:175-181.

5. DEBRAY M P, BORIE R, REVEL M P, et al. Interstitial lung disease in anti-synthetase syndrome: initial and follow-up CT findings[J]. Eur J Radiol, 2015,84（3）:516-523.

6. ZAMORA A C, HOSKOTE S S, ABASCAL-BOLADO B, et al. Clinical features and outcomes of interstitial lung disease in anti-Jo-1 positive antisynthetase syndrome[J]. Respir Med, 2016,118: 39-45.

7. YOUSEM S A, GIBSON K, KAMINSKI N, et al. The pulmonary histopathologic manifestations of the anti-Jo-1 tRNA synthetase syndrome[J]. Mod Pathol, 2010, 23（6）:874-880.

8. YOUSEM S A, SCHNEIDER F, BI D, et al. The pulmonary histopathologic manifestations of the anti-PL7/antithreonyl transfer RNA synthetase syndrome[J]. Hum Pathol, 2014,45（6）:1199-1204.

9. ROJAS-SERRANO J, HERRERA-BRINGAS D, MEJÍA M, et al. Prognostic factors in a cohort of antisynthetase syndrome（ASS）: serologic profile is associated with mortality in patients with interstitial lung disease（ILD）[J]. Clin Rheumatol, 2015,34（9）:1563-1569.

10. AGGARWAL R, CASSIDY E, FERTIG N, et al. Patients with non-Jo-1 anti-tRNA-synthetase autoantibodies have worse survival than Jo-1 positive patients.[J]. Ann Rheum Dis, 2014,73（1）:227-232.

病例 21　肌炎相关性肺疾病（抗 PL-12 抗体阳性）——抗 PL-12 抗体阳性的抗合成酶抗体综合征肺受累

【主诉】

咳嗽、咳痰 20 日,发热 3 日。

【简要病史】

患者男性,75 岁,20 日前无诱因出现咳嗽,咳少许黄脓痰,易咳出,3 日前出现午后发热,体温最高 38.5℃,登 1 层楼后感气促,仍咳嗽、咳少量黄脓痰,尚可咳出,偶有痰中带血丝,伴全身乏力。无畏寒、寒战、盗汗,无咽痛、流涕、鼻塞,无皮疹、关节肿痛、肌肉酸痛,无雷诺现象,无腹痛、腹泻,无尿频、尿急、尿痛。服用退热药物体温可降至正常,自行服用阿莫西林、头孢克洛,咳嗽、咳痰未见好转,仍反复发热,体温波动于 37.1～38.5℃,仍气促。为进一步诊治于 2018 年 8 月 23 日就诊于我院,门诊拟 "肺部感染" 收住入院。病后精神、睡眠一般,食欲差,大小便正常,体重下降约 5kg。

既往:降结肠癌术后 6 年、颈椎椎管狭窄术后。吸烟 30 年,1 包 /d,已戒烟 10 年。偶有少量饮酒。无毒物、粉尘、放射性物质接触史。家族中无遗传病病史。

【诊治经过】

1. 入院查体　体温:38.5℃,脉搏:109 次 /min,呼吸频率:24 次 /min,血压:118/67mmHg,SpO_2（FiO_2 29%）:90%。神志清楚,查体合作。全身皮肤未见皮疹。全身浅表淋巴结无肿大。颈后见一长约 10cm 纵行陈旧性手术瘢痕。双肺呼吸音粗,双肺可闻及散在湿啰音,未闻及干啰音。心率:109 次 /min,律齐,P2 ＜A2,各瓣膜听诊区未闻及病理性杂音。左下腹见一长约 15cm 纵行陈旧性手术瘢痕，愈合可。腹平软，无压痛、反跳痛，腹部无包块。肠鸣音：4 次 /min。四肢关节未见红肿、畸形、变形，双下肢无水肿。病理征（–）。

2. 辅助检查

血常规：WBC 7.4×10⁹/L，GR% 85.3%，LY% 9.7%，Hb 114g/L，PLT 286×10⁹/L。PCT 0.09ng/ml；ESR 137mm/1h；CRP 173mg/L；碱性磷酸酶积分 88 分。肝肾功能及电解质：ALB 31g/L，BUN 7.1mmol/L，Cr 132μmol/L；TnI、BNP 正常。凝血功能：PT 13.9 秒，INR 1.22，FIB 8.52g/L；D- 二聚体 0.49mg/L。血气分析（FiO_2 31%）：pH 7.49，PCO_2 32mmHg，PO_2 75mmHg，氧合指数 242mmHg，HCO_3^- 24.4mmol/L，BE 1.5mmol/L，Lac 1.2mmol/L。乙肝五项、丙肝病毒抗体、HIV 抗体、梅毒检测：未见异常。铁蛋白正常。呼吸道感染病原体（副流感病毒、甲型流感病毒、乙型流感病毒、呼吸道合胞病毒、腺病毒、肺炎衣原体、肺炎支原体、嗜肺军团菌血清 1 型、Q 热立克次体）IgM：（–）。TORCH 检查：（–）。人巨细胞病毒 DNA、EB 病毒 DNA：（–）。痰培养未检出致病菌。痰涂片未检出抗酸杆菌。

肿瘤标志物：CYFRA21-1 19.78ng/ml（正常值<3.3ng/ml）；鳞状细胞癌相关抗原 1.2ng/ml；余 CA19-9、NSE、促胃液素释放肽前体、CEA、甲胎蛋白、前列腺特异性抗原正常。自身免疫全套：ANA 1∶320（+），胞质颗粒型（+），余均阴性。类风湿因子、ANCA、抗肾小球基膜抗体、抗磷脂抗体：（–）。体液免疫：IgG、IgA、IgM、补体 C3 及 C4 正常。T 淋巴细胞亚群、NK、CD19：正常。尿常规、粪便常规：正常。

床边心电图：窦性心律，T 波略低平（Ⅰ、aVL）。

心脏彩超：主动脉瓣回声增强伴反流（+~++）；估测肺动脉收缩压 48mmHg；左室舒张功能降低。

胸部 CT（图 21-1）：双肺散在多发斑片状、条索状及网格状密度增高影；双侧部分支气管稍扩张；双侧肺气肿伴肺大疱征。

入院诊断考虑"双侧肺炎"，予奥司他韦 150mg 口服 2 次 /d、莫西沙星 400mg 静脉滴注 1 次 /d 治疗，但患者气促进行性加重，仍发热，双肺逐渐出现爆裂音，复查血气分析：氧合指数 136mmHg。入院第 4 日复查胸部 CT（图 21-2）：双肺多发间质性炎症且较前对比病变范围有所增大。治疗方案改为莫西沙星 400mg 静脉滴注 1 次 /d、美罗培南 1g 静脉滴注 3 次 /d 抗感染，奥司他韦 150mg 口服 2 次 /d 联合更昔洛韦 250mg 口服 2 次 /d 抗病毒，人免疫球蛋白提高抵抗力，甲泼尼龙 40mg 口服 2 次 /d 抗炎。经鼻高流量加温加湿吸氧（FiO_2 50%）、

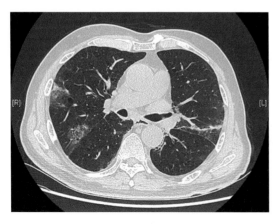
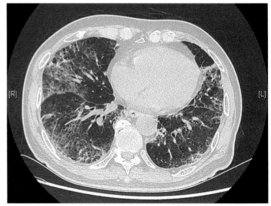

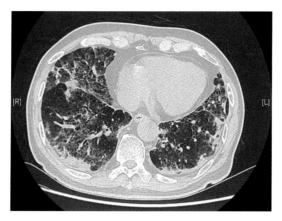

图 21-1 入院当日胸部 CT

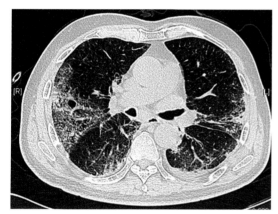

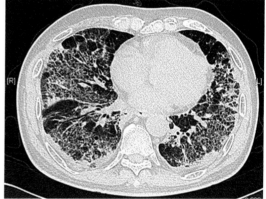

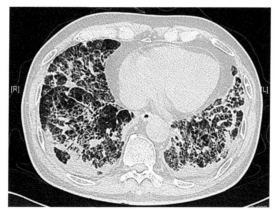

图 21-2 第 1 次复查的胸部 CT（入院第 4 日）

双肺广泛多发斑片状、条索状及网格状密度增高影,部分边缘模糊,以双肺下叶及胸膜下为著,部分支气管稍扩张,较前对比病变范围有所增大。

入院第 7 日复查胸部 CT（图 21-3）提示双肺病变以间质性改变为主,部分病灶较前吸收,部分较前增加。

3. 诊疗过程 为进一步明确患者的诊断,入院第 7 日行床边支气管镜检查:气管及双侧支气管腔内见中量黏稠分泌物,双侧支气管黏膜充血、稍肿胀。右下叶外后基底段灌洗,BALF 结核涂片、培养（－）; BALF 曲霉抗原检测及真菌培养（－）; BALF 细胞学分类:

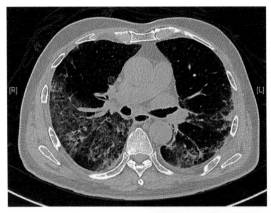
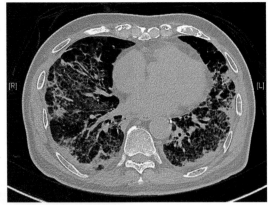
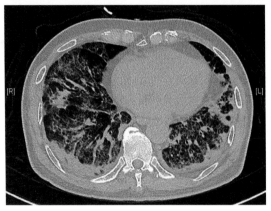

图21-3 第2次复查的胸部CT（入院第7日）

双肺散在多发斑片状、条索状密度增高影，边缘较清，部分呈网格样及磨玻璃样改变，双下肺为著；双侧少量胸腔积液。

GR% 96%，巨噬细胞比例4%；BALF细菌培养：铜绿假单胞菌（+），肺炎克雷伯菌（+）。

患者为老年男性，急性起病，炎症指标升高，BALF细胞学分类以中性粒细胞为主，且BALF培养出铜绿假单胞菌和肺炎克雷伯菌，但培养的细菌菌落数少，在抗感染治疗后病情无好转，且双肺出现爆裂音，胸部CT提示间质样改变。因此，需考虑非感染性疾病。肌炎抗体谱：抗PL-12抗体IgG（+++），抗Ro-52抗体IgG（+++），排除其他原因继发的间质性肺炎，考虑抗合成酶抗体综合征、继发性间质性肺炎，予甲泼尼龙320mg/d抗炎、环磷酰胺400mg/d抑制免疫。

【最后诊断】

抗合成酶抗体综合征（抗PL-12抗体阳性）；继发性间质性肺炎；双侧支气管扩张症；降结肠癌术后；颈椎椎管狭窄术后。

【治疗及转归】

患者经肌炎抗体谱检查阳性并结合病史、胸部CT表现，确诊"抗合成酶抗体综合征（抗PL-12抗体阳性）、继发性间质性肺炎"，经上述治疗后，患者咳嗽、气短显著减轻，未再发热。听诊双肺爆裂音减少。复查血气分析（FiO_2 35%）：pH 7.46，PCO_2 36mmHg，

PO$_2$ 116mmHg,氧合指数 331mmHg。入院 1 个月后胸部 CT(图 21-4):双肺多发炎症,大部分呈间质性改变,部分较前吸收。

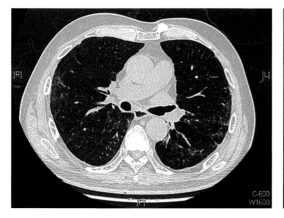
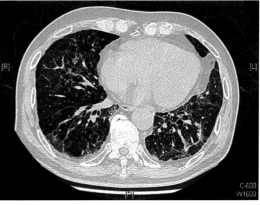
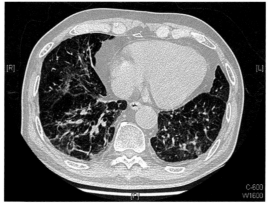

图 21-4　胸部 CT(入院 1 个月后)

双肺病灶部分较前吸收,双侧少量胸腔积液。

【评述】

1. 概述　抗合成酶抗体综合征(ASS)是一种临床上少见的自身免疫性疾病,最早于 1990 年由 Marguerie 在文献中报道,目前人们已知的抗氨基酰 tRNA 合成酶(aminoacyl tRNA synthetase,ARS)抗体有 11 种,临床上常见的抗 ARS 抗体包括抗 Jo-1 抗体(60%~80%)、抗 PL-7 抗体(10%~15%)、抗 PL-12 抗体(5%~10%)、抗 OJ 抗体(约 5%)、抗 EJ 抗体(约 5%)。其中抗 Jo-1 抗体最早且最为常见,抗 Jo-1 抗体阴性患者因其少见更容易被误诊、漏诊而延误诊治。

2. 临床特征、影像学及病理学表现

(1)临床特征:1992 年 Targoff 首次将抗 ARS 抗体阳性,临床以肌炎、间质性肺炎、关节炎、雷诺现象、发热、技工手为特征的一类肌炎 / 皮肌炎命名为抗合成酶抗体综合征(ASS)。ASS 是一种罕见的慢性自身免疫性疾病。病理生理学还不太清楚,但是,抗 ARS 抗体似乎是与该综合征的病因有关。这些自身抗体可能在病毒感染后产生,或者患者可能有遗传倾向。大部分会出现 ILD,患者存在呼吸道症状,包括咳嗽、呼吸困难,部分患者存在顽固性咳嗽。胸部 CT 提示 ILD。ILD 可急性起病,亦可缓慢进展。ILD 常与高发病率及高死亡率相关。该病中 ILD 的发生率统计结果差别比较大，可能与该病近几年才从特发性肌炎谱中区分出来有关。

在 2013 年对 203 例 ASS 患者的研究中，ILD 的患病率为 86%，比肌炎（73%）或关节痛 / 关节炎更常见，甚至有些患者无典型的肌炎症状。基于国外近年来文献报道，ASS 的年发病率约为 0.6/10 万，男女发病比例约为 1∶2。抗 ARS 抗体在 PM/DM 中的发生率为 30%，目前已知的抗 ARS 抗体有 11 种，抗甘氨酰 tRNA 合成酶（EJ）抗体在 PM/DM 中的发生率小于 5%。抗 EJ 抗体在抗 ARS 抗体中的阳性率国内外报道有差异：2014 年日本一项 165 例抗 ARS 抗体阳性的 PM/DM 患者调查结果显示：抗 EJ 抗体阳性者占抗 ARS 抗体阳性的 23%，仅次于抗 Jo-1 抗体（36%）；赵娜等报道 60 例 ASS 患者，抗 Jo-1 抗体阳性率为 70%，抗 PL-7 抗体阳性率为 11.7%，抗 PL-12 抗体阳性率为 8.3%，抗 EJ、OJ 抗体阳性率仅为 5%。

2010 年，由 Connors 等人提出 ASS 的正式诊断标准。建议所有 ASS 患者必须有抗 ARS 抗体阳性，外加以下一个或多个临床特征：技工手、雷诺现象、肌炎、ILD、关节炎和 / 或不明原因发热。2011 年，Solomon 等提出更严格的标准，必要条件：抗 ARS 抗体阳性，外加两个主要标准或一个主要标准和两个次要标准，主要标准包括：非其他病因引起的 ILD、多肌炎或皮肌炎；次要标准包括：关节炎、雷诺现象和技工手。虽然两个诊断标准都提到抗 ARS 抗体的重要性，但是在临床上，我们需警惕抗 ARS 抗体阴性并不能排除 ASS，因为自身抗体水平可能因疾病活动情况而波动，且还可能有未被发现的抗体。

（2）影像学表现：根据 ILD 的影像学改变可以分为三类。①OP：表现为斑片状实变影，以双下肺及胸膜下为著；②NSIP：两肺以基底部分布为主的磨玻璃影，伴或不伴网格影及牵拉性支气管扩张，可伴肺容积缩小，纵隔淋巴结轻度增大，无或轻度蜂窝征；③UIP：以两下肺和胸膜下为主，可见网格影或蜂窝影，常伴牵拉性支气管扩张，伴或不伴磨玻璃影。一项研究显示，在抗 Jo-1 抗体综合征中，肺间质病变表现为 UIP 预示着严重的肺纤维化，是不良的预后征象。在疾病的初期，胸部 CT 往往提示牵拉性支气管扩张、磨玻璃影及网格影改变。病程进展中胸部 CT 会出现蜂窝样改变。最常见的胸部 CT 表现为 NSIP 和 OP，或者二者均出现。

（3）病理学表现：关于 ASS 的病理文献并不多，根据 2013 年 ATS/ERS 的共识声明，另结合抗 Jo-1 抗体综合征肺活检结果，其病理可按以下分类。①UIP 型：肺泡间质成纤维细胞呈斑片状浸润，活跃的间质重构发生在瘢痕肺实质区域的边缘，慢性炎症细胞浸润，伴黏液淤滞和细支气管上皮化生；②NSIP 型：肺组织弥漫性炎症细胞浸润，肺泡间隔增厚，高倍镜下可见肺泡隔膜胶原化，伴慢性炎症细胞浸润；③OP 型：呼吸性细支气管及以下的小气道和肺泡腔内呈机化性改变，成纤维细胞增生，呈斑片状分布；④弥漫性肺泡损伤（DAD）型：空气透明膜和肉芽组织广泛累及肺泡间隔，成纤维细胞和肌成纤维细胞增生。但 Yousem 报告则显示，以 UIP 多见，其次是急性或机化性 DAD，少部分表现为 NISP。但其研究对象是通过外科肺活检、尸体解剖和肺移植后的肺组织。

3. 治疗和预后　ASS 目前尚无统一的标准治疗方案。糖皮质激素常用在自身免疫性疾病治疗中。激素有抗炎、免疫抑制及抗纤维化作用。对于特发性炎症性肌病活动期患者，无论是否累及肺，激素均为最初的治疗方案。在 ASS 疾病活动期治疗方案中，目前尚无激素及其他免疫抑制剂的对照治疗，但 1993 年的一篇对 113 例 ASS 患者的治疗报道中发现，在最初治疗的 4 周内，肌炎症状可以得到改善，但要达到完全的临床缓解是很罕见的。

同时,长期使用激素副作用多,包括高血压、体重增加、肾上腺皮质轴的抑制、骨质疏松和骨折。

鉴于以上这些结论,ASS 患者在治疗初期可能需要多种药物联用。常用硫唑嘌呤、吗替麦考酚酯、他克莫司、利妥昔单抗和环磷酰胺。目前尚无相关共识推荐免疫抑制剂的类型选择、时长及减量的时间。在 2015 年对 45 例 ASS 患者的生存分析中,14% 的患者在 5 年内死亡,幸存者多合并抗 Jo-1 抗体阳性和关节炎。2013 年匹兹堡大学对 202 例患者的回顾性评估,发现有抗 Jo-1 抗体患者的 5 年生存率为 90%,而非抗 Jo-1 抗体患者的 5 年生存率为 75%,抗 Jo-1 抗体组 10 年生存率为 70%,非抗 Jo-1 抗体组为 49%,最常见的死亡原因是肺动脉高压和肺纤维化。

（李小钦　陈愉生）

参考文献

1. WITT L J, CURRAN J J, STREK M E. The diagnosis and treatment of antisynthetase syndrome[J]. Clin Pulm Med, 2016,23（5）:218-226.
2. HERVIER B, MEYER A, DIEVAL C, et al. Pulmonary hypertension in antisynthetase syndrome: prevalence, aetiology and survival[J]. Eur Respir J, 2013,42（5）:1271-1282.
3. SOLOMON J, SWIGRIS J J, BROWN K K. Myositis-related interstitial lung disease and antisynthetase syndrome[J]. J Bras Pneumol, 2011,37（1）:100-109.
4. MARIE I, JOSSE S, HATRON P Y, et al. Interstitial lung disease in anti-Jo-1 patients with antisynthetase syndrome[J]. Arthritis Care Res（Hoboken）, 2013,65（5）:800-808.
5. 赵娜, 刘颖, 孙小凤, 等. 不同抗氨酰 tRNA 合成酶抗体阳性的抗合成酶综合征 60 例临床和影像学相关特征分析 [J]. 中华风湿病学杂志, 2019,23（5）:320-325.
6. DEBRAY M P, BORIE R, REVEL M P, et al. Interstitial lung disease in anti-synthetase syndrome: initial and follow-up CT findings[J]. Eur J Radiol, 2015,84（3）:516-523.
7. ZAMORA A C, HOSKOTE S S, ABASCAL-BOLADO B, et al. Clinical features and outcomes of interstitial lung disease in anti-Jo-1 positive antisynthetase syndrome[J]. Respir Med, 2016,118:39-45.
8. YOUSEM S A, GIBSON K, KAMINSKI N, et al. The pulmonary histopathologic manifestations of the anti-Jo-1 tRNA synthetase syndrome[J]. Mod Pathol, 2010, 23（6）:874-880.
9. ROJAS-SERRANO J, HERRERA-BRINGAS D, MEJÍA M, et al. Prognostic factors in a cohort of antisynthetase syndrome（ASS）: serologic profile is associated with mortality in patients with interstitial lung disease（ILD）[J]. Clin Rheumatol, 2015,34（9）:1563-1569.
10. AGGARWAL R, CASSIDY E, FERTIG N, et al. Patients with non-Jo-1 anti-tRNA-synthetase autoantibodies have worse survival than Jo-1 positive patients[J]. Ann Rheum Dis, 2014,73（1）:227-232.

病例 22　特发性肺纤维化

【主诉】

咳嗽、咳痰伴胸闷、气喘 3 年余,加重 10 余日。

【简要病史】

患者男性,74 岁,汉族,退休人员。患者于 2016 年 6 月始无明显诱因出现轻度慢性咳嗽,咳少量白黏痰,2016年12月出现胸闷、轻度活动后呼吸困难。2017年2月因胸闷、气喘加重伴咳嗽、咳黄痰入我院。入院后查胸部CT提示间质性肺炎,右下肺为著。血气分析(FiO₂ 33%): pH 7.48, PCO₂ 31mmHg, PO₂ 64mmHg、SO₂ 92%, ANA系列、ANCA相关抗体、抗AMA-M2、类风湿因子均为阴性。CRP: 125mg/L。诊断为间质性肺炎。入院后予抗感染、氨溴索、N-乙酰半胱氨酸、谷胱甘肽等治疗10日,甲泼尼龙40mg/d治疗6日,后减量为20mg/d继续治疗。患者症状改善,出院后继续服用甲泼尼龙片、N-乙酰半胱氨酸。后因病情出现加重,2018年6月开始不规律服用吡非尼酮。

近10日来患者自觉咳嗽、咳痰及活动后呼吸困难呈进行性加重,并感乏力、食欲缺乏,于2019年11月再次入院。病程中无畏寒发热,无咯血盗汗,无恶心呕吐,无腹痛腹胀,食欲、睡眠差,大小便无异常。体重无明显减轻。

既往:体健,无特殊药物及动物接触史。否认高血压、糖尿病、冠心病等慢性病病史,否认肝炎、结核等传染病病史。无外伤手术史,吸烟30余年,15支/d,已戒烟5年。无酗酒史。无毒物、粉尘、放射性物质接触史。家族中无遗传病病史。

【诊治经过】

1. 入院查体 神志清楚,精神萎靡,轮椅推入病房。体温正常,全身浅表淋巴结无肿大,呼吸急促,口唇发绀,胸廓正常,双侧呼吸对称,听诊双侧中下肺野可闻及爆裂音,未闻及胸膜摩擦音。心率: 120次/min,各瓣膜听诊区未闻及病理性杂音,腹部检查无异常。杵状指(趾),双下肢轻度水肿。

2. 辅助检查

血气分析(FiO₂ 33%): pH 7.43, PCO₂ 44mmHg, PO₂ 42mmHg, HCO₃⁻ 29.2mmol/L, BE 4.4mmol/L, SO₂ 79%,血常规、尿常规、粪便常规正常。肝功能: ALB 33.70g/L,球蛋白 44.5g/L,白球比值 0.76,肾功能、血糖、血脂、电解质、心肌损伤标志物均正常。CRP 81.12mg/L, ESR 62mm/1h, PCT 0.07ng/ml。D-二聚体 1.12mg/L。痰细菌培养、痰真菌培养、痰抗酸杆菌染色、结核分枝杆菌涂片、G试验、GM试验均为阴性。

心电图:窦性心动过速伴房性期前收缩。

超声心动图:左室射血分数(LVEF)61%,左室顺应性减低,SPAP 70mmHg。

3. 诊疗过程 胸部CT(图22-1):两侧胸膜下网格状改变,广泛蜂窝影,两下肺可见牵拉性支气管扩张,弥漫性磨玻璃影、实变影。

本病例因为典型的胸部CT表现,除外其他可能的继发原因,诊断为特发性肺纤维化

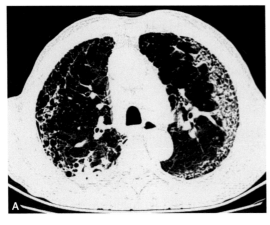
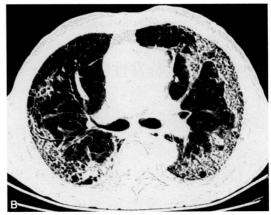

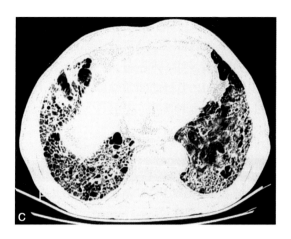

图 22-1 患者胸部 CT 表现：两侧胸膜下网格状改变，广泛蜂窝影，两下肺可见牵拉性支气管扩张，弥漫性磨玻璃影、实变影

A. 上肺野；B. 中肺野；C. 下肺野。

（idiopathic pulmonary fibrosis，IPF）急性加重。

【最后诊断】

特发性肺纤维化急性加重；肺动脉高压；Ⅰ型呼吸衰竭。

【治疗及转归】

本病例考虑特发性肺纤维化急性加重，患者入院后予吸氧、心电监测，短期使用甲泼尼龙静脉注射（40mg/d）。哌拉西林 - 他唑巴坦抗感染治疗 2 周，同时予溴己新化痰，还原型谷胱甘肽抗氧化，呋塞米、螺内酯利尿。患者胸闷、气喘症状缓解，SO₂ 波动在 92% ~ 96%。复查肝功能：ALB 32.3g/L。肾功能、电解质正常。CRP：10.95mg/L。患者症状好转，予以出院。嘱出院后继续家庭氧疗及祛痰药等对症治疗。出院后未使用皮质激素，未使用吡非尼酮或尼达尼布。

【评述】

1. 概述 IPF 是一种慢性、不可逆、致命性的肺部疾病，起病隐匿，临床表现为干咳、进行性呼吸困难等。该病的组织病理学特征是胸膜下纤维化、成纤维细胞灶和蜂窝结构改变。这些表现被称为普通型间质性肺炎（UIP）。IPF 患者的病理学符合 UIP，临床上符合 ILD 且病因不明。

IPF 的病因不明，可能的高危因素有：①环境暴露，如吸烟、接触金属粉尘、木屑、石头、沙子和硅，从事农业、畜牧业等。②遗传因素。家族性间质性肺炎（familial interstitial pneumonia，FIP）具有常染色体显性遗传特征，占所有 IPF 患者 2% ~ 20%，FIP 的相关研究和大规模全基因组关联研究（GWAS）证明了 IPF 具有一定的遗传易感性，端粒酶复合体基因（*PARN*、*RTEL*）及表面活性物质相关基因（*SFTPA2*、*SFTPC* 等）突变与 FIP 具有显著相关性。③衰老。细胞衰老的特征是分泌大量的细胞因子、生长因子、基质降解酶和发育相关的分子，IPF 成纤维细胞衰老介导抗凋亡，并发展出衰老相关分泌表型促进纤维化进程。

2. 临床特征、影像学及病理学表现 IPF 多发生于老年人群，约 2/3 的现症患者年龄大于 60 岁,男性多于女性。起病隐匿,临床表现为干咳、渐进性呼吸困难或活动后气喘等。查体 80% 以上的患者可闻及吸气性爆裂音,以双肺底部最为明显,50%～80% 的患者可见杵状指。此外,在疾病晚期也可出现发绀、肺心病、右室肥大和下肢水肿等。

(1)IPF 的 CT 表现:主要为 UIP 类型的间质性肺炎。IPF 胸部 HRCT 分为 UIP 型、可能 UIP 型、不确定 UIP 型和其他诊断 4 种类型(表 22-1)。

表 22-1　IPF 胸部 HRCT 分型

UIP 型	可能 UIP 型	不确定 UIP 型	其他诊断
胸膜下及肺基底部为著,分布不均匀	胸膜下及肺基底部为著,分布不均匀	胸膜下及肺基底部为著	提示其他诊断的发现,包括:
蜂窝影伴或不伴外周牵拉性支气管扩张或细支气管扩张	网状影伴或不伴外周牵拉性支气管扩张或细支气管扩张	微小网格影,可有轻度 GGO 或肺结构扭曲("早期 UIP")	1. CT 特点: • 囊肿 • 明显的马赛克 • GGO 为著 • 丰富的微结节 • 小叶中心性结节 • 多发结节 • 实变 2. 主要分布: • 支气管血管束 • 淋巴管 • 上肺或中肺 3. 其他: • 胸膜斑(考虑石棉肺) • 食管扩张(考虑结缔组织疾病) • 锁骨远端侵蚀(考虑类风湿关节炎) • 广泛淋巴结增大(考虑其他病因) • 胸腔积液/胸膜增厚(考虑结缔组织病/药物相关)
	可有轻度 GGO	肺纤维化 CT 特点和/或分布提示无特殊病因("真正的不确定")	

注:GGO,磨玻璃影。

UIP 型常见的 HRCT 表现为双侧和下肺胸膜下分布的网状结构、蜂窝影、牵拉性支气管/细支气管扩张,可伴有磨玻璃影。纯磨玻璃影的出现并非 UIP 型的特征表现,非纤维化区域出现大片纯磨玻璃影,提示 IPF 急性加重或感染。

(2)IPF 的病理学特点和主要诊断标准:低倍镜下分布不均、致密的纤维化病灶,伴肺结构重塑、蜂窝形成,与周围正常肺组织相邻。胸膜下和间隔旁纤维化病变最显著。炎症通常较轻,由淋巴细胞和浆细胞的斑片状间质浸润组成,伴 Ⅱ 型肺泡细胞和支气管上皮细胞增生。纤维化区域主要由密集的胶原构成,常伴有散在分布的成纤维细胞和肌成纤维细胞(即成纤维细胞灶)。蜂窝状结构以囊性纤维化的气腔为特征,气腔内排列着增生的细支气管上皮,常充满黏液和炎症细胞。纤维化区域和蜂窝组织常见平滑肌细胞化生。无论有无蜂窝出现,如果上述其他典型特征都存在,就可以诊断为 UIP 型病理表型。

为了将肺组织病理表型和影像学的分型相对应,IPF 组织病理表型也分为 UIP 型、可能 UIP 型、不确定 UIP 型和其他诊断四类(表 22-2)。

表 22-2　IPF 组织病理学分型和特征

诊断	病理特点
UIP 型	1. 致密的纤维化伴肺结构明显破坏,即瘢痕形成和/或蜂窝形成 2. 纤维化病灶以胸膜下和/或间隔旁分布为主 3. 肺纤维化病灶片状分布 4. 成纤维细胞灶 5. 缺乏其他疾病的特征性病理表现
可能 UIP 型	出现 UIP 型病理特点中的部分表现,但不满足 UIP 型病理表现的所有特点且无其他疾病的特征性病理表现或只有蜂窝状改变
不确定 UIP 型	1. 肺纤维化,可有肺结构破坏,伴其他非 UIP 型的病理特点或出现继发性 UIP 型表现 2. 出现 UIP 型病理特点中的部分表现,同时有其他疾病的特征性病理表现
其他诊断	1. 出现非 UIP 型其他特发性间质性肺炎的组织学特点(如无成纤维细胞灶或散在纤维化) 2. 组织学提示其他疾病,如过敏性肺炎、朗格汉斯细胞组织细胞增生症、结节病、LAM 等

（3）IPF 诊断需要符合以下条件:

1）排除其他已知原因引起的 ILD(例如,家庭和职业环境暴露、结缔组织病、药物毒性),以及出现下述"2)"或"3)"表现。

2）UIP 型 HRCT 表现。

3）有肺组织活检样本的患者,符合 HRCT 和组织病理学表型的特定组合。

怀疑患有上述 IPF 的患者需要评估可能的原因,如家庭和职业环境暴露、结缔组织病或药物毒物。如果确定了可能导致 ILD 的原因,则对患者进行全面评估,以确定或排除过敏性肺炎、结缔组织病、肺尘埃沉着病和医源性原因(如药物毒物、放射性)。如果没有做出明确的诊断,或者没有发现可能导致 ILD 的原因,那么在诊断时就要考虑根据临床表现和 HRCT 来确定或排除 IPF 的诊断。HRCT 模式和组织病理学表型相结合,就可以诊断 IPF(表 22-3)。

表 22-3　基于 HRCT 和组织病理学表现诊断 IPF

疑诊 IPF		组织病理学表型			
		UIP 型	可能 UIP 型	不确定 UIP 型	其他诊断
HRCT 表型	UIP 型	IPF	IPF	IPF	非 IPF
	可能 UIP 型	IPF	IPF	可能 IPF	非 IPF
	不确定 UIP 型	IPF	可能 IPF	不确定 IPF	非 IPF
	其他诊断	可能 IPF/非 IPF	非 IPF	非 IPF	非 IPF

IPF 急性加重(acute exacerbation of idiopathic pulmonary fibrosis, AE-IPF)是指 IPF 患者在短期内出现病情急剧恶化,临床表现为气喘、呼吸困难等症状急剧加重,肺功能快速下降,HRCT 在原有影像学特征的基础上出现弥漫性磨玻璃影伴(或不伴)实变影。AE-IPF 可

以继发于已知原因(包括肺部感染、误吸、药物毒性等),也可以是特发的(不明原因)。据报道,AE-IPF 年发生率为 10%~20%,住院死亡率超过 50%,其中位生存期为 1~4 个月。IPF 急性加重预后不良。

目前对于 AE-IPF 尚无明确有效的治疗方法,主要以控制呼吸衰竭的触发因素及支持治疗为主。由于 AE-IPF 病理表现均为弥漫性肺泡损伤,因此临床工作中 AE-IPF 患者也常使用糖皮质激素进行治疗。推荐激素的起始剂量范围可从口服泼尼松[1mg/(kg·d)]到静脉滴注甲泼尼龙(500~1 000mg/d、连用 3 日),然后减为泼尼松或等效剂量激素,根据患者病情和治疗反应,在 4~8 周逐步减至维持量。但关于糖皮质激素是否改善 AE-IPF 预后,多项研究结果并不一致。

AE-IPF 患者常合并发热、流感样表现,实验室检查 WBC、CRP 及 ESR 往往升高,尽管无明显病原学依据,临床医师常对其予以广谱抗生素经验性抗感染治疗。临床常用的大环内酯类抗生素,兼具抗感染、调节免疫作用,还可能具有促进损伤肺泡上皮再生的作用。一项回顾性研究报道,相对于氟喹诺酮类,阿奇霉素可显著降低 AE-IPF 死亡率。最近的数据表明,尼达尼布可能降低急性事件后发展为 AE-IPF 的风险和死亡率。AE-IPF 呼吸衰竭的患者使用机械通气需要谨慎,对于有适应证行肺移植的患者需要仔细评估肺移植的可行性。急性加重缩短 IPF 患者生存期,增加死亡率,因此减少和预防急性加重也成为 IPF 治疗关键之一。

3. 治疗和预后　IPF 的治疗对于临床医师来说依旧是个难题。肺移植能延长严重 IPF 的生存期及改善患者的生存质量,现有的药物能延缓肺功能下降的速度,但不能阻止病情进展,需要通过氧疗、肺康复和对症处理改善患者的生存质量。对于轻、中度 IPF 患者的药物治疗,目前主要的抗纤维化药物是吡非尼酮和尼达尼布。

(1)吡非尼酮(pirfenidone):又名甲苯吡啶酮,是一种小分子化合物,具有抗炎症、抗氧化、抗纤维化的作用。吡非尼酮的抗纤维化机制包括抑制 IPF 患者成纤维细胞分泌的 $TGF-\beta_1$,减少胶原生成,调控结缔组织生长因子、血小板衍生生长因子、肿瘤坏死因子等,抑制细胞外基质的表达,以及清除活性氧,抑制脂质过氧化等。多项随机对照临床试验分析的结果是吡非尼酮能改善用力肺活量(FVC)的下降,但对急性加重次数可能无影响。吡非尼酮的主要不良反应包括食欲差、恶心、皮疹、光过敏和胃肠道不适。

(2)尼达尼布:是一种小分子酪氨酸蛋白激酶抑制剂,该药物的靶点是血小板衍生生长因子受体 α/β(PDGFRα/β)、成纤维细胞生长因子受体 1/2/3(FGFR1/2/3)及血管内皮细胞生长因子受体(VEGFR)等,通过竞争性结合这些受体的 ATP 结合位点能抑制 IPF 中成纤维细胞的增殖、迁移、转分化。一项全球平行进行的为期 52 周的Ⅲ期大型随机对照研究 INPULSIS-1 和 INPULSIS-2 结果显示,尼达尼布能减慢 IPF 患者的 FVC 下降、减少 FVC 下降≥10% 的患者比例,对病死率无影响,有减少急性加重次数趋势但未达到统计学意义。尼达尼布较安慰剂增加不良反应的发生率,但未增加严重不良反应。

IPF 具有进展性和不可治愈性,肺功能严重下降的患者需要考虑肺移植。IPF 肺移植患者在移植后 3 年、5 年存活率分别为 66%、44%。常见并发症包括原发性移植物功能不全、急性和慢性同种异体移植物排斥反应、巨细胞病毒感染和其他感染及癌症。

(胡思琪　徐凯峰)

参考文献

1. American Thoracic Society, European Respiratory Society. Idiopathic pulmonary fibrosis: diagnosis and treatment. International consensus statement[J]. Am J Respir Crit Care Med, 2000,161(2 Pt 1):646-664.

2. LYNCH D A, SVERZELLATI N, TRAVIS W D, et al. Diagnostic criteria for idiopathic pulmonary fibrosis: a Fleischner Society White Paper[J]. Lancet Respir Med, 2018,6(2):138-153.

3. COLLARD H R, RYERSON C J, CORTE T J, et al. Acute exacerbation of idiopathic pulmonary fibrosis. An international working group report[J]. Am J Respir Crit Care Med, 2016,194(3):265-275.

4. ARAI T, TACHIBANA K, SUGIMOTO C, et al. High-dose prednisolone after intravenous methylprednisolone improves prognosis of acute exacerbation in idiopathic interstitial pneumonias[J]. Respirology, 2017,22 (7):1363-1370.

5. FARRAND E, VITTINGHOFF E, LEY B, et al. Corticosteroid use is not associated with improved outcomes in acute exacerbation of IPF[J]. Respirology, 2020,25(6):629-635.

6. KAWAMURA K, ICHIKADO K, YASUDA Y, et al. Azithromycin for idiopathic acute exacerbation of idiopathic pulmonary fibrosis: a retrospective single-center study[J]. BMC Pulm Med, 2017,17(1):94.

7. COLLARD H R, RICHELDI L, KIM D S, et al. Acute exacerbations in the INPULSIS trials of nintedanib in idiopathic pulmonary fibrosis[J]. Eur Respir J, 2017,49(5):1601339.

8. TOMIOKA H, TAKATA H. Treatment with nintedanib for acute exacerbation of idiopathic pulmonary fibrosis[J]. Respirol Case Rep, 2017,5(2):e215.

9. 中华医学会呼吸病学分会间质性肺病学组, 中国医师协会呼吸医师分会间质性肺疾病工作委员会. 特发性肺纤维化急性加重诊断和治疗中国专家共识 [J]. 中华医学杂志, 2019, 99(26):2014-2023.

病例 23　弥漫性肺泡出血

【主诉】

发现肌酐升高 7 年,加重伴咯血 3 日。

【简要病史】

患者男性,57 岁,2011 年底体检肌酐 133μmol/L,就诊后 CT 示腹主动脉周围炎,双肾积水;查 IgG 19.9g/L,CRP 6.44mg/L;诊断"腹膜后纤维化",于风湿免疫科予泼尼松龙 60mg/d,此后每 2 周减 5mg/d 至 30mg/d,每 2 周减 2.5mg/d 至减停,同时使用他莫昔芬 10mg/d。

2012 年 2 月发生肉眼血尿伴腰痛,无发热,血压 150/100mmHg,双肾各放置引流管一根,并予厄贝沙坦 15mg/d 2 周,以及海昆肾喜、百令胶囊及中药治疗;复查肌酐 100 ~ 110μmol/L,血压 110/60mmHg。

2013 年双肾积水消失后拔除引流管。其后规律于北京某中医院随诊,考虑"IgG4 相关性疾病",有乏力、腰痛、口干、干咳(偶有黄痰)、食欲缺乏、间断血尿、尿频、尿急、尿痛、精液带血等不适,血压 98 ~ 110/60 ~ 74mmHg,每 3 个月复查肌酐,肌酐 97 ~ 103μmol/L,ALB 39 ~ 45g/L,ESR 6mm/1h,尿量无明显减少,夜尿 1 ~ 2 次。

2018 年 9 月随诊查肌酐 106μmol/L,ALB 40g/L。2018 年 12 月劳累后双侧眼睑水肿伴双下肢轻度水肿,就诊查肌酐 240μmol/L,泌尿系超声提示右肾萎缩,左肾代偿性增大,考虑为"膜性肾病",予调整治疗方案(具体不详)。

2019 年 1 月 7 日外院就诊，血压 106/68mmHg，肌酐 234μmol/L，ALB 29g/L。尿常规：尿蛋白（++），尿潜血（++）；ESR 65mm/1h，CRP 9.5mg/L。予环磷酰胺 1.0g 静脉注射，以及泼尼松 40mg/d 治疗；患者次日出现双下肢皮肤针尖大小红色斑疹，不伴瘙痒，就诊予观察，继续目前治疗方案，皮疹逐渐进展，双下肢扩散至双上肢、躯干。

2019 年 1 月 30 日患者咳嗽、咳血丝痰，伴咳嗽时胸痛、憋气，否认发热。2020 年 1 月 31 日咳鲜红色痰，平卧时咳痰明显，总量约 30ml，伴明显憋气，就诊于当地医院行胸部 CT 示左肺下叶及右肺实变影，双侧肺气肿，左肺上叶肺大疱。建议上级医院就诊，遂于当天赴京，途中曾出现一过性意识状态下降，反应迟钝，对家人话语无反应，2~3 秒后恢复。憋喘逐渐加重，呼吸费力，行走不能耐受，由救护车于 2 月 1 日凌晨送达我院，当时血压 132/72mmHg，心率 121 次/min，SO$_2$（未吸氧）79%。

因仍持续咯血、氧合不能维持，我院予气管插管、呼吸机辅助呼吸 [压力控制模式，呼吸频率 10 次/min，FiO$_2$：100%→65%，呼气末正压：6.5cmH$_2$O→10cmH$_2$O（1cmH$_2$O=98.07Pa），压力控制模式设置压力 14cmH$_2$O]，SO$_2$ 97%~100%，完善实验室检查。动脉血气分析：pH 7.46，PCO$_2$ 33mmHg，PO$_2$ 61mmHg，HCO$_3^-$ 22.8mmol/L。血常规：Hb 99g/L→63g/L→41g/L，PLT（258→94→71）×10^{12}/L。ANA 1：160 均质型，抗 SSA 抗体（++），抗 Ro-52 抗体（+++）；ANCA（-）；补体 C3、C4：下降；ESR 32mm/1h，CRP 157mg/L。ADAMST13 活性：100%；抑制物（-）。主动脉 CTA：主动脉管壁完整，支气管动脉显影完好，未见迂曲增粗。行骨髓穿刺及胸腔积液诊断性穿刺并送检标本，胸腔积液常规示 WBC 计数升高，多核细胞为主。生化检查：葡萄糖 4.8mmol/L，TP 13g/L。诊断考虑"弥漫性肺泡出血、系统性红斑狼疮不除外；血栓性微血管病不除外"。

治疗上，咯血方面急诊予静脉注射卡络磺钠 80mg/d×2d，甲泼尼龙 40mg/d×2d，头孢他啶 2g 2 次/d、甲硝唑 0.5g 2 次/d 抗感染治疗，贫血方面予 O 型 RBC 4U 及血浆 400ml 输血治疗，以及抑酸、补液、肾脏非透析替代治疗等。持续出现症状则可吸出气道内大量血性痰液。为进一步诊治收住院。患病以来，患者睡眠、精神欠佳，食欲缺乏，大便 1~2 次/d，大便表面染血。

既往：白癜风病史，吸烟 20 年，1~2 支/d，戒烟 4 年。否认肝炎、结核等传染病病史，无外伤手术史，无毒物、粉尘、放射性物质接触史。家族中无遗传病病史。

【诊治经过】

1. 入院查体 体温：36.5℃，脉搏：74 次/min，呼吸频率：15 次/min，血压：115/75mmHg，SO$_2$：95%，估算肾小球滤过率：17ml/（min·1.73m^2）。患者平车入室，持续镇静状态，气管插管 + 机械通气。全身皮肤可见散在紫癜样皮疹，低垂部位可凹性水肿。双侧瞳孔等大正圆，直径约 2mm，对光反射迟钝。双肺呼吸音粗，可闻及散在湿啰音。心脏、腹部查体未见异常。病理征（-）。

2. 辅助检查

血常规：WBC 11.58×10^9/L，GR% 92.2%，淋巴细胞 0.27×10^9/L，中性粒细胞 10.68×10^9/L，红细胞 2.11×10^{12}/L，Hb 68g/L，PLT 51×10^9/L。生化检查：ALB 26g/L，Na$^+$ 147mmol/L，BNP 30.55mmol/L，Cr 322μmol/L，K$^+$ 3.5mmol/L。心肌酶：肌钙蛋白 0.126μg/L，肌红蛋白 442μg/L；BNP 11 435pg/ml；PCT 1.60ng/ml。凝血功能：PT 14.0 秒，APTT 26.2 秒，FIB 1.24g/L；D- 二聚体 7.74mg/L，纤维蛋白降解产物 18.2μg/ml；

IgG 8.36g/L，IgA 1.15g/L，IgM 0.39g/L，补体 C3 0.383g/L，补体 C4 0.054g/L；血浆游离 Hb 10.0mg/dl；TB 细胞亚群：B 细胞 79/μl，NK 细胞 9/μl，T 细胞 66/μl，T_4 细胞 34/μl，T_8 细胞 31/μl，WBC 7 830/μl，淋巴细胞 157/μl。血气分析：pH 7.50，PCO_2 43mmHg，PO_2 119mmHg，血碳酸氢盐（$cHCO_3^-$）33.2mmol/L，乳酸 2.9mmol/L。血培养：缓症链球菌（利奈唑胺、替加环素、万古霉素敏感）。痰培养：鲍曼不动杆菌（替加环素敏感）。

腹部超声：肝实质回声欠均；肝静脉稍增宽；门静脉稍增宽；胆囊内透声欠佳；右肾体积小，弥漫性病变；左肾稍大、皮髓质分界欠清，代偿性改变；不除外腹水。

支气管镜检查：镜下见气管及双侧气道内大量血性分泌物，部分吸出后观察，右上叶后段、右下叶基底段、右下叶背段、左下叶基底段及背段均可见血性分泌物间断涌出，支气管黏膜未见新生物。BALF 病理：可见中性粒细胞、吞噬细胞及纤毛柱状上皮细胞，未见肿瘤细胞。

胸部 CT（图 23-1）：双肺多发大片实变、条索、斑片影，双侧胸腔积液，纵隔内多发淋巴结，部分饱满。

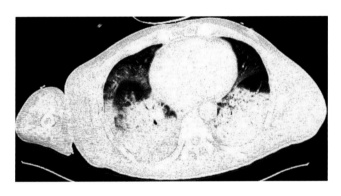

图 23-1　胸部 CT 提示双下肺大片状实变影

3. 诊疗过程　诊断方面，患者完善床旁支气管镜检查，见双肺多叶段活动性出血，BALF 始终为血性，结合影像学可见双肺多发病灶，考虑弥漫性肺泡出血诊断相对明确，结合近期肌酐明显上升，血小板进行性下降、溶血性贫血（血涂片可见破碎 RBC，血浆游离 Hb 升高，网织红细胞数量升高，LDH 升高），诊断血栓性微血管病。结合 ANA（＋）、抗 SSA 抗体（＋）、补体降低、抗肾小球基膜抗体（－），经多科（免疫科、血液科、肾内科）会诊考虑系统性红斑狼疮可诊断。

治疗方面，予血浆置换（双膜置换 1.0L/d 共 4 次，隔日单膜置换 2.4L 共 3 次，双膜置换 800ml/d 共 4 次）；甲泼尼龙冲击治疗 1g/d×3d（2 月 2 日至 2 月 4 日）→序贯 320mg/d×3d→160mg/d×3d→80mg/d×8d，以及静脉注射免疫球蛋白 20g/d×5d（2 月 2 日至 2 月 6 日）。因感染问题，无法进一步加强原发病治疗（免疫抑制剂、利妥昔单抗）。

呼吸系统方面疗效评估：①呼吸机支持条件逐渐下调，容量控制通气模式→压力支持通气模式，FiO_2 80%→35%，呼气末正压 15cmH₂O→4cmH₂O，压力支持通气模式下压力 12cmH₂O→6cmH₂O，可短期脱机（可调式通气面罩 FiO_2 60%）；②吸痰及支气管镜下见气道内血性分泌物较前减少，Hb 数值基本稳定；③影像学：2 月 11 日复查胸部 CT 与 2 月 1 日比较，右上肺实变影较前有所吸收，双下肺实变影稍增多（不除外坠积相关）。

肾脏方面疗效评估：尿量从 20～30ml/h 恢复至 100ml/h（无利尿），肌酐 340μmol/

L→220μmol/L,但 BUN 55mmol/L→39mmol/L→48mmol/L,下降后再升高不除外高分解代谢状态相关,曾予 2 次连续性肾脏替代治疗(每次 6 小时左右),可暂时降低尿素水平。血液方面疗效评估:Hb 可基本稳定在 70g/L 左右,但 7 次血浆置换后 PLT 计数仍波动于 $40×10^9/L$ 左右未恢复,继续血浆置换及予血小板生成素支持,PLT 计数进一步下降至 $12×10^9/L$,血涂片示破碎 RBC 易见。

【最后诊断】

系统性红斑狼疮
　　　　弥漫性肺泡出血
　　　　Ⅰ型呼吸衰竭
　　　　血栓性微血管病
　　　　　急性肾损伤
　　　　　血小板减少症
　　　　　溶血性贫血
　　　　重度贫血
　　　　双侧胸腔积液
　　　　狼疮性肾炎不除外
感染性休克
　　　　血流感染(鲍曼不动杆菌、缓症链球菌)
　　　　肺部感染(铜绿假单胞菌、鲍曼不动杆菌)
肝内胆汁淤积
　　　　药物性肝损害不除外
慢性肾功能不全
右肾动脉狭窄
右肾萎缩
双小腿肌间静脉血栓形成可能

【治疗及转归】

结合患者病史、临床表现、实验室检查、影像学检查、支气管镜检查等多方面,确诊患者为弥漫性肺泡出血。弥漫性肺泡出血常继发于某种原发病因,在本病例中,患者病情较重,疾病进展较快,原发病病因的探讨对于患者的确诊和治疗方案的制订至关重要,及时诊断、尽早开始治疗对于预后亦有重要影响。结合本例患者的各个系统受累情况及自身免疫性抗体、补体等实验室检查,经多个专科会诊后予患者病因诊断结论。由此,考虑患者为自身免疫性疾病继发的弥漫性肺泡出血,除支持治疗外,确定激素、血浆置换等治疗思路,并注重抗感染治疗,对于此类患者,原则上免疫抑制剂的参与亦十分重要,但结合该患者的感染情况予以调整。

另外,血栓性微血管病的诊治需要引起关注,考虑到患者存在进行性的血小板下降及溶血性贫血和靶器官的损害,可诊断系统性红斑狼疮合并血栓性微血管病,对于此类患者,常用治疗方案为狼疮标准治疗联合血浆置换,且一旦诊断,需尽早开始血浆置换治疗,可改善患者预后,当然有些患者即使接受血浆置换也不能达到完全缓解,利妥昔单抗对于血栓性微血管病的治疗亦有意义,但结合本例患者的感染情况,无法加强这方面的治疗。

该患者经激素冲击治疗及静脉注射免疫球蛋白、血浆置换,以及抗感染治疗、呼吸循环支持治疗后,呼吸系统方面有所好转,影像学示肺部病变较前有所吸收;肾脏方面好转表现为尿量增加、肌酐下降;血液系统方面表现为 Hb 基本稳定,血小板计数未见明显改善。但2019 年 2 月 18 日患者出现感染性休克,病情加重,转其他医院继续治疗。

【评述】

1. 概述 弥漫性肺泡出血(diffuse alveolar hemorrhage,DAH)为一组由肺泡毛细血管基膜破裂导致肺泡腔内出血,以咯血、呼吸困难、影像学检查双侧弥漫肺泡浸润病变及进行性 Hb 下降为特征性表现的临床综合征,可见含铁血黄素巨噬细胞堆积。不同年龄人群均可发病,其发病可与多种因素相关,包括但不限于多种结缔组织病、血液系统疾病、二尖瓣狭窄、感染、急性呼吸窘迫综合征、药物、肿瘤、放疗、造血干细胞移植等。咯血是其常见的临床症状。疾病常常进展迅速、预后不良。

2. 临床特征、影像学及病理学表现

(1)临床特征:DAH 患者常突然起病且病情可迅速进展,可出现发热、咳嗽、痰中带血或咯血、呼吸困难等症状,严重者出现不同程度的呼吸窘迫、呼吸衰竭,出现咯血与否不能完全反映疾病情况,部分患者可无咯血症状。查体可见肺部湿啰音、支气管呼吸音等体征,特异性不高。辅助检查显示缺铁性贫血、血性 BALF 及发现含铁血黄素巨噬细胞堆积、一氧化碳扩散能力增加等,对该疾病的诊断有提示意义。

(2)影像学表现:常表现为磨玻璃影或实变,呈双侧肺片状或弥漫性分布,也可见单侧浸润。部分患者可出现网格影及肺间质纤维化,这与 DAH 的反复发作相关。

(3)病理学表现:目前普遍认为存在三大类组织病理表现——肺毛细血管炎、温和的肺泡出血和弥漫性肺泡损伤。①肺毛细血管炎病理分型相对常见,中性粒细胞浸润且细胞溶解所释放的中性粒细胞胞外网状陷阱(neutrophil extracellular traps,NETs)和细胞毒性蛋白,导致肺泡毛细血管基膜被破坏,RBC 由此进入肺泡。导致肺毛细血管炎的原因较多,如血管炎、抗肾小球基膜疾病、特发性肺含铁血黄素沉着病等,对于本例患者,由系统性红斑狼疮继发 DAH 的具体机制仍待研究,但已知与肺毛细血管炎及免疫复合物的沉积有关。②温和的肺泡出血表示非炎症性的出血,无肺泡结构的破坏,这种非炎症性的出血及上述肺毛细血管炎,均与免疫复合物在肺泡毛细血管沉积有关,不同的是常涉及单核细胞的浸润。③弥漫性肺泡损害的特征是肺泡隔水肿与透明膜的形成。

DAH 需要注意与肺栓塞、肺部感染和肺水肿等疾病鉴别。

3. 治疗和预后 治疗方面,DAH 的患者常需要不同程度支持治疗及抗感染治疗,对于低氧血症的患者予吸氧甚至无创或有创机械通气,体外膜氧合器在 DAH 患者中的治疗效果仍待确证。部分患者需纠正出凝血异常,使用活化凝血因子Ⅶ可局部止血,但其在治疗上的应用仍存有争议。

病因治疗方面,DAH 病因各异,寻找病因、进行病因治疗在整体治疗思路中非常重要。导致 DAH 的病因中,风湿免疫性疾病为一部分重要且常见的病因,自身免疫性疾病合并DAH 的患者常常病情较重,疾病进展较快,糖皮质激素、免疫抑制剂治疗为主要方案,例如一项系统性红斑狼疮相关的 DAH 治疗分析中,提示最常使用皮质类固醇(98%),其次是环磷酰胺(54%)、血浆置换(31%),硫唑嘌呤、静脉注射免疫球蛋白、吗替麦考酚酯亦为相对常见治疗药物。研究表明甲泼尼龙和环磷酰胺的联合使用可提高生存率,并且激素用量的提高与存活率的改善相关(使用甲泼尼龙总量 4～8g 治疗的患者生存率高于总量 3g 的患者)。对于 ANCA 相关性血管炎、抗磷脂综合征相关的 DAH,其治疗思路与上述相近。另外,利妥昔单抗等生物疗法在近期研究中亦显示患者可从中获益,利妥昔单抗的疗效与环磷酰胺相近,在 ANCA 相关血管炎导致的 DAH 的治疗中,利妥昔单抗疗效甚至优于环磷酰胺。针对药物、中毒为主要发病因素的患者,需及时停止暴露,对于病情较重者,应及时予全身糖皮质激素治疗。针对出血性疾病或过度抗凝为病因的患者,需及时停用抗凝药物,集中纠正出凝血障碍。

预后方面,DAH 常病情进展快,由自身免疫性疾病继发的 DAH 多预后较差,死亡率较高。多种因素如低氧血症程度(是否需要机械通气)、感染、急性生理与慢性健康状况评分(APACHE Ⅱ评分)等可与预后相关。儿童 DAH 的患病率虽较成人低,但疾病造成的损伤不可小觑,严重者可迅速出现呼吸衰竭,急性期死亡率超过 20%。尽早诊断识别、病因分析与早期治疗,以及糖皮质激素、免疫抑制剂的普遍使用对于该疾病的预后及生存率产生了一定改善。

(何雨荻　徐凯峰)

参考文献

1. AL-ADHOUBI N K, BYSTROM J. Systemic lupus erythematosus and diffuse alveolar hemorrhage, etiology and novel treatment strategies[J]. Lupus, 2020,29(4):355-363.
2. MARTÍNEZ-MARTÍNEZ M U, OOSTDAM D A H, ABUD-MENDOZA C. Diffuse alveolar hemorrhage in autoimmune diseases[J]. Curr Rheumatol Rep, 2017,19(5):27.
3. NA J O, CHANG S H, SEO K H, et al. Successful early rituximab treatment in a case of systemic lupus erythematosus with potentially fatal diffuse alveolar hemorrhage[J]. Respiration, 2015,89(1):62-65.
4. JARROT P A, TELLIER E, PLANTUREUX L, et al. Neutrophil extracellular traps are associated with the pathogenesis of diffuse alveolar hemorrhage in murine lupus[J]. J Autoimmun, 2019,100:120-130.
5. DE SILVA C, MUKHERJEE A, JAT K R, et al. Pulmonary hemorrhage in children: etiology, clinical profile and outcome[J]. Indian J Pediatr, 2019,86(1):7-11.
6. CARTIN-CEBA R, DIAZ-CABALLERO L, AL-QADI M O, et al. Diffuse alveolar hemorrhage secondary to antineutrophil cytoplasmic antibody-associated vasculitis: predictors of respiratory failure and clinical outcomes[J]. Arthritis Rheumatol, 2016,68(6):1467-1476.
7. 李嘉欣,张卓莉. 系统性红斑狼疮合并血栓性微血管病的诊治及预后 [J]. 中华风湿病学杂志, 2018,22(9):642-645.
8. 方芳,李燕明,胡松涛,等. 弥漫性肺泡出血的临床和病理学特征 [J]. 中华医学杂志, 2016,96(2):108-112.

病例 24　干燥综合征肺受累 1

【主诉】

口干 10 年,活动后心慌气促 3 年,加重 1 年。

【简要病史】

患者女性,50 岁,10 年前无明显诱因出现口干,可自由进食固体食物,夜间无须补水,否认眼干、脱发、光敏或雷诺现象，未引起重视。3 年前患者无明显诱因出现活动后心慌气促，休息后好转，口干症状亦较前加重。否认胸痛、黑矇、发热、咳嗽、咳痰。当地医院查冠脉 CT 未见明显狭窄，予麝香保心丸治疗，症状未见明显缓解。

近 1 年患者心慌、气促进行性加重，登 2 层楼即有明显症状。患者近年出现龋齿，共计 10 颗。当地医院查心脏彩超示中度肺动脉高压，未予特殊治疗。患者于 2019 年 10 月 15 日就诊于当地医院，查血常规正常，氨基末端利钠肽前体 439.9pg/ml，TnT、D- 二聚体正常。心电图未见明显异常，心脏彩超示右心增大，重度肺动脉高压（肺动脉收缩压：119mmHg）。胸部 CT 示右下肺条状高密度影，考虑纤维灶，心脏增大，冠脉钙化，心包积液。予安立生坦 5mg/d 控制肺动脉高压。为进一步诊治，患者于 2019 年 11 月 7 日就诊于我院风湿科并收住院。病程中，患者无口腔溃疡、皮疹、关节痛、肌肉酸痛、头痛头昏等，食欲、睡眠可，大小便无异常，体重无明显变化。

既往：高血压病史 8 年，未规律服药，否认糖尿病、冠心病病史。溃疡性结肠炎病史 10 年，口服柳氮磺吡啶 6 年多后自行停药，未随访。1 年余前出现双下肢乏力，肌力下降，步行困难，于当地医院行腰穿、肌电图检查后诊断为脊髓炎，予营养神经治疗，半年后缓解。否认乙肝、结核病史。无吸烟、饮酒等不良嗜好，否认疫区驻留史。无外伤手术史，无毒物、粉尘、放射性物质接触史。已婚，育有 1 子 2 女，家族中无遗传病病史，父母子女均健康。

【诊治经过】

1. **入院查体**　血压 162/108mmHg，颜面水肿。呼吸稍促，双肺叩诊清音，听诊未闻及明显干湿啰音。心前区无隆起，心界扩大，心率 100 次 /min，律齐。余无特殊。

2. **辅助检查**

血常规：RBC 3.63×10^{12}/L、Hb 109g/L、PLT 72×10^9/L、网织红细胞比例 1.8%，余正常。尿常规：白细胞酯酶（++++），WBC 93/μl，上皮细胞 89/μl，小圆上皮细胞（+），WBC 镜检 10～12 个 /HP。尿培养：解脲支原体（+），药敏试验示对阿奇霉素、红霉素、克拉霉素等均敏感。粪便检查、肝肾功能、糖代谢、ESR、血钙、血磷、出凝血功能、肿瘤标志物、甲状腺功能、细胞免疫、肝炎标志物、乙肝病毒 DNA、HIV 抗体、梅毒抗体、EB 病毒、巨细胞病毒、单纯疱疹病毒抗体、隐球菌荚膜抗原定性检测、G 试验均无明显异常。

电解质：K^+ 2.6mmol/L。心脏标志物：TnT 0.048ng/ml、BNP 1 598.0pg/ml。血气分析（未吸氧）：pH 7.50，PaO_2 58mmHg，$PaCO_2$ 31mmHg，SaO_2 92%；ESR 33mm/1h，CRP 3.8mg/L，ANA 颗粒 1∶1 000（+），抗 SSA 抗体（+），余自身抗体（-）。特定蛋白：β 微球蛋白 3.38mg/L，κ 轻链 7.56g/L，λ 轻链 3.98g/L，IgG 25.96g/L，IgM 0.46g/L，总补体 33.3U/ml，IgA、IgE、IgG4、补体 C3 及 C4 正常。细胞免疫检查：B 淋巴细胞 CD19 31.5%。

心电图：①窦性心律；② ST 段改变（ST 段在 Ⅱ、Ⅲ、aVF、V_3～V_6 导联呈水平型及下沉型）；③ T 波改变（T 波在 Ⅰ、Ⅱ、Ⅲ、aVF、V_3～V_6 导联双相、低平、浅倒置）。

心脏彩超：①右房室增大，右室壁增厚，重度肺高压（110mmHg）伴中重度三尖瓣反流；②左房增大，左房内径 42mm；③少量心包积液。LVEF：64%。右心导管测压：肺动脉压、肺毛细血管楔压分别为 90/56/34mmHg、9/6/2mmHg。肺血管阻力增高。

胸部 HRCT（2019-11-29）：两肺渗出（两肺内多发片絮状高密度影，右肺下叶内斑片、条索影），心包积液、冠脉钙化，双侧腋窝小淋巴结（图 24-1）。

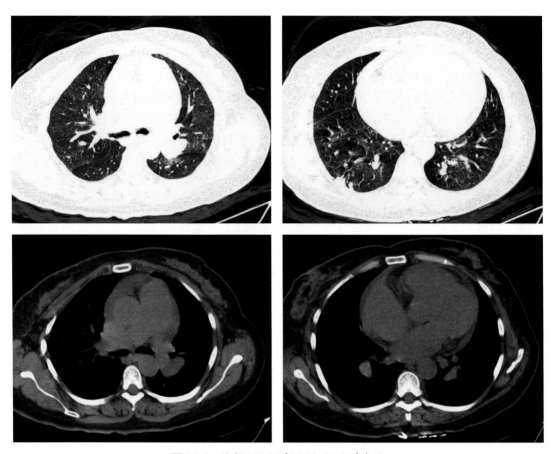

图 24-1 胸部 HRCT（2019-11-29）表现

两肺内多发片絮状高密度影，右肺下叶内斑片、条索影，所见各支气管腔畅通，肺门及纵隔未见肿大淋巴结，胸膜无增厚，胸腔内无积液。心包内积液，冠脉多发钙化。双侧腋窝小淋巴结。

B 超：肝右叶钙化灶，双乳退化不全。

6 分钟步行试验：①试验前——血压 127/80mmHg，心率 79 次/min，SO_2 96%。步行距离：352m。②试验后——血压 140/86mmHg，心率 90 次/min，SO_2 97%。

唇腺活检病理：镜下唾液腺组织小叶结构存在，导管周围见簇状淋巴细胞浸润（11 灶，>50/灶）（表 24-1）。

表 24-1 唇腺活检相关形态学指标

病理表现	结果
腺泡萎缩	无
导管串珠样变	有
导管狭窄	有
导管破坏	无

病理表现	结果
淋巴细胞浸润	淋巴细胞灶：11 灶 位置：导管周围 数目：>50/ 灶

3. 诊疗经过 根据患者症状、生化检查、自身抗体、唇腺活检结果，可以确诊为干燥综合征。根据胸部 CT 提示肺部渗出影，心脏超声显示重度肺动脉高压，该患者干燥综合征累及肺脏，同时合并重度肺动脉高压。患者入院后予醋酸泼尼松 50mg/d + 羟氯喹 200mg/d + 艾拉莫德 25mg 2 次 /d 治疗，2019 年 12 月 5 日予环磷酰胺 0.6g 静脉滴注。并予安立生坦 5mg/d+ 他达拉非 5mg 2 次 /d 降肺动脉压。予抗生素治疗尿路感染，并予纠正电解质紊乱、利尿等对症治疗。患者症状好转后出院。

【最后诊断】

原发性干燥综合征（累及肺脏）；重度肺动脉高压；尿路感染。

【治疗及转归】

患者予醋酸泼尼松治疗后，胸闷气短症状明显改善。2020 年 1 月 6 日入院复查，胸部 HRCT：较前双肺炎性渗出略吸收好转，心包积液较前减少（图 24-2）。予醋酸泼尼松减量至 40mg /d + 羟氯喹 200mg /d + 艾拉莫德 20mg 2 次 /d，并在出院后维持，另予环磷酰胺 0.8g 静脉滴注（环磷酰胺累计剂量 1.4g）。

目前该例患者仍在随访中，末次出院至今，患者自觉胸闷气短症状改善，登 1 层楼后稍气短，活动受限情况持续改善。

【评述】

1. 概述 干燥综合征是一种慢性自身免疫性炎性疾病，除了累及唾液腺和泪腺而导致患者出现口干、眼干外，也可累及其他外分泌腺及腺体外脏器而出现全身多系统损害症状，例如皮肤病变、关节痛、肾损害和肺部间质性改变等。目前该病发病机制尚不明确，一

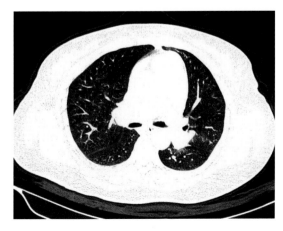
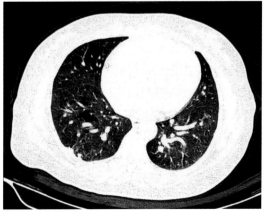

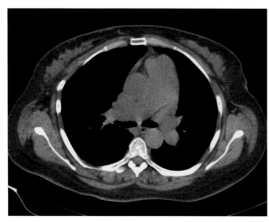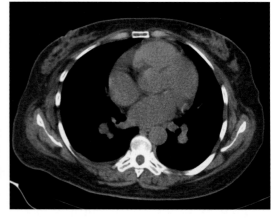

图 24-2　胸部 HRCT（2020-01-06）

右肺中叶斑片样模糊影，右肺下叶斑片、条索影，所见各支气管腔畅通，肺门及纵隔未见肿大淋巴结，胸膜部分增厚粘连，胸腔内无积液。冠脉多发钙化，双侧腋窝小淋巴结。

般认为其发病受遗传和环境因素共同影响，导致自身免疫系统异常激活。最近研究发现神经内分泌系统功能障碍也可能与其发病机制有关。干燥综合征在全球人群的患病率约为 60.82/10 万，其中女性患者与男性患者的比例约为 10∶1，患者的平均年龄约为 56.16 岁。该病的患病率在不同地区各不相同，在美国为（2.2～10.3）/10 万，在欧洲约为 71.22/10 万，在南美洲约为 0.17%，在亚洲约为 44.85/10 万，我国人群中的患病率为 0.29%～0.77%，其中老年人的患病率为 3%～4%。

　　本例患者为一中年女性，病变主要累及外分泌腺和肺部，并出现重度肺动脉高压，造成患者出现明显的活动后胸闷气促，根据既往史，患者有溃疡性结肠炎及脊髓炎病史，推测与该病有关，故病变可能累及消化道和神经系统。

　　2. 临床特征、影像学及病理学表现　根据累及系统不同，干燥综合征患者的临床表现各异，轻重程度不一。局部表现主要与外分泌腺体功能受损有关，唾液腺病变引起的口干是最普遍的症状，常伴有龋齿、腮腺炎、口腔溃疡等症状，泪腺分泌功能受损引起的干燥性角结膜炎也较常见。全身症状主要为乏力、发热等非特异性表现，约有 2/3 的患者出现累及外分泌腺以外的系统损害，包括皮肤病变（过敏性紫癜样皮疹、雷诺现象和结节性红斑）、关节痛、神经损害、贫血、WBC 或 PLT 减少、高免疫球蛋白血症等，值得注意的是，干燥综合征患者中淋巴瘤的发病率为正常人的 20～44 倍；消化系统受累主要表现为萎缩性胃炎、消化不良和转氨酶升高，肝脏病理可见肝内小胆管壁及周围淋巴细胞浸润、界板破坏等改变；肾脏损害在我国干燥综合征患者中占 30%～50%，主要为慢性肾小管间质性肾炎，表现为肾小管酸中毒，可引起低血钾性周期性麻痹；9%～20% 的患者伴随呼吸道症状，包括干咳、气促等，肺功能检查结果可基本正常，也可呈现通气或弥散功能减退，肺部病变在 HRCT 上主要呈间质性肺炎的表现（双肺弥漫的磨玻璃影、网格影或多发囊泡影等），少数患者可出现肺动脉高压，该类患者预后较差，生存率低（1 年生存率 73%，3 年生存率 66%）。

　　干燥综合征典型的组织病理学特征为淋巴细胞聚集分布在外分泌腺（主要是唾液腺和泪腺）的导管和腺体周围，或在支气管壁及管周的浸润间质中，因此唇腺活检在干燥综合征的确诊中有重要意义。

干燥综合征起病隐匿,临床表现多为非特异性,且没有统一的被广泛接受的诊断标准,目前主要应用的诊断标准有2002年原发性干燥综合征国际分类(诊断)标准(表24-2)和2016年美国风湿病学会(ACR)/欧洲抗风湿病联盟(EULAR)原发性干燥综合征分类标准(表24-3)。

表24-2　2002年原发性干燥综合征国际分类(诊断)标准

项目	标准
Ⅰ.口腔症状(3项中有1项或1项以上)	1. 每日感口干持续3个月以上 2. 成年后腮腺反复或持续肿大 3. 吞咽干性食物时需用水帮助
Ⅱ.眼部症状(3项中有1项或1项以上)	1. 每日感到不能忍受的眼干持续3个月以上 2. 有反复的沙子进眼或砂磨感觉 3. 每日需用人工泪液3次或3次以上
Ⅲ.眼部体征(右边检查任1项或1项以上阳性)	1. Schirmer试验(+) 2. 角膜染色(+)
Ⅳ.组织学检查	下唇腺病理示淋巴细胞灶
Ⅴ.唾液腺受损(右边检查任1项或1项以上阳性)	1. 唾液流率(+) 2. 腮腺造影(+) 3. 唾液腺放射性核素检查(+)
Ⅵ.自身抗体	抗SSA抗体或抗SSB抗体(+)(双扩散法)

诊断条件:

(1)原发性干燥综合征:无任何潜在疾病的情况下,有下述2条之一则可诊断。①符合表24-2中4条或4条以上,但必须含有条目Ⅳ(组织学检查)和/或条目Ⅵ(自身抗体);②条目Ⅲ、Ⅳ、Ⅴ、Ⅵ 4条中任3条阳性。

(2)继发性干燥综合征:患者有潜在的疾病(如任一结缔组织病),而符合表24-2的Ⅰ和Ⅱ中任1条,同时符合条目Ⅲ、Ⅳ、Ⅴ中任2条。

(3)必须除外:颈、头面部放疗史,丙肝病毒感染,获得性免疫缺陷综合征(acquired immunodeficiency syndrome, AIDS),淋巴瘤,结节病,GVH病,抗乙酰胆碱药的应用(如阿托品、莨菪碱、溴丙胺太林、颠茄等)。

表24-3　2016年ACR/EULAR原发性干燥综合征分类标准

条目	得分
唇腺病理示淋巴细胞灶≥1个/4mm^2	3
抗SSA抗体/抗Ro抗体阳性	3
角膜染色:OSS≥5分,或van Bijsterveld评分≥4分	1
Schirmer试验≤5mm/5min	1
自然唾液流率≤0.1ml/min	1

注:当患者得分≥4分,即可被归类为原发性干燥综合征。OSS, ocular staining score,角膜染色评分。

入选标准：下列至少有一项阳性或可疑干燥综合征患者（在 EULAR 干燥综合征患者疾病活动度指标问卷中至少有一个系统阳性）。①持续 3 个月以上，每日不能忍受的眼干；②眼中反复沙砾感；③每日需用人工泪液 3 次或以上；④持续 3 个月以上，每日感到口干；⑤吞咽固体食物时需要伴水送下。

排除标准：①头部和颈部放疗史；②活动性丙肝（PCR 检测确诊）；③ AIDS；④结节病；⑤淀粉样变性；⑥移植物抗宿主病；⑦ IgG4 相关性疾病。

本例患者抗 SSA 抗体阳性、Schirmer 试验阳性、唇腺活检见导管周围簇状淋巴细胞浸润（11 灶，＞50/ 灶），按以上诊断标准至少得 7 分，原发性干燥综合征诊断明确。但患者病程 10 年，直到 3 年前出现活动后胸闷气促才多次就诊，且外院检查主要与循环系统疾病鉴别，并未明确诊断，直到检测自身抗体示抗 SSA/SSB 抗体阳性才逐渐完善干燥综合征相关检查，明确病因诊断，足见该病临床表现之不典型。早期口干症状容易被患者及医师忽视，直至出现重要脏器受累才被确诊，错过了早期诊断、早期治疗的时机，导致患者预后不良，故临床医师应该加强对该疾病的认识。

3. **治疗和预后** 目前干燥综合征的治疗仍然以对症治疗和使用广谱的免疫抑制剂为主，基于局部和全身症状的严重程度和活动度予以个体化的治疗方案。人工泪液、自体血清泪液治疗轻症眼干效果较好，泪小点闭塞可治疗重症干眼症状，但唾液替代物减轻口干的疗效不明显。患者应戒烟酒等加重口干的因素，勤漱口，减少龋齿和口腔感染。外分泌腺尚有功能的中重症口干、眼干患者可使用促进腺体分泌的药物改善症状，包括毒蕈碱受体激动剂和溶黏蛋白剂。累及腺外器官和系统损害如皮疹、肾脏损害、间质性肺疾病等的患者应系统性使用糖皮质激素控制病情，激素用量一般 ≤ 0.5mg/（kg·d），可酌情调整并在控制病情活动度的情况下逐渐减量。使用激素时常加用免疫抑制剂，包括甲氨蝶呤、硫唑嘌呤、环孢素和环磷酰胺，其中环磷酰胺最常使用，推荐剂量为（1 ~ 2）mg/（kg·d）或（0.5 ~ 1）g/（m²·4 周）；另外羟氯喹作为系统用药，对于改善唾液腺功能、关节痛、乏力、低热等也有疗效，推荐剂量为 200 ~ 400mg/d。免疫系统的异常激活是干燥综合征发病的重要环节，因此生物制剂被认为具有治疗潜力，研究表明以 B 细胞为靶点的利妥昔单抗可缓解关节炎、血管炎、肾脏损害等腺外症状，但对腺体功能受损的改善证据不足。

病变限于外分泌腺体的干燥综合征预后较好，但伴有进行性肺纤维化、肺动脉高压、中枢神经系统病变、肾小球受损伴肾功能不全、恶性淋巴瘤者预后较差。

本例患者有唾液腺和泪腺受损，合并肺间质病变和肺动脉高压，诊断明确后即给予醋酸泼尼松 50mg/d+ 羟氯喹 200mg/d + 艾拉莫德 25mg 2 次 /d，治疗干燥综合征，并针对肺动脉高压、低钾血症和尿道感染均进行了对症处理。1 个月后患者随访诉口干和胸闷气短较前好转，复查胸部 HRCT 也可见双肺炎性渗出好转，心包积液减少，予激素减量，目前继续随访中。

本例患者在 1 年内从中度肺动脉高压发展为重度，而合并肺动脉高压的患者一般预后较差，本病例的诊治过程给我们的启示是：临床医师要有扎实的基本功，对交叉学科和一些少见的病种也要有足够的认识，以正确鉴别和诊断临床表现不具有特异性的疾病，以期早期诊断、早期治疗，防止疾病进展，改善预后。

（宋惜夕　金美玲）

参考文献

1. FOX R I. Sjögren's syndrome[J]. Lancet, 2005, 366(9482):321-331.
2. NOCTURNE G, MARIETTE X. Advances in understanding the pathogenesis of primary Sjögren's syndrome[J]. Nat Rev Rheumatol, 2013,9(9):544-556.
3. QIN B, WANG J, YANG Z, et al. Epidemiology of primary Sjögren's syndrome: a systematic review and meta-analysis[J]. Ann Rheum Dis, 2015,74(11):1983-1989.
4. 中华医学会风湿病学分会 . 干燥综合征诊断及治疗指南 [J]. 中华风湿病学杂志 , 2010,14(11):766-768.
5. MACIEL G, CROWSON C S, MATTESON E L, et al. Prevalence of primary Sjögren's syndrome in a US population-based cohort[J]. Arthritis Care Res(Hoboken), 2017,69(10):1612-1616.
6. VIVINO F B, BUNYA V Y, MASSARO-GIORDANO G, et al. Sjögren's syndrome: an update on disease pathogenesis, clinical manifestations and treatment[J]. Clin Immunol, 2019,203:81-121.
7. ITO I, NAGAI S, KITAICHI M, et al. Pulmonary manifestations of primary Sjögren's syndrome: a clinical, radiologic, and pathologic study[J]. Am J Respir Crit Care Med, 2005,171(6):632-638.
8. VITALI C, BOMBARDIERI S, JONSSON R, et al. Classification criteria for Sjögren's syndrome: a revised version of the European criteria proposed by the American-European Consensus Group[J]. Ann Rheum Dis, 2002,61(6):554-558.
9. SHIBOSKI C H, SHIBOSKI S C, SEROR R, et al. 2016 American College of Rheumatology/European League Against Rheumatism classification criteria for primary Sjögren's syndrome: a consensus and data-driven methodology involving three international patient cohorts[J]. Arthritis Rheumatol, 2017,69(1):35-45.
10. PRICE E J, RAUZ S, TAPPUNI A R, et al. The British Society for Rheumatology guideline for the management of adults with primary Sjögren's Syndrome[J]. Rheumatology (Oxford), 2017,56(10):1643-1647.

病例 25 干燥综合征肺受累 2

【主诉】

气促伴活动耐量下降 4 个月,加重 1 个月。

【简要病史】

患者女性,44 岁,4 个月前开始出现活动后气促,具体表现为登 3 层楼时明显,休息后缓解,伴活动耐量下降,间断有咳嗽、咳少量白黏痰,伴咽部异物感、口干,无发热,未予重视。1 个月前就诊于当地县医院,胸部 CT 示双肺下叶近胸膜处多发斑片、条索影;电子喉镜示慢性咽喉炎,予治疗后(具体不详)上述症状有所改善。

2 周前就诊于我院门诊,考虑"间质性肺炎",予左氧氟沙星、多索茶碱口服治疗。现仍有活动后气促不适,夜间可平卧位休息,偶有干咳,为进一步诊治来我院就诊。病后精神可,食欲可,大小便无异常。

既往:体健。否认肝炎、结核等传染病病史,无外伤手术史,无毒物、粉尘、放射性物质接触史,从事毛竹加工工作 10 余年,家族中无遗传病病史。

【诊治经过】

1. 入院查体 体温:36.5℃,脉搏:86 次 /min,呼吸频率:20 次 /min,血压:114/

76mmHg，SpO₂（FiO₂ 21%）：98%。神志清楚，全身浅表淋巴结无肿大，双肺呼吸音清，双下肺可闻及少许散在细湿啰音，心律齐，各瓣膜听诊区未闻及病理性杂音，腹平软，无压痛、反跳痛，双下肢无水肿。

2. 辅助检查

血气分析（未吸氧）：pH 7.43，PO₂ 80mmHg，PCO₂ 41mmHg，SO₂ 96%，HCO₃⁻ 27.2mmol/L，BE 2.6mmol/L。血常规：WBC 5.1×10⁹/L，GR% 68.3%，EOS% 0.8%，Hb 141g/L，PLT 195×10⁹/L。生化检查大致正常。凝血功能大致正常。ESR 18mm/1h。CRP <0.777mg/L。自身抗体：ANA 1：3 200（+），颗粒型（+），胞质颗粒型（+），抗ENA抗体（+），抗SSA抗体（+），抗Ro-52抗体（+），抗SSB抗体弱阳性。类风湿因子83.3IU/ml。ANCA正常。抗环瓜氨酸肽抗体、抗心磷脂抗体IgG、抗心磷脂抗体IgM正常。IgE 5.5IU/ml。体液免疫大致正常。肿瘤标志物：CEA、AFP、CA12-5、CA19-9大致正常。

心电图：窦性心律。

肺功能：小气道功能障碍，MVV正常；支气管舒张试验（－）；呼吸总阻抗、总气道阻力、中心气道阻力、周边弹性阻力均正常；肺弥散功能正常，FRC、RV、TLC、RV/TLC正常。

双手正位片：双手掌指诸骨未见明显异常。

胸部CT（图25-1）：双肺炎症，部分伴间质性改变，以双肺下叶为著。

腮腺SPECT/CT：右侧腮腺聚集功能未见明显异常，分泌及排泄功能受损；左侧腮腺聚集、分泌及排泄功能受损。唇腺活检病理：送检唾液腺组织，间质个别淋巴细胞和浆细胞浸润，未见淋巴细胞聚集灶。

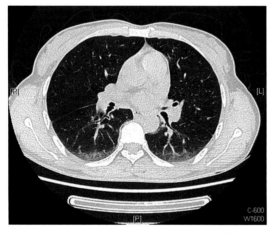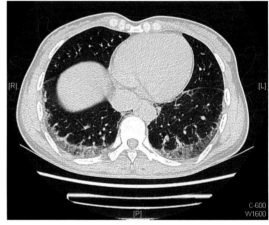

图25-1　胸部CT：肺部可见磨玻璃影、渗出影，局部网格样表现，部分可见牵拉性支气管扩张

【最后诊断】

干燥综合征；继发性间质性肺炎。

【治疗及转归】

风湿科会诊建议完善腮腺的发射计算机体层显像及唇腺活检，最后结合各项结果，考虑诊断"干燥综合征，继发性间质性肺炎"，后风湿科门诊随诊，给予甲泼尼龙片（初始计量40mg/d）口服后气促渐减轻，活动耐量渐改善。

【评述】

1. **概述** 干燥综合征（Sjögren's syndrome, SS）是一种侵犯泪腺、唾液腺等外分泌腺体，有以淋巴细胞介导的腺体浸润，以及具有特异性自身抗体的慢性自身免疫性疾病。SS可单独发病，也可与如系统性红斑狼疮、类风湿关节炎等其他已确诊的自身免疫性疾病相关，可分为原发性干燥综合征（primary Sjögren's syndrome, PSS）与继发性干燥综合征（secondary Sjögren's syndrome, SSS）。它可累及多系统，造成多器官损坏。肺脏是血管及结缔组织较多的地方，故为较易受累的器官之一。据报道 PSS 肺损害的患病率为 5%～29%，肺脏受累时可出现间质性肺疾病（ILD）、肺大疱、肺结节影、肺动脉高压、胸腔积液等，其中 ILD 最为常见，PSS 继发 ILD 者占 23.2%，ILD 是影响 PSS 患者预后不良的主要因素之一。

关于 PSS-ILD 的发病机制尚不明确，考虑为淋巴细胞增生浸润了肺泡上皮细胞和毛细血管间的基膜，导致肺泡壁及肺泡腔的炎性和纤维素性渗出，其病变不仅累及位于肺泡 - 毛细血管基膜之间的肺间质，同时也累及细支气管、肺泡实质、血管、淋巴结及胸膜，并逐渐出现肺间质纤维化，肺泡组织被破坏，从而影响肺泡上皮细胞和毛细血管内皮细胞的功能和气体交换，肺容积缩小，最终结局是广泛肺泡壁破坏伴肺泡 - 毛细血管功能单位丧失，间质内胶原组织沉积取代腺体上皮，从而造成肺氧合障碍。

2. **临床特征、影像学及病理学表现** PSS-ILD 起病隐匿，早期临床症状不明显。多数患者在影像学证实为 ILD 时尚无临床呼吸道症状。PSS-ILD 患者在口干、眼干等外分泌腺分泌受累出现多年后才出现干咳、活动后气喘等呼吸道症状，平均病程 48 个月，也有约 10% 患者以呼吸道症状为 PSS 的首发症状。常见的呼吸道症状包括干咳、咳痰、呼吸困难、活动后气促等，体征上可发现肺部爆裂音、杵状指。上述症状缺乏特异性且常被患者忽视。

肺活检是诊断 ILD 的金标准，但也有报道表明 HRCT 结果与肺脏活组织病理检查一致。HRCT 的诊断特异性可达 90%，并可全面地解释病变的累及范围。因而临床诊断明确的 ILD 在一定程度上可不必再行肺活检。根据肺组织病理将 PSS-ILD 分为以下类型：

（1）非特异性间质性肺炎（NSIP）：NSIP 是 PSS-ILD 最常见的病理类型。NSIP 是一种慢性间质性肺炎，在病理上的表现无特征，主要是肺间质炎症浸润和 / 或纤维化，其最大的特征性表现为肺内的病灶均一，纤维化时相大致相同，无成纤维细胞灶。HRCT 显示非特异性的磨玻璃影和不规则条索影。

（2）机化性肺炎（OP）：OP 在 PSS-ILD 病理类型中并不少见，是继 NSIP 之后 SS 中较多见的病理类型。OP 是一种临床病理综合征，命名源于隐源性机化性肺炎（COP，也称闭塞性细支气管炎伴机化性肺炎，BOOP）。OP 病理学表现主要为：远端气腔（包括细支气管、肺泡管、肺泡腔）间质和肺泡内不同程度的单核细胞、泡沫巨噬细胞浸润，病灶呈片状分布，但病变均匀一致，肺部结构不受损。OP 影像学表现变化多样，最典型的影像学表现是双侧胸膜下或支气管周围分布的斑片状肺泡实变影，可有肺间质的浸润影，亦可为单发于肺上叶的结节样或团块状病变。

（3）淋巴细胞性间质性肺炎（lymphocytic interstitial pneumonia, LIP）：LIP 在 PSS-ILD

病理类型中不常见,但特异性较强。PSS 是唯一和 LIP 相关的最为常见的疾病类型,约 0.9% 的成人 PSS 发生 LIP,约 50% 的成人 LIP 患者与 PSS 有关。LIP 为弥漫性淋巴细胞和浆细胞浸润肺间质,包括小叶间隔、肺泡间隔,细胞成分以淋巴细胞为主,伴有免疫母细胞、浆细胞和组织细胞,主要是 T 细胞和多型浆细胞。胸部 HRCT 的常见表现包括多发磨玻璃影,小叶中心性及胸膜下小结节,界限不清,伴有小叶间隔和支气管血管束的增厚,以下叶分布多见;随着 LIP 发展,病情可进展为蜂窝纤维化。

(4)普通型间质性肺炎(UIP):UIP 在 PSS-ILD 病理类型中并不常见。最具诊断意义的病理学特点是病变程度轻重不一、分布不均匀、新旧病灶同时存在,存在纤维性瘢痕、蜂窝肺及间质炎症,同正常肺组织交替分布。HRCT 表现为两肺外周带(胸膜下)不规则的线性或网状阴影,以基底部最为多见,同时伴牵拉性支气管扩张和两肺基底部蜂窝样纤维化。PSS 患者 UIP 的临床表现多为慢性进展,少数发生急性恶化,但总体预后差,是 PSS 死亡的主要原因。

PSS-ILD 患者的 HRCT 表现:磨玻璃影、网格影、条索影、小结节影、牵拉性支气管扩张、小叶间隔增厚、胸膜下弧线影,严重者出现蜂窝肺。NSIP 主要特点为磨玻璃影或不规则网状影,也可见到牵拉样支气管扩张;OP 主要为斑片状及条索状实变影;LIP 主要出现形状特殊的沿血管周围分布的薄壁线状影,或表现为正常肺野中散在分布的线状影;UIP 的 HRCT 表现与特发性纤维化相似,主要特点以蜂窝影、牵拉性支气管扩张、网状影等为特征。

3. 治疗和预后　PSS-ILD 的治疗仍是临床上的难点,其治疗决策需要综合考虑 PSS-ILD 的病理类型、症状严重程度、肺功能损害程度和胸部影像学累及范围,以及合并疾病等因素。但 PSS-ILD 的病理分型最常见的是 NSIP、OP、LIP,其往往对免疫抑制剂有效,因而在临床上 PSS 一旦出现 ILD 时,即使无明确的病理证据,仍应积极使用糖皮质激素和免疫抑制剂。

(1)糖皮质激素:目前口服糖皮质激素仍是 PSS-ILD 的一线治疗方案。糖皮质激素可抑制炎症反应和免疫过程,抑制其分泌细胞因子,减少肺泡巨噬细胞等。总体上,NSIP 对糖皮质激素治疗反应较好,UIP 疗效较差。其治疗剂量应个体化,以治疗反应和患者耐受性为依据,只有在病情改善或稳定时才考虑持续使用。通常学者认为中等剂量的泼尼松(0.5~1.0mg/kg)易于控制病情且副作用小,大剂量甲泼尼龙冲击治疗尚未证实比口服糖皮质激素疗效更好。

(2)免疫抑制剂:免疫抑制剂联合糖皮质激素是肺纤维化的传统治疗手段,通过抑制肺纤维化的免疫炎性反应来抑制肺纤维化的发展。环磷酰胺仍为治疗 PSS-ILD 的主要药物,而硫唑嘌呤、环孢素、甲氨蝶呤、羟氯喹对 PSS-ILD 也有一定的治疗作用。

(3)其他类药物:如生物制剂(利妥昔单抗)、抗纤维化药物(吡非尼酮、尼达尼布)、抗氧化药物在 PSS-ILD 治疗上也有一定作用。

(涂洵崴　陈愉生)

参考文献

1. MARIETTE X, CRISWELL L A. Primary Sjögren's syndrome[J]. N Engl J Med, 2018,378(10):931-939.

2. KREIDER M, HIGHLAND K. Pulmonary involvement in Sjögren syndrome[J]. Semin Respir Crit Care Med, 2014,35（2）:255-264.

3. BOTH T, DALM V A, VAN HAGEN P M, et al. Reviewing primary Sjögren's syndrome: beyond the dryness - from pathophysiology to diagnosis and treatment[J]. Int J Med Sci, 2017,14（3）:191-200.

4. MATHAI S C, DANOFF S K. Management of interstitial lung disease associated with connective tissue disease[J]. BMJ, 2016,352:h6819.

5. SEBASTIAN A, MISTERSKA-SKÓRA M, SILICKI J, et al. Chest HRCT findings in patients with primary Sjögren's syndrome[J]. Adv Clin Exp Med, 2017,26（7）:1101-1106.

6. THEODORE A C, TSENG C H, LI N, et al. Correlation of cough with disease activity and treatment with cyclophosphamide in scleroderma interstitial lung disease: findings from the Scleroderma Lung Study[J]. Chest, 2012,142（3）:614-621.

7. 王建军, 吕群, 龚玲, 等. 原发性干燥综合征合并间质性肺病患者临床与影像特点分析 [J]. 中华全科医学, 2019,17（8）:1275-1278.

8. GANDOLFO S, DE VITA S. Emerging drugs for primary Sjögren's syndrome[J]. Expert Opin Emerg Drugs, 2019, 24（2）:121-132.

病例 26　高 IgE 综合征

【主诉】

反复发热、咳痰 14 年, 咯血 3 年。

【简要病史】

患者男性, 23 岁, 14 年前开始出现反复发热、咳嗽、咳大量黄色脓痰, 当地医院诊断"肺脓肿", 予抗生素治疗及脓肿穿刺引流有效。此后症状仍反复发作, 3 年前开始间断咯血, 量多时咯鲜血 100ml/d, 伴胸痛。当地医院诊断"支气管扩张症、肺囊肿伴感染", 抗生素治疗有效, 但症状仍反复发作。为进一步诊治来我院就诊。病后精神弱, 食欲可, 大小便无异常。

既往: 足月顺产, 换牙、生长发育同一般儿童, 幼年时有湿疹, 面部、四肢、胸部皮肤反复出现脓疱、脓肿, 多次脓肿切除引流术史; 鼻息肉; 左手史密斯骨折史。吸烟 1 年余, 3 支 /d; 少量饮酒。否认肝炎、结核等传染病病史, 无手术史, 无毒物、粉尘、放射性物质接触史。已婚未育, 父母及 3 个姐姐体健, 家族中无遗传病病史。

【诊治经过】

1. 入院查体　体温: 38.8℃, 脉搏: 109 次 /min, 呼吸频率: 18 次 /min, 血压: 89/63mmHg, 身高: 175cm, 体重: 53.5kg, 体重指数: 17.47kg/m^2。鼻梁稍增宽, 双肺呼吸音清, 未闻及明显干湿啰音, 心脏未闻及杂音, 腹软, 无明显压痛、反跳痛, 脊柱轻度侧弯, 双手杵状指, 双下肢不肿。

2. 辅助检查

血常规: WBC 11.21×10^9/L, GR% 64%, EOS% 11%, Hb 126g/L, PLT 237×10^9/L。ALT 16U/L, Cr 72μmol/L; ESR 26mm/1h, IgG 17.10g/L, IgA 1.76g/L, IgM 1.77g/L, 总 IgE（T-IgE）＞5 000kU/L。TB 细胞亚群 11 项: CD4 及 CD8 细胞绝对值及比例均正常, NK

细胞计数 53/μl。烟曲霉特异性 IgE(m3): 4 级。霉菌混合特异性 IgE(mx2): 4 级。PCT、G 试验、隐球菌抗原、结核菌素试验、淋巴细胞培养 + 干扰素:(-)。性激素检查正常。痰找抗酸杆菌:(-)×3 次。痰培养:抗甲氧西林金黄色葡萄球菌(MRSA)×4 次。精液常规 + 质量分析:A 级精子百分率 13.36%,A+B 级精子百分率 20.74%,A+B+C 级精子百分率 23.04%;精液染色形态学分析:正常率 0.50%。

胸部 HRCT(图 26-1):双肺多发支气管扩张伴感染,左肺多发囊状影及斑片、结节影,其中左肺上叶可见厚壁空洞,双侧胸膜增厚。

心脏超声:未见异常。

腹部超声:脾脏稍大。

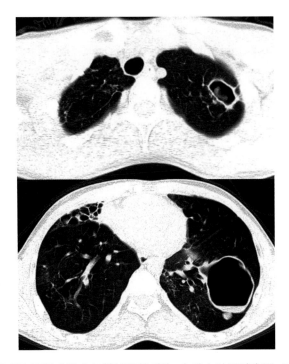

图 26-1 胸部 HRCT:双肺多发支气管扩张伴感染,左肺上叶厚壁空洞,可见内容物;左肺下叶空洞内可见液气平面

3. 诊疗过程 予患者完善基因检测:转录激活蛋白 3 基因有 1 个杂合突变,提示复发感染型高 IgE 综合征,多系统自身免疫病,婴儿起病 I 型。

【最后诊断】

高 IgE 综合征;肺部感染。

【治疗及转归】

予哌拉西林 - 舒巴坦 5g 2 次 /d×7d、万古霉素 500mg 3 次 /d×14d,患者体温恢复正常,咳嗽咳痰明显好转,复查血 WBC、ESR、CRP 恢复正常,T-IgE >5 000kU/L。口服复方磺胺甲基异噁唑预防感染。但出院后患者仍反复发热、咳嗽、咳痰、咯血,多次于我院住院治疗。

支气管镜检查:气管及双侧气道内大量白色脓性分泌物,以左下叶背段为著,吸痰可见大量白色痰栓吸出,远端仍有大量痰栓难以吸出。BALF 及合格痰病原学检查:铜绿假单胞菌(黏液型)、MRSA,血 GM 试验明显升高,结合 CT 表现,高度怀疑曲霉。

结合患者病原学检查结果予头孢他啶 1g/8h + 环丙沙星 0.4g/12h 经验性抗铜绿假单胞菌治疗,加用万古霉素 1g/12h 抗 MRSA 治疗。结合夜间喘憋、肺部 CT 及支气管镜下所见,考虑慢性空洞型肺曲霉病合并 ABPA,予伊曲康唑胶囊 0.2g 2 次 /d,同时加用泼尼松 30mg/d、布地奈德 - 福莫特罗粉吸入剂 2 吸 2 次 /d、磺胺 1 片 /d。患者体温恢复正常,咳嗽咳痰等症状好转出院。

【评述】

1. **概述** 高 IgE 综合征(hyper immunoglobulin E syndrome,HIES)是最初由 Davis 等于 1966 年报道的以新生儿严重湿疹、反复皮肤和肺部感染、骨骼及面容改变为特点的一种罕见的原发性免疫缺陷病。1972 年,Buckley 等人报道了两名 Job 综合征患者的血清 IgE 水平异常升高,故又将其命名为高 IgE- 复发性感染综合征。2007 年,Holland 等人首次报道典型常染色体显性遗传高 IgE 综合征(autosomal dominant HIES,AD-HIES)是由信号转导及转录激活蛋白 3(signal transducer and activator of transcription 3,STAT3)基因的显性负效错义突变引起的,此后的研究确认了由 STAT3、ERBB2IP、CARD11 异常引起的常染色体显性遗传型和 DOCK8、TYK2、PGM3、IL6ST、ZNF341 基因异常引起的常染色体隐性遗传型。其中 STAT3 突变最为常见,其所致的 Janus 活化激酶 -STAT 信号通路(Janus activated kinase - signal transducer and activator of transcription, JAK-STAT)缺陷可引起 Th17 细胞的分化异常和功能受损、Th9 分化异常、B 细胞缺陷和 IgE 调节异常等免疫失衡。HIES 确切发病率不明,估计为 1/50 万 ~1/10 万。在原发性免疫缺陷病中,其发生率为 1.46% ~ 4.65%。目前中国没有全国性的原发性免疫缺陷病注册登记研究,故尚无准确的流行病学数据。截至 2017 年被文献报道的中国患者有 60 例,远远低于根据其他国家发病率及中国人口预估的患病人数。

2. **临床特征、影像学及病理学表现** 高 IgE 综合征分为两型。①Ⅰ型:经典型,多数为散发病例(90%),少数为常染色体显性遗传,主要由于 STAT3 基因突变所致,除累及免疫系统外,还累及结缔组织、骨骼、牙齿等多个系统;②Ⅱ型:为常染色体隐性遗传,多由于 TYK2 及 DOCK8 基因突变所致,仅累及免疫系统,而无结缔组织或骨骼牙齿受累等特征。本文主要介绍 STAT3 基因突变所致的 AD-HIES。

AD-HIES 多为儿童时期发病,临床表现以皮肤湿疹、反复皮肤和肺部感染,以及面部和骨骼、结缔组织异常为特征,实验室检查可见血清 IgE 升高、高嗜酸性粒细胞增多。

皮肤表现为 AD-HIES 最显著的临床表现,为弥漫分布的脓疱性或湿疹样丘疹,始发于面部和头皮,并向躯干上部、肩部和臀部蔓延,始于出生后数周,青春期后逐渐缓解。皮肤活检可见嗜酸性粒细胞浸润。感染病原学以金黄色葡萄球菌和白念珠菌为主。因中性粒细胞趋化功能障碍,这些脓肿多表现为"冷性",即缺乏红肿热痛这类典型的炎症体征,容易被误诊为结核等其他感染甚至肿瘤而贻误治疗时机,应予以高度警惕。肺部感染是继皮肤表现之后患者就诊的第二大原因,亦出现在儿童早期,常由金黄色葡萄球菌引起。但因缺乏炎症反应,患儿常无发热症状。未控制的反复感染逐渐导致了肺结构性病变,如支气管扩张、支气管胸膜瘘和肺大疱等,从而引起胸痛咯血、咳嗽、咳脓痰等临床表现。肺大疱等肺结构异常促进了慢性和机会性感染的发生，故患者常见由铜绿假单胞菌和烟曲霉感染引起的肺脓肿，亦可出现非结核分枝杆菌感染。值得注意的是，肺部真菌感染可见于正常肺结构中，在患者合并高 IgE 的情况下，我们做出 HIES 的诊断之前需要同变应性支气管肺曲霉病相鉴别。HIES 患者的反复感染之所以局限于皮肤和呼吸道，部分原因可解释为角质形成细胞和支气管上皮细胞需要 Th17 和经典促炎性细胞因子两方面的刺激才能产生抗葡萄球菌因子，而其他类型的细胞只需要经典促炎性细胞因子的刺激。

AD-HIES 患者常合并骨骼和牙齿异常。患者有近似统一的面部特征，以鼻翼增宽（宽鼻底）和鼻梁增宽为主要表现，其他特征包括面容粗糙（质地如面团）、额头突出（前额隆起）、眼外眦间距增大、眼窝凹陷、下唇饱满、上腭抬高等。骨骼异常包括颅缝早闭、乳牙脱落延迟、脊柱侧凸、骨质疏松伴轻微创伤性骨折的发生率增高、关节伸展过度、生长发育迟滞等。

其他并发症方面，AD-HIES 患者的非霍奇金淋巴瘤发病率升高。总体认知技能、视觉-感知技能及工作记忆测验得分较差。多数患者头 MRI 存在局部 T_2 加权高信号灶。血管病变方面，可见动脉瘤和假性动脉瘤，以及冠状动脉异常包括迂曲、扩张及局部动脉瘤。

其余基因缺陷相关的高 IgE 综合征与 AD-HIES 临床表现大致相同，但亦存在些许差异。如 DOCK8 缺陷患者缺少新生儿皮疹和粗陋面容的临床表现，反而常见肝损害。TYK2 缺陷患者不一定存在湿疹和 IgE 升高。DOCK8 缺陷患者和 TYK2 缺乏患者均可见反复皮肤病毒感染。PGM3 缺陷患者没有特征性的面容和趋化功能缺陷，部分此类患者可能存在更严重的免疫缺陷和骨骼发育不良。CARD11 功能丧失性突变、ERBIN 缺陷及 IL6ST 缺陷亦有其区别于 STAT3 缺陷的临床表现。

高 IgE 综合征的临床诊断依据综合了临床表现、实验室检查及分子遗传学检验。对于常染色体显性高 IgE 综合征（STAT3 相关）的诊断分为三类。①疑似：IgE >1 000IU/ml 且 5 项主要临床特征（复发性肺炎、新生儿皮疹、病理性骨折、特征面容和高腭弓）的加权分数>30（表 26-1）；②拟诊：满足"疑似"的标准，并且 Th17 细胞较少/缺失，或者有确诊 HIES 的家族史；③确诊：满足"疑似"的标准，同时还存在 STAT3 突变。

3. 治疗和预后　目前尚无经循证医学证实的特效治疗方法，主要以支持治疗为主，主要目标是控制皮肤症状、早期预防和控制局部感染以防止造成结构损害及全身性感染。控制皮肤症状的支持治疗包括保湿、止痒及抗菌液清洗皮肤以减少金葡菌定植等。针对金葡菌的预防性抗感染常选择复方磺胺甲基异噁唑。感染急性加重时应在病原体培养和药敏试验结果的指导下进行积极的全身性抗菌药物治疗，还可能需要介入穿刺或者外科引流。对于大面积、持续性的肺大疱，可能需要切除肺段甚至切除肺叶。激素的口服和雾化疗法及重组人 IFN-γ 治疗的有效性尚缺乏循证医学证据。部分研究显示免疫球蛋白治疗可能改善部分患者的湿疹症状，以及减少一些肺部感染和损伤，但尚缺乏随机对照研究资料。抗 IgE 单克隆抗体——奥马珠单抗在 1 例病例中有效，但亦需更大样本量的研究。

针对疾病根治疗法方面，最早在 1998 年和 2000 年报道 2 例患者经造血干细胞移植治疗后未获得长期获益，但 2010 年再次报道了 2 例合并非霍奇金淋巴瘤的 AD-HIES 患者，经过造血干细胞移植后获得了长期免疫重建，近年来有造血干细胞移植疗法的报道，有 2 例患者接受治疗后获得了长期预后改善，分别在 10 年和 14 年的随访中显示了持续获益，患者

表 26-1　HIES 诊断评分系统（NIH）

临床表现	分数									
	0	1	2	3	4	5	6	7	8	10
血清 IgE 最大值 /（IU·ml⁻¹）	<200	200~500			501~1 000				1 001~2 000	>2 000
皮肤脓肿	无		1~2		3~4				>4	
肺炎（一生复发次数）	无		1		2		3		>3	
肺间质异常	无						支气管扩张		肺囊性疾病	
乳牙保留（颗）	无	1	2		3				>3	
脊柱侧凸最大曲率	<10		10~14		15~20				>20	
伴轻微创伤的骨折	无				1~2				>2	
嗜酸性粒细胞计数最大值 /（个·ml⁻¹）	<700			700~800			>800			
特征性面容	无		部分			有				
中线异常	无					有				
新生儿皮疹	无				有					
湿疹（最严重时）	无	轻度	中度		重度					
每年上呼吸道感染次数	1~2	3	4~6		>6					
白念珠菌感染	无	口腔	指甲		系统性					
其余严重感染	无				严重					
致命性感染	无				有					
关节伸展过度	无				有					
淋巴瘤	无				有					
鼻部增宽	<1SD	1~2SD		>2SD						
高腭弓	无		有							
年龄校正	>5 岁			2~5 岁		1~2 岁		<1 岁		

注：中线异常如腭裂、舌裂、半椎体、其他脊椎畸形等；鼻部增宽是与年龄和性别匹配的对照组进行比较。NHI，美国国立卫生研究院。

未再发生明显感染,并且 HIES 的非免疫性表现得以缓解或并未出现。此后亦有数例造血干细胞移植有效的报道。在发生重度肺部并发症等结构改变之前尝试早期干细胞移植,可能会减轻甚至预防这些并发症的发生。

(杨燕丽 张腾越)

参考文献

1. BERGERSON J R E, FREEMAN A F. An update on syndromes with a hyper-IgE phenotype[J]. Immunol Allergy Clin North Am, 2019,39(1):49-61.
2. HOLLAND S M, DELEO F R, ELLOUMI H Z, et al. STAT3 mutations in the hyper-IgE syndrome[J]. N Engl J Med, 2007,357(16):1608-1619.
3. KHOURIEH J, RAO G, HABIB T, et al. A deep intronic splice mutation of STAT3 underlies hyper IgE syndrome by negative dominance[J]. Proc Natl Acad Sci U S A, 2019,116(33):16463-16472.
4. KRÖNER C, NEUMANN J, LEY-ZAPOROZHAN J, et al. Lung disease in STAT3 hyper-IgE syndrome requires intense therapy[J]. Allergy, 2019,74(9):1691-1702.
5. PONSFORD M J, KLOCPERK A, PULVIRENTI F, et al. Hyper-IgE in the allergy clinic--when is it primary immunodeficiency?[J]. Allergy, 2018,73(11):2122-2136.
6. WOELLNER C, GERTZ E M, SCHÄFFER A A, et al. Mutations in STAT3 and diagnostic guidelines for hyper-IgE syndrome[J]. J Allergy Clin Immunol, 2010, 125(2):424-432.e8.
7. WU J, CHEN J, TIAN Z Q, et al. Clinical manifestations and genetic analysis of 17 patients with autosomal dominant hyper-IgE syndrome in mainland China: new reports and a literature review[J]. J Clin Immunol, 2017,37(2):166-179.

病例 27 特发性胸膜肺实质弹力纤维增生症

【主诉】

间断咳嗽伴胸闷憋气 1 年余,加重 20 日。

【简要病史】

患者女性,28 岁,1 年余前受凉后出现咳嗽,干咳为主,活动后胸闷憋气,休息后可缓解,当地医院给予对症及口服中药治疗自觉无明显缓解。近 5 个月胸闷憋气较前明显加重,活动受限,查胸部 X 线片(2018-10-31)(图 27-1)示右侧气胸;胸部 CT(2018-10-31)(图 27-2)示右侧气胸,胸膜增厚,肺内结构紊乱,间质病变。行经胸腔镜胸腔清理及肺胸膜活检术,术后复查胸部 X 线片(2018-12-13)(图 27-3)示右侧气胸的右肺未完全复张,出院后右侧气胸自行吸收好转。此后患者仍有活动后胸闷气短伴干咳。

20 日前胸闷憋气较前加重,复查胸部 CT(2019-03-12)(图 27-4)示左侧少许气胸,为进一步治疗入我院就诊。

既往:体健。否认食物及药物过敏史。无化学燃料、石棉接触史;否认吸烟、饮酒史。月经婚育史:无特殊。家族中无传染病及遗传病病史。

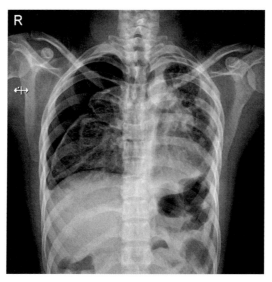

图 27-1 胸部 X 线片(2018-10-31)

右侧肺可见部分肺纹理消失,右侧气胸,右肺压缩约 50%,右侧肋膈角钝,左肺纹理增多紊乱,左侧膈肌升高。

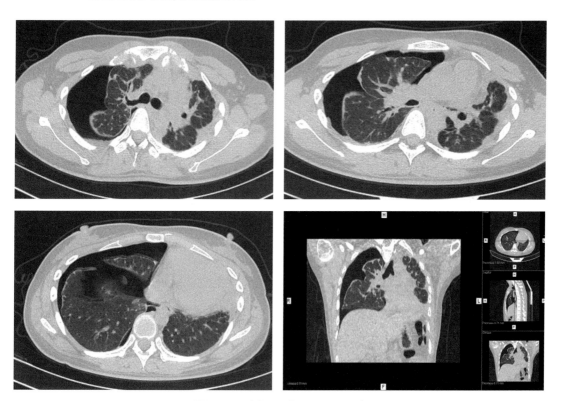

图 27-2 胸部 CT(2018-10-31)

右侧气胸,双肺胸膜增厚,可见右侧脏层胸膜以上肺部胸膜增厚为著,双肺体积减小,肺纹理增粗,小叶间隔增厚。

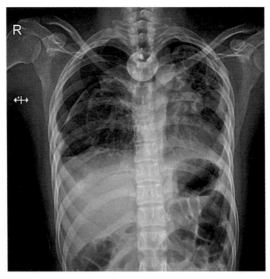

图 27-3 胸部 X 线片（2018-12-13）

右侧肺可见部分肺纹理消失，右侧气胸，右肺压缩约 40%，

双肺纹理增多紊乱，左侧膈肌升高，肺体积减小。

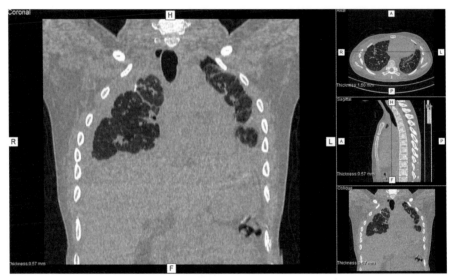

图 27-4 胸部 CT（2019-03-12）

左侧少许气胸，双肺胸膜明显增厚，右侧气胸消失，肺纹理增粗，

小叶间隔增厚，双肺体积减小，膈肌升高。

【诊治经过】

1. **入院查体** 体温：36.5℃，呼吸频率：25 次 /min，血压：110/70mmHg，身高：169cm，体重 50kg，BMI：17.5kg/m²。发育正常，营养中等，浅表淋巴结未触及肿大，口唇微绀，可见右侧腋前线手术瘢痕，双上肺呼吸音减低，未闻及干湿啰音，未闻及胸膜摩擦音。心律齐，腹软无压痛及反跳痛，肝脾未触及，无杵状指，双下肢无水肿。

2. 辅助检查

血常规：WBC 8.87×10^9/L，GR% 60.3%，EOS% 0.9%，嗜酸性粒细胞 0.08×10^9/L；Hb 134g/L，PLT 481×10^9/L；IgE 5IU/ml，IgG 2 630mg/dl（↑），CRP 1.51mg/ml，ESR 94mm/1h。FIB 5.65g/L，D-二聚体 6.45μg/ml。尿、粪便常规、生化检查、肿瘤标志物、甲状腺功能均正常。自然状态下血气分析：pH 7.411，PCO_2 63.9mmHg，PO_2 40.8mmHg；动脉血气（FiO_2 29%）：pH 7.36，PCO_2 67.3mmHg，PO_2 86.5mmHg。结核菌素试验、混合淋巴细胞培养+干扰素释放测定、G试验、GM试验（−）。甲状腺功能：T_3 2.31nmol/L，T_4 95.67nmol/L，TSH 8.33μIU/ml；ANCA（−）。

心脏彩超：各房室腔内径在正常范围，估测肺动脉收缩压 35mmHg，LVEF 70%。

肺功能：FEV_1/FVC 96.85%，FEV_1 0.86L，FEV_1 29% 预计值。VA 1.75L，每升肺泡容积的一氧化碳弥散量（KCO）0.69mmol/（min·kPa·L）。通气功能：重度限制性通气功能障碍，肺弥散功能重度减低。

3. 诊疗过程 行胸外科手术探查，术中见右侧胸膜腔淡黄色稍浑浊胸腔积液约150ml，脏层胸膜被覆纤维膜样组织包被右肺，与胸膜关系紧密，无法分离，尤以右上叶为著，右肺呈炎性病变，质韧。依探查所见决定行右侧胸腔清理+胸膜肺活检术。钝性剥离胸膜表面易剥除纤维膜，切除右肺上叶病变明显处胸膜及肺组织送病理。

胸膜肺活检病理（图 27-5）：胸膜及其下方区域内密集分布弹力纤维和胶原纤维，纤维

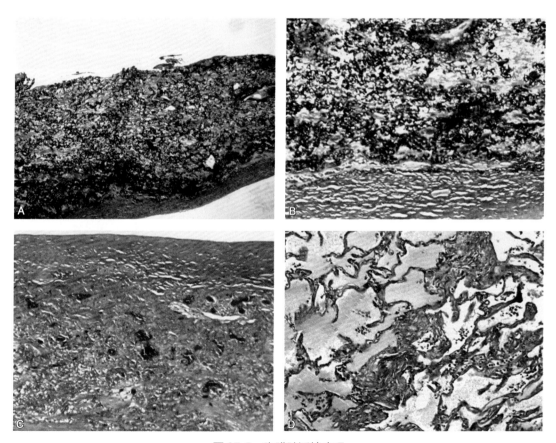

图 27-5 胸膜肺活检病理

A. 弹性纤维染色，×100 倍；B. 弹性纤维染色，×400 倍；C. 马松染色，×100 倍；D. 马松染色，×400 倍。

呈旋涡状杂乱排列,似片状的弹力纤维板,增生的弹力及胶原纤维周围伴有淋巴细胞浸润。

【最后诊断】

特发性胸膜肺实质弹力纤维增生症。

【治疗及转归】

给予吸氧及止咳对症治疗,复查胸部CT(2019-03-19)(图27-6):患者左侧自发性气胸较前吸收,双侧胸膜增厚,肺内结构紊乱,少许胸腔积液。患者稍活动自觉憋气加重,建议患者行肺移植手术治疗,患者出院后持续吸氧治疗,但喘憋症状逐渐加重于2019年6月15日死亡,自发病至死亡约30.5个月。

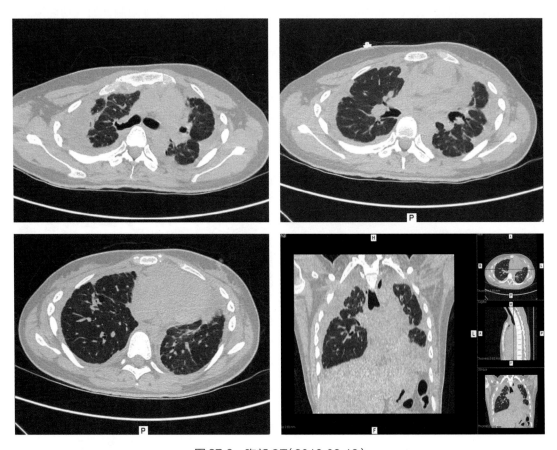

图27-6 胸部CT(2019-03-19)

气胸消失,双侧胸膜明显增厚、较前加重,肺纹理增粗,小叶间隔增厚,双肺体积明显减小,膈肌升高。

【评述】

1. 概述 特发性胸膜肺实质弹力纤维增生症(idiopathic pleuroparenchymal fibroelastosis, IPPFE)是一种罕见的ILD,其特征在于患者胸膜及胸膜下肺实质内弹力纤维增生,以双肺上叶为主。日本学者Amitani等于1992年首先描述了一系列患者具有这种特殊情况,2004年Frankel等首先提出IPPFE的概念,发现5例肺间质疾病患者肺组织的病理改变不同于传统的特发性间质性肺炎,镜下表现以胸膜及胸膜下肺实质内弹力纤维增生为特征;胸部影像学表现为以两上肺为主的胸膜增厚;临床上以活动后气促为主要症状。其临床影像组织病理特点不能归类到现有的特发性间质性肺炎中,因此命名为IPPFE。2013年美国胸科学会和欧洲呼吸学会的修订版特发性间质性肺炎分类共识中,IPPFE被纳入罕见类型特发性间质性肺炎。

随着临床医师对这一疾病认识的不断提高,发现胸膜肺实质弹力纤维增生症与放疗、化疗、职业性粉尘暴露、慢性过敏性肺炎、遗传易感性、感染、自身免疫性疾病、骨髓与肺移植之间可能存在某些关联。

2. 临床特征、影像及病理学表现

(1)临床特征:IPPFE通常发生于成年患者中,但发病年龄差异较大,范围13~87岁,中位数约为53岁。发病年龄呈现双峰的年龄分布,分别为30岁和60岁。在年轻患者中女性占多数,多半发生在不吸烟患者中,部分患者具有家族性发病的特征。临床多主要表现为隐匿起病,活动后呼吸困难、干咳等呼吸系统症状。易合并气胸(自发性、肺活检术后及支气管胸膜瘘等),此外气胸也可成为IPPFE的首发症状。本病患者多体型偏瘦,BMI低,胸廓扁平,胸廓前后径与横径之比降低,并随病程进行性加重,主要体征为呼吸急促,听诊两肺呼吸音减弱,两肺可闻及少许啰音但较少见,杵状指少见。在已报道的病例中,60%的患者活动后气促症状严重,病情进展较快,对激素及免疫抑制剂治疗效果差,死亡率可达40%。

实验室检查:本病无特异性实验室检查结果,部分患者可有ANA、类风湿因子(rheumatoid factor, RF)等非特异性自身抗体轻度升高,这可能反映了免疫调节异常的致病作用。支气管镜下无特异表现。血气分析示静息PO_2多为正常范围,活动后可出现SaO_2下降,疾病早期PaO_2和$PaCO_2$值均降低,随着疾病发展$PaCO_2$常见轻度升高,严重患者可有高碳酸血症。此外本病患者血清SP-D水平升高明显,KL-6多正常或仅轻度升高,以上两点不同于其他类型特发性间质性肺炎,对胸膜肺实质弹力纤维增生症诊断可有一定提示意义。

肺功能检查:与其他ILD患者相似,IPPFE患者肺功能也表现为限制性通气功能障碍,可伴有一定程度弥散功能降低,此外常见残总比升高,而不伴有小气道疾病,是本病区别于其他类型特发性间质性肺炎的特征。

(2)影像学表现:胸部X线片主要表现为胸膜增厚,在两肺上叶,常为双侧、不对称性、肺门上提,伴有肺体积缩小。胸部CT表现:①胸膜增厚;②牵拉性支气管扩张;③肺结构紊乱;④网格状影;⑤蜂窝影。典型的CT表现为不对称的以上肺为主的胸膜增厚、牵拉性支气管扩张及肺结构紊乱,远离胸膜部分肺实质及下肺病变轻微,无或有少量结节影、网格状影及蜂窝影。部分患者病变分布不局限于上肺,可能与疾病处于进展期相关,部分患者在远离胸膜肺野可合并UIP、NSIP等影像学表现。

(3)病理学表现:病理诊断是IPPFE确诊的重要标准,IPPFE的组织学特征为病变部位及其相邻的肺组织分界清楚,脏层胸膜显著增厚,高倍镜下可见病变部位的胸膜及其下方区域内密集分布的弹力纤维和胶原纤维,呈旋涡状或杂乱排列,似片状的弹力纤维板,增生的弹力及胶原纤维周围常伴有少量淋巴细胞浸润,可有少量成纤维细胞灶,远离胸膜处肺实质不受累或轻微受累。除以上典型表现外,尽管IPPFE病变主要以上肺分布为主,但在部分病程较长的患者,可见中下叶亦出现相似病变;此外,在远离胸膜的肺野,可合并其他肺间质纤维化类型,包括非特异性间质性肺炎、特发性肺间质纤维化及无法分类的肺间质病变,以中、下叶为主。

由于 IPPFE 与特发性肺间质纤维化在 HE 染色中有类似之处,且 IPPFE 患者下肺也可能有 UIP 表现,因此易造成误诊。Enomoto 等对 IPPFE 患者及 IPF 患者肺活检标本的弹力纤维进行了定量测定,结果显示与 IPF 患者相比,IPPFE 患者胸膜增厚及实变表现更明显;HE 染色时,机化及胸膜纤维化更明显,但镜下蜂窝样变无显著差异。弹力纤维定量分析显示,IPPFE 患者弹力纤维占总纤维化比例明显高于 IPF 患者(2 倍),在 IPPFE 患者中,下叶弹力纤维比例明显低于上叶,而 IPF 患者上下肺叶弹力纤维比例无显著差异,且 IPPFE 患者无论上肺还是下肺弹力纤维比例较 IPF 患者(相同部位)均显著升高。因此,对肺活检标本进行弹力纤维染色对于 IPPFE 诊断具有重要意义。

(4)诊断:IPPFE 虽然具有相应的影像学和组织病理学特点,但关于其诊断的共识声明尚未确定。与其他类型的 ILD 相同,IPPFE 的诊断需要通过临床 - 影像 - 组织病理结果综合分析来明确诊断。von der Thüsen 等于 2013 年提出了胸膜肺实质弹力纤维增生症的影像学及病理诊断标准。

胸膜肺实质弹力纤维增生症的薄层 CT 诊断标准:①确定的胸膜肺实质弹力纤维增生症,为上肺胸膜增厚及胸膜下纤维化,且下肺受累轻微或无受累;②符合胸膜肺实质弹力纤维增生症,为上肺胸膜增厚及胸膜下纤维化,但病变分布不以上叶为主,或存在其他合并疾病影像学特征。

胸膜肺实质弹力纤维增生症的病理诊断标准:①确定的胸膜肺实质弹力纤维增生症,为上叶脏层胸膜纤维化,显著均一的胸膜下肺泡内纤维化并肺泡间隔弹力纤维增生,远离胸膜肺实质不受累,少量斑片状淋巴浆细胞浸润,少量成纤维细胞灶;②符合胸膜肺实质弹力纤维增生症,为肺泡内纤维化(同前),但无明显胸膜增厚,或病变分布不以胸膜下为主,或不是上肺活检标本。

IPPFE 的鉴别诊断须考虑已知病因如自身免疫病、结节病、硅沉着病、过敏性肺炎等,并与其他类型 ILD 进行鉴别。由于 IPPFE 与普通型间质性肺炎经常在肺活检时合并存在,既往此类患者大多被诊断为特发性肺间质纤维化,但有研究发现由于胸膜肺实质弹力纤维增生症合并普通型间质性肺炎患者在临床各方面特点均更接近于胸膜肺实质弹力纤维增生症,因此,这部分患者更应被归入胸膜肺实质弹力纤维增生症诊断,而不是特发性肺间质纤维化。

3. 治疗和预后　一般认为本病预后不佳,多数患者于确诊后出现疾病进行性加重,导致患者死亡的常见原因包括反复感染、呼吸衰竭、无法纠正的高碳酸血症等。在已经报道的病例中,死亡率约为 40%,患者的临床症状均在短期内加重,肺功能水平逐渐下降。迄今为止,IPPFE 尚无较好的治疗方案,常规治疗包括氧疗、治疗感染及气胸等并发症,肺移植是本病患者进展至终末期的唯一治疗手段。考虑到 IPPFE 的发病机制可能与弹力纤维的过度产生有关,既往报道的病例中,虽然积极给予激素及免疫抑制剂治疗,亦有应用抗纤维化药物吡非尼酮的报道,但在随访中病情均发生恶化,效果不佳。

总之,IPPFE 发病原因不明,是一类有别于其他类型的特发性 ILD,起病隐匿,具有特征性的影像学及病理学表现,部分患者呈家族性发病。临床上主要表现为活动后气喘、咳嗽,部分患者伴有气胸。病理学特点为两上叶为主的胸膜增厚,胸膜及胸膜下肺实质的弹力纤维增生,肺泡内胶原纤维沉积。胸部 CT 表现为两上肺为主的胸膜增厚,牵拉性支气管扩张。IPPFE 预后差，死亡率高，以支持治疗为主，肺移植是唯一有效治疗方法。

（张永祥 李月川 马 晖）

参考文献

1. FRANKEL S K, COOL C D, LYNCH D A, et al. Idiopathic pleuroparenchymal fibroelastosis: description of a novel clinicopathologic entity[J]. Chest, 2004,126(6):2007-2013.

2. AMITANI R, NIIMI A, KUSE F. Idiopathic pulmonary upper lobe fibrosis(IPUF)[J]. Kokyu, 1992,11:693-699.

3. NAKATANI T, ARAI T, KITAICHI M, et al. Pleuroparenchymal fibroelastosis from a consecutive database: a rare disease entity?[J]. Eur Respir J, 2015, 45(4):1183-1186.

4. MATSUI T, MAEDA T, KIDA T, et al. Pleuroparenchymal fibroelastosis after allogenic hematopoietic stem cell transplantation: important histological component of late-onset noninfectious pulmonary complication accompanied with recurrent pneumothorax[J]. Int　J Hematol, 2016, 104(4):525-530.

5. MARIANI F, GATTI B, ROCCA A, et al. Pleuroparenchymal fibroelastosis: the prevalence of secondary forms in hematopoietic stem cell and lung transplantation recipients[J]. Diagn Interv Radiol, 2016, 22(5):400-406.

6. CHENG S K, CHUAH K L. Pleuroparenchymal fibroelastosis of the lung: a review[J]. Arch Pathol Lab Med, 2016,140(8):849-853.

7. KOKOSI M A, NICHOLSON A G, HANSELL D M, et al. Rare idiopathic interstitial pneumonias: LIP and PPFE and rare histologic patterns of interstitial pneumonias: AFOP and BPIP[J]. Respirology, 2016,21（ 4):600-614.

第四章　慢性气道疾病

病例28　弥漫性泛细支气管炎

【主诉】

反复咳嗽、咳痰30余年，气促10年，发热3日。

【简要病史】

患者女性，65岁，30余年前开始出现咳嗽，咳黄色脓痰，在院外诊断"慢性支气管炎"，治疗后症状无改善。10年前出现活动后气促，无夜间憋醒，3日前无明显诱因出现发热，最高温度达40.9℃，当地医院诊断"右下肺感染、支气管炎"，予以抗感染治疗（具体不详）无效。为求进一步诊治入我院就诊，行肺部CT检查示右上肺前段不张伴钙化灶形成；双肺多发支气管不均匀扩张伴多形性病变（右中肺为著），考虑：感染性细支气管炎？结核待排除。病后精神可，食欲可，大小便无异常。

既往：幼年有百日咳、麻疹病史，有慢性鼻-鼻窦炎、慢性支气管炎病史，余无特殊，无吸烟、饮酒史。否认肝炎、结核等传染病病史，无外伤手术史，无毒物、粉尘、放射性物质接触史。父亲有高血压病史，母亲有糖尿病病史，弟弟有类似疾病病史，家族中无遗传病病史。

【诊治经过】

1. **入院查体**　体温：36.8℃，脉搏：101次/min，呼吸频率：21次/min，血压：136/86mmHg。神志清楚，查体合作，自动体位，慢性病容。全身皮肤巩膜无黄染，浅表淋巴结无肿大。唇无发绀，颈静脉无充盈。心率：101次/min，心律齐，无杂音，心音可。双肺可闻及痰鸣音，右下肺可闻及支气管呼吸音。腹平软，无压痛、反跳痛，移动性浊音（-），肝、脾肋下未触及，双肾区无叩击痛，双下肢无水肿。

2. **辅助检查**

血常规：WBC $6.0×10^9$/L、RBC $5.35×10^{12}$/L、Hb 108g/L、HCT 0.34、嗜碱性粒细胞$0.1×10^9$/L、单核细胞$0.8×10^9$/L、平均红细胞体积（MCV）64.1fl、平均红细胞血红蛋白含量（MCH）20.3pg。粪便常规+大便隐血、尿常规（-）。肝肾功能+电解质：TP 64.8g/L、ALB 30.4g/L、CK 26.4U/L。PCT 0.3ng/ml，CRP 51.7mg/L，ESR 79mm/1h。ANA 1∶80。痰培养+抗酸染色（-）。甲状腺功能、T-SPOT、肿瘤标志物（-）。

心电图：窦性心律、ST-T改变。

鞍区磁共振：垂体稍饱满；全组鼻窦炎。

肺功能：FEV_1/FVC 48.59%，FEV_1 34.4%预计值，极重度混合性肺通气功能障碍，支气管舒张试验阴性。

胸部CT（图28-1）：肺组织可见多发斑点状、粟粒状密度增高影，边缘模糊，局部可见树芽征，沿支气管血管束分布。

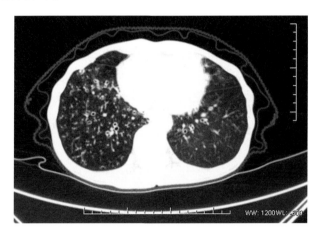

图28-1　胸部CT：双肺多发斑点状、粟粒状密度增高影

3. 诊疗过程　本例患者支气管镜检查示支气管壁光滑。经支气管镜肺活检病理结果示支气管呈炎性改变，肺间质及管壁可见淋巴细胞。

【最后诊断】

弥漫性泛细支气管炎。

【治疗及转归】

患者经先后采用左氧氟沙星、哌拉西林-他唑巴坦、阿奇霉素抗感染，化痰，解痉治疗后，患者咳嗽、气促、发热显著减轻。4个月后随访患者，患者自诉病情控制良好。

【评述】

1. 概述　弥漫性泛细支气管炎为弥漫性慢性炎症疾病，累及双肺细支气管及远端终末气道。任何年龄均可发病，以40~59岁高发，有一定的遗传倾向，东亚人种发病居多。75%以上的患者在肺部症状出现前合并反复发作的慢性鼻窦炎。

2. 临床特征、影像学及病理学表现

（1）临床特征：弥漫性泛细支气管炎患者临床表现为活动后呼吸困难、反复咳嗽咳痰，常伴有肺部感染及支气管扩张；多合并慢性鼻窦炎，鼻窦炎症状出现较早，部分患者有鼻窦炎影像学表现，而无相关临床症状。部分患者血清冷凝集试验效价升高（≥1∶64）；肺活量下降，实测值占预计值<80%，$FEV_1/FVC<70\%$。

（2）影像学表现：胸部X线可见双肺弥漫性颗粒结节影，边缘模糊，直径为2~5mm，部分患者胸部X线出现"轨道征"。HRCT是弥漫性泛细支气管炎患者重要的诊断手段，主要表现为弥漫性分布或基底部分布的小叶中心性结节、树芽征，支气管扩张，轨道征，全肺支气管扩张为其晚期表现。

（3）病理学表现：弥漫性泛细支气管炎诊断的金标准为肺病理学检查，病理表现为细支气管壁全层炎症及支气管周围炎症弥漫分布，管壁周围及肺泡间隔间可见到大量泡沫巨噬细胞、淋巴细胞。

该病易被误诊为支气管哮喘、支气管扩张、慢性阻塞性肺疾病、特发性纤毛不动综合征等其他气道炎症性疾病，但这些疾病缺乏胸部 CT 呈现的肺弥漫性结节影及既往慢性鼻窦炎病史，可与弥漫性泛细支气管炎相鉴别。

3. 治疗和预后 确诊后需尽早治疗，首选大环内酯类抗生素抗感染。相关研究证实大环内酯类抗生素可显著减轻患者临床症状、降低死亡率，10 年生存率可上升到 90%。对于反复发作的弥漫性泛细支气管炎患者，可通过增加大环内酯类药物的剂量来控制病情。此外对症治疗也相当重要，如化痰、增强免疫、治疗鼻窦炎、扩张支气管等。

（王　鸯　胡成平）

参考文献

1. 李菲，王艳，朱光发，等 . 弥漫性泛细支气管炎 6 例临床分析 [J]. 心肺血管病杂志，2018，37(03)：193-196，200.
2. 李慧萍 . 弥漫性泛细支气管炎 [M]. 北京：人民卫生出版社，2015：7-38.
3. ANDO M，ONO T，USAGAWA Y，et al.The development of diffuse panbronchiolitis during the treatment with long-term, low-dose clarithromycin for chronic sinusitis[J]. J Infect Chemother，2019，25(2)：147-150.
4. CHUANG M C，CHOU Y T，LIN Y C，et al. Diffuse panbronchiolitis-the response and recurrence after erythromycin therapy[J]. J Formos Med Assoc，2016，115(10)：876-882.
5. WEINBERGER M，LESSER D. Diffuse panbronchiolitis: a progressive fatal lung disease that is curable with azithromycin, but only if diagnosed![J]. Pediatr Pulmonol，2019，54(4)：457-462.

病例 29　囊性纤维化

【主诉】

间断咳嗽、咳黄痰 8 年余。

【简要病史】

患者男性，22 岁，于 2009 年 4 月无明显诱因出现咳黄痰，晨起明显，无发热、咯血，无明显季节性。2010 年 5 月诊断为鼻窦炎，予抗生素及手术治疗后，咳痰稍缓解。后症状再发，外院查胸部 CT 考虑支气管扩张伴感染，予头孢呋辛酯治疗 1 周后缓解，后咳痰反复发作。

2015 年 7 月外院查痰培养示金黄色葡萄球菌、铜绿假单胞菌，抗酸染色阴性；胸部 CT 示双肺支气管扩张伴感染，纵隔淋巴结轻度肿大；支气管镜检查示双侧支气管黏膜充血，轻度水肿，多量脓性分泌物；BALF 涂片：大量中性粒细胞、巨噬细胞、肺泡上皮细胞及小淋巴细胞，未见肿瘤细胞。考虑支气管扩张伴感染，可疑弥漫性泛细支气管炎，予阿奇霉素 0.25g 隔日口服。

2016 年 6 月我院门诊查血常规、ESR、CRP、IgE、结核菌素试验均阴性，痰培养示铜绿假单胞菌,痰结核及非结核分枝杆菌 DNA(TB/NTM-DNA)、抗酸染色均阴性;胸部 CT 示双肺上叶多发支气管扩张伴感染;两肺门及纵隔小淋巴结。2017 年 9 月着凉后再次出现咳黄痰增多,偶有痰中带血,无发热,为进一步诊治来我院。患者病后精神可,食欲可,大小便无异常。

既往:自幼出汗后皮肤及衣服可残留白色盐粒样物质,7 岁出现发热,伴咳嗽,当地诊断为肺炎,予抗生素 1 周及异烟肼 1 年治疗,症状可缓解。不嗜烟酒。未婚未育。家族史无特殊。

【诊治经过】

1. 入院查体　体温:37.1℃,脉搏:109 次/min,血压:120/76mmHg,SaO_2:98%。咽部稍红肿,双侧扁桃体Ⅰ度肿大,双肺呼吸音稍粗,未闻及干湿啰音,心脏听诊无特殊,腹软无压痛,双下肢无水肿。

2. 辅助检查

血常规:WBC $9.65×10^9$/L,GR% 70.2%,Hb 148g/L,PLT $317×10^9$/L。尿、粪便常规正常。生化检查:ALT 13U/L,TP 44g/L,LDH 156U/L,K^+ 4.3mmol/L,Na^+ 140mmol/L,Cr 65μmol/L;ESR 29mm/1h,CRP 40.89mg/L,IgG 12.74g/L,IgA 3.22g/L,IgM 0.56g/L,IgE 正常。痰培养示肺炎克雷伯菌(超广谱 β-内酰胺酶阴性),痰抗酸染色、TB/NTM-DNA测定、放线菌及奴卡菌培养、血曲霉 GM 试验均阴性。

胸部增强 CT(图 29-1):双肺多发支气管扩张伴感染,双肺尖病变较前减轻,右肺中叶、左肺多发实变影;两肺门及纵隔多发增大淋巴结。

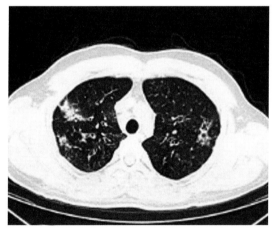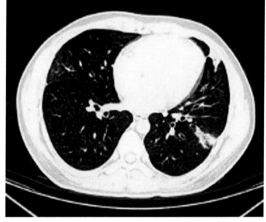

图 29-1　胸部增强 CT:双肺多发支气管扩张伴斑片影,累及双肺尖,右肺中叶、左肺多发实变影

鼻窦 CT:两侧上颌窦、筛窦、蝶窦炎症,双侧上颌窦为著;左侧下鼻甲肥大。耳鼻咽喉科会诊:脓涕细菌培养阴性,予糠酸莫米松、鼻渊通窍颗粒、呋麻滴鼻液对症治疗。

支气管镜检查:各级气道中等量白色分泌物。BALF:铜绿假单胞菌培养(+),真菌培养、抗酸染色、TB/NTM-DNA、放线菌培养、奴卡菌培养、六胺银染色、墨汁染色(-)。

CT 引导下肺实变部位穿刺活检:偶见革兰氏阴性杆菌,培养为唾液链球菌;余培养(-)。病理:少许肺组织呈急性及慢性炎症,伴纤维组织增生,局灶可见成纤维细胞灶;特殊染色结果:PAS、抗酸、六胺银、弱抗酸染色(-)。

筛查支气管扩张病因，行发汗试验：左侧 K^+ 15.4mmol/L，Na^+ 212mmol/L，Cl^- 200mmol/L；右侧 K^+ 14.8mmol/L，Na^+ 196mmol/L，Cl^- 192mmol/L，结果异常。粪便苏丹Ⅲ染色 3 次（－）；曲霉特异性抗体、IgG 亚类、胰岛细胞功能评估、抗 α 胰蛋白酶、类风湿关节炎相关自身抗体（－）。血性激素：雌二醇 58.57pg/ml，孕酮 1.11ng/ml，促黄体生成素 12.87IU/L，泌乳素 20.16ng/ml，余正常。精液常规：高倍镜下未见精子。

腹部超声未见明显异常。

3. 诊疗过程　考虑囊性纤维化（cystic fibrosis，CF）诊断，血液基因检测发现 CF 的 2 个已知致病突变即 c.2125C＞T（p.Arg709Ter）及 c.2909G＞A（p.Gly970Asp）均为杂合突变。

营养科会诊：①建议低脂均衡饮食，充分满足代谢需要；②急性或持续感染状态可在低脂饮食基础上加用肠内营养粉 8～10 勺/d；③监测胃肠道症状，如出现腹胀、脂肪泻、体重下降、消化吸收不良症状应及时就诊，评估胰腺外分泌功能，必要时予胰酶替代治疗；④远期定期评估脂溶性维生素（A、D、E、K）、骨密度等指标，必要时予以对症纠正、补充；⑤注意电解质水平，应激、炎热等情况下警惕低钠血症。

物理康复科会诊：①病情控制时可多做有氧运动改善心肺功能；②呼吸肌训练，包括呼吸肌及辅助呼吸肌，3～5 组/d。后予头孢他啶、左氧氟沙星和克拉霉素等抗感染治疗，患者痰量明显减少，调整至阿奇霉素每 2 天 0.25g 口服，配合沙丁胺醇、异丙托溴铵及浓盐水 2 次/d 雾化，乙酰半胱氨酸 0.2g 3 次/d 祛痰。

【最后诊断】

囊性纤维化；支气管扩张；肺部感染；慢性鼻窦炎。

【治疗及转归】

患者经抗铜绿假单胞菌、阿奇霉素及雾化排痰治疗后，咳嗽、咳黄痰较前明显缓解。

【评述】

1. 概述　囊性纤维化在活产儿中的发病率为 1/3 000～1/2 000，为常染色体隐性遗传病，基因编码囊性纤维化穿膜传导调节因子（CFTR）蛋白，7 号染色体长臂 3 区 1 带的 *CFTR* 基因的两个拷贝都出现致病突变时才导致临床疾病。CFTR 是一种 cAMP 调节的氯离子通道蛋白，位于外分泌腺上皮细胞尖端。基因突变导致该蛋白合成、翻译异常及功能丧失，使外分泌腺上皮细胞对氯离子的通透性减低，对钠离子吸收增加，引起细胞内高渗状态，分泌液黏稠，可累及全身多个器官和系统，本病常见的症状包括反复肺部感染、胰腺功能不全、男性不育和汗液氯化物水平升高等。

2. 临床特征、影像学及病理学表现

（1）临床特征：囊性纤维化是一种影响肺、消化系统、汗腺和生殖系统的多系统疾病，患者的氯离子和钠离子跨分泌性上皮转运异常，导致支气管、胆道、胰腺、肠道和生殖系统产生稠厚而黏滞的分泌物，临床症状可有慢性鼻窦炎、脂肪泻等脂肪吸收不良表现，以及糖尿病、肠梗阻、胆汁性肝硬化、不孕不育等。其中肺部受累可在婴幼儿发病，表现为反复发作的咳嗽，之后出现反复的慢性肺部感染及气道组织进行性损伤（支气管扩张）。

（2）影像学表现：CT 表现为多发的支气管扩张，往往先出现在肺上叶，随着疾病的进展波及肺下叶，也可发现气体陷闭征。胸部 CT 的另一特征性表现是扩张的支气管内的黏液嵌塞,可以表现为树芽征、小叶中心性结节、扩张支气管内的条柱状密度增高影,多平面重建的应用可将气道内的黏液栓更为直观地显示出来。肺功能多提示阻塞性通气功能障碍伴有 TLC 和残气容积增加。

(3)病理学表现:终末期病理可见气道上皮增生伴扩张的气道内及其周围有大量脓性分泌物,气道腔内常有黏液样物质和炎症细胞栓塞,肺实质淤血,也可能见到黏膜下腺体肥大和气道平滑肌增生。

(4)诊断:诊断标准需考虑至少 1 个器官系统的临床症状符合囊性纤维化及存在 CFTR 功能障碍的证据之一(如汗液氯化物测定、CFTR 存在 2 个致病突变、亲代等位基因各提供 1 个、鼻腔电位差异常),其中该病的表型差异与基因突变的位点及方式等相关,迄今发现 2 000 多种有可能导致 CF 的 *CFTR* 基因突变,其中最常见的是 F508del(也记作 δF508、delF508、p.Phe508del 或 c.1521_1523delCTT),大约 90% 的 CF 患者存在至少 1 个拷贝的这种突变,50% 的患者为纯合性突变,某些突变在一些人种中有更高的发生频率。鉴别诊断方面需考虑严重联合免疫缺陷病、原发性纤毛运动不良症、Shwachman-Diamond 综合征等。

3. **治疗和预后** 对于肺受累的中、重度患者,推荐气道清除治疗,即采用吸入性药物[如脱氧核糖核酸酶(DNase)和 / 或高渗盐水]使凝结的黏液松动和溶解,并用物理方法(如呼吸 / 咳嗽动作、呼气正压振荡装置等)来排出和帮助患者咳出分泌物。推荐季节性流感疫苗及肺炎球菌疫苗接种,并根据气流阻塞情况使用支气管扩张剂。所有患者都应接受 *CFTR* 基因型分型,并可考虑 CFTR 调节剂治疗。

建议患者行痰液检测有无铜绿假单胞菌、金黄色葡萄球菌及非结核分枝杆菌等,对于没有非结核分枝杆菌感染的患者进行长期预防性阿奇霉素治疗;当首次从呼吸道分泌物中分离出铜绿假单胞菌时,无论患者有无临床症状和体征,都给予抗该细菌的抗生素治疗方案;满足了非结核分枝杆菌肺病的诊断标准,则考虑非结核分枝杆菌的治疗。急性加重期应根据痰培养结果予全身性抗生素治疗。

如出现呼吸衰竭,则应予呼吸支持并考虑肺移植。

囊性纤维化预后依据临床表现有差异,美国报道的患者的预期中位存活年龄为 39.3 岁(95%*CI*:37.3 ~ 41.4 岁)。

(汪劲婷)

参考文献

1. COLLINS F S. Cystic fibrosis: molecular biology and therapeutic implications[J]. Science,1992,256(5058):774-779.
2. CADEMARTIRI F,LUCCICHENTI G,PALUMBO A A,et al. Predictive value of chest CT in patients with cystic fibrosis: a single-center 10-year experience[J]. AJR Am J Roentgenol,2008,190(6):1475-1480.
3. LINNANE B M,HALL G L,NOLAN G,et al. Lung function in infants with cystic fibrosis diagnosed by newborn screening[J]. Am J Respir Crit Care Med,2008,178(12):1238-1244.
4. HAYS S R,FERRANDO R E,CARTER R,et al. Structural changes to airway smooth muscle in cystic fibrosis[J]. Thorax,2005,60(3):226-228.
5. BOYLE M P. Nonclassic cystic fibrosis and CFTR-related diseases[J]. Curr Opin Pulm Med,2003,9(6):498-503.
6. MOGAYZEL P J Jr,NAURECKAS E T,ROBINSON K A,et al. Cystic fibrosis pulmonary guidelines.

Chronic medications for maintenance of lung health[J]. Am J Respir Crit Care Med, 2013, 187(7):680-689.

7. LAHIRI T, HEMPSTEAD S E, BRADY C, et al. Clinical practice guidelines from the Cystic Fibrosis Foundation for preschoolers with cystic fibrosis[J]. Pediatrics, 2016, 137(4):e20151784.

8. FLOTO R A, OLIVIER K N, SAIMAN L, et al. US Cystic Fibrosis Foundation and European Cystic Fibrosis Society consensus recommendations for the management of non-tuberculous mycobacteria in individuals with cystic fibrosis[J]. Thorax, 2016, 71(Suppl 1):i1-i22.

9. MORRELL M R, PILEWSKI J M. Lung transplantation for cystic fibrosis[J]. Clin Chest Med, 2016, 37(1):127-138.

病例 30　卡塔格内（Kartagener）综合征

【主诉】

反复发热、咳嗽、咳黄痰 10 余年。

【简要病史】

患者女性，25 岁。患者 8 岁左右开始出现反复发热，体温 38℃左右，咳嗽，咳大量黄脓痰，当地医院考虑"肺部感染"，给予抗感染治疗后症状可缓解，但病情易反复，仍然咳嗽、咳黄脓痰，平均每月发热一次。半年前，患者再次出现咳嗽、咳黄脓痰，伴有活动后气短，登 3 层楼即感气短，外院予抗生素治疗（具体不详），效果欠佳，咳嗽、咳黄脓痰未见好转，为进一步诊疗就诊于我院。

既往：1 岁时因肺炎就诊，胸部 X 线发现右位心；有鼻窦炎史 10 余年；12 岁因化脓性扁桃体炎行扁桃体摘除术。无吸烟史，无饮酒嗜好。未婚未育。家族史：父母体健，否认近亲结婚史。

【诊疗经过】

1. 入院查体　患者一般情况可。体温：36.5℃，脉搏：70 次/min，呼吸频率：19 次/min，血压：80/110mmHg，SpO_2（自然状态）：99%。鼻腔通气不畅，流脓涕；听诊双肺闻及散在干湿啰音；心尖搏动位于右锁骨中线第 5 肋间，律齐，无杂音。

2. 辅助检查

抗核抗体和类风湿因子：(－)。痰细菌涂片＋培养、真菌涂片＋培养、抗酸染色、结核分枝杆菌培养：(－)。

肺功能：FEV_1 1.25L（40% 预计值），FVC 2.53L（71% 预计值），FEV_1/FVC 49.23%；舒张后：FEV_1 1.42L（46% 预计值），FVC 2.7L（46% 预计值），FEV_1/FVC 52.7%，TLC 5.17L（108% 预计值），残气量（RV）2.41L（186% 预计值），RV/TLC 46.71%；D_LCO 6.38mmol/（min·kPa）（70% 预计值）；D_LCO/VA 1.77mmol/（min·kPa·L）（93% 预计值）。

胸部 HRCT（图 30-1）：心脏大血管及腹部脏器转位；左肺中叶支气管扩张，伴左肺中叶不张；双肺下叶支气管略扩张，伴周围树芽征，考虑支气管扩张伴感染可能。

3. 诊疗过程　外周血基因检测：*DNAH5* 基因突变，如 exon36:c.5992G＞A:p.G1998R、exon9:c.1090-1G＞A。

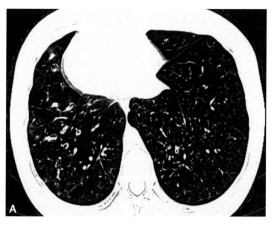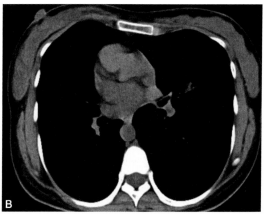

图 30-1 胸部 HRCT

A. 支气管扩张伴周围树芽征；B. 右位心。

支气管镜黏膜活检纤毛电镜：内外动力臂缺失，符合原发性纤毛运动不良症。

【最后诊断】

原发性纤毛运动不良症
　　卡塔格内综合征

【治疗及转归】

患者确诊为卡塔格内综合征（Kartagener syndrome），痰未发现定植菌，建议体位引流。嘱康复锻炼、注射流感病毒和肺炎疫苗。患者存在阻塞性通气功能障碍，给予噻托溴铵和布地奈德 - 福莫特罗粉吸入剂吸入治疗。

【评述】

1. 概述　原发性纤毛运动不良症（primary ciliary dyskinesia，PCD）是一种少见的常染色体隐性遗传疾病，由纤毛功能和 / 或结构障碍导致纤毛清除不足以及黏液滞留。PCD 与慢性上呼吸道和下呼吸道感染、不孕不育及内脏转位密切相关。PCD 在肺部主要表现为新生儿呼吸窘迫、慢性鼻窦炎。由于胚节纤毛也可发生缺陷，导致机体不对称随机发生，因此，PCD 的患者中约有一半表现为内脏转位。当患者同时出现慢性鼻窦炎、支气管扩张及内脏转位时，称为卡塔格内综合征（Kartagener syndrome），该综合征是 PCD 的一个亚型。

20 世纪初期报道了第一例卡塔格内综合征，表现为慢性鼻窦炎、支气管扩张及内脏转位三联征。随后，研究发现卡塔格内综合征患者纤毛的超微结构存在缺陷，并且不动，因此该综合征也被称为"纤毛不动综合征"，但随后发现卡塔格内综合征患者中大部分纤毛是能运动的，但是表现出僵硬、不协调和 / 或无效的运动，改称为"原发性纤毛运动不良症"（PCD），以更恰当地描述其异质遗传基础和纤毛功能障碍，并将其与上皮损伤等多种原因导致的继发性纤毛缺陷区别开来。

PCD 的发病率为 1/10 万 ~ 1/4 万。欧洲国家 PCD 的流行病学数据为每 100 万 5 ~ 14 岁的儿童中，就有 1.3 ~ 111 人被确诊为 PCD。诊断为内脏转位的中位年龄为 3.5 ~ 5.3 岁。PCD 在血缘关系较近的种族中更为常见。

PCD 是一种常染色体隐性遗传疾病，现已报道超过 40 个基因突变与 PCD 的发病密切相关。外动力蛋白臂突变包括：*DNAH5*、*DNAH11*、*DNAI1*、*DNAI2*、*DNAL1*、*NME8*、*DNAH9* 等，其中 *DNAH5* 突变在 PCD 患者中是最为常见的突变；动力蛋白臂组装突变，这些胞质中的组装因子包括：*DNAAF1*、*DNAAF2*、*DNAAF3*、*DNAAF4*、*DNAAF5*、*LRRC6*、*ZMYND10*、*SPAG1* 等，在男性患者中，这些基因的突变与精子的动力相关；辐射臂突变包括：*RSPH1*、*RSPH4A*、*RSPH9*、*RSPH3*、*DNAJB13* 等；中心复合体相关的突变包括：*HYDIN*、*STK36*；其他突变如：*CCNO*、*MCIDAS*、*OFD1*、*RPGR* 等。

尽管超过 30% ~ 38% PCD 患者存在 *DNAI1* 和 *DNAH5* 基因突变，并在卡塔格内综合征患者中发现了有这两种基因的突变，但这两种基因突变与内脏反位的关系尚无定论，目前仍在研究当中。关于 PCD 内脏转位多认为其由随机性因素决定，而不是由控制内脏正位和内脏反位的基因所决定，因为心脏和内脏器官的正确位置由胚节纤毛控制，当这种控制不存在时，内脏正位或反位的概率则相等。

根据欧洲呼吸学会和美国胸科学会指南，已知基因中的双等位基因突变或伴 X- 连锁突变可以确诊为 PCD。但是在 30% 的患者不能通过基因检测得到阳性结果。

2. 临床特征、影像学及病理学表现　PCD 的临床表现是非特异性的，常常表现为其他常见的呼吸系统疾病特征。在婴幼儿期，PCD 常常表现为内脏转位、新生儿窘迫、鼻塞及肺炎，在儿童和成人还表现为慢性咳嗽、分泌性中耳炎、鼻窦炎、支气管扩张，以及不孕不育。

呼吸系统的症状被认为是诊断该病所必备的，主要的表现包括反复发作的慢性上呼吸道和下呼吸道的感染，最终导致支气管扩张。大部分患者在出生后不久开始出现症状，并且每天都会出现症状，但这些症状在健康的婴儿中也比较常见，因此该疾病常常在幼儿期和儿童期才确诊。

（1）临床特征

1）不明原因的新生儿呼吸窘迫：是 PCD 的主要表现。新生儿呼吸窘迫表现为在出生后不久出现短暂的呼吸急促，一般在出生后第 5 日能够解决。相反，超过 75% 的 PCD 患儿需要持续数天到数周的氧疗。最近的研究还发现在长期住院的患儿中，PCD 患儿常常发生持续的严重肺炎和多发肺叶的塌陷。

2）上呼吸道：PCD 患者上呼吸道常常受累，鼻 - 鼻窦炎（100%）和中耳炎（95%）是本病的主要特征，是儿童早期 PCD 发病的主要原因。持续性的鼻塞在各个年龄中都比较常见，儿童和成人患者主诉每天都会有鼻塞。76% ~ 100% 的 PCD 患者有慢性鼻漏合并嗅觉缺失，合并分泌型的中耳炎，并且会导致睡眠呼吸障碍。慢性的鼻窦炎常伴有鼻窦和额窦的发育不全。很多 PCD 患者主诉反复发作的分泌性中耳炎，并且超过 38% 的患者在其生命中接受了超过 30 个月抗生素的疗程。中耳炎常常引起传导性听力丧失。

3）下呼吸道：PCD 牵连到下呼吸道，患者常常主诉慢性和持续性的咳嗽。由于纤毛清除功能障碍，导致反复发作的肺炎和支气管炎。在学前期儿童经常发生咳嗽和 / 或反复发作的肺炎，导致慢性阻塞性化脓性的肺部疾病，伴有局部弥散性支气管扩张。下呼吸道分泌物的培养常常培养出流感嗜血杆菌、金黄色葡萄球菌、肺炎链球菌和铜绿假单胞菌。

4）支气管扩张：胸部 HRCT 提示病变常常位于中叶和下叶（100% 的成人和 55% 的儿童患者）。卡塔格内综合征患者在年轻时也会出现支气管扩张，但是绝对不会在出生时就发生，因此，卡塔格内综合征患者不会在出生时就表现出完全的三联征。

5）内脏转位：50% 的 PCD 患者出现完全的内脏转位。异位症，定义为一种胸腹腔内的器官由左到右排列的异常,发生在大约 6% 的病例中。内脏异位的患者可能会有复杂的心脏功能的缺陷,例如右室双流出道、房室管畸形、房间隔缺损和室间隔缺损、大动脉转位及法洛四联症。伴有内脏转位的 PCD 患者呼吸系统的表型与无内脏转位的 PCD 患者无差别。此外,内脏转位的 PCD 患者也可能与其他疾病,如复杂的先天性心脏病、多囊肾、肝病、脑积水、胆道闭锁、严重食管疾病(食管闭锁,严重反流)和视网膜变性(包括色素性视网膜炎)等的发病相关。

6)对生育的影响:由于精子鞭毛是纤毛的一种,在男性 PCD 患者中会存在生育问题。在卡塔格内综合征女性患者中,由于输卵管纤毛功能障碍,可导致患者不孕不育或增加异位妊娠风险。

7)其他临床表现:PCD 的其他临床表现较少,脑积水、色素性视网膜炎、多囊肾均有报道,但与 PCD 疾病的临床相关性仍有待进一步证实。

(2)PCD 的诊断:PCD 的诊断仍然没有统一的诊断标准。诊断方法主要有基因检测、鼻一氧化氮(nasal nitric oxide,nNO)检测、免疫荧光显微术(immunofluorescence microscopy)、高速电视显微镜分析(high speed videomicroscopy analysis,HSVA 或 HSVM),以及透射电镜(transmission electron microscopy,TEM)。临床上出现以下表现时,应高度怀疑 PCD:新生儿呼吸窘迫史、早发和慢性持续性咳嗽、慢性中耳炎及偏侧缺陷(例如内脏反位或心房不定位)、持续性鼻塞和鼻漏;在成人中,对于有呼吸道症状并伴有精子运动功能障碍的男性和存在其他病因无法解释的不孕不育的女性(尤其伴有呼吸道症状时)要高度怀疑。

(3)PCD 的鉴别诊断

1)新生儿呼吸窘迫:可根据胸部 CT 表现为弥漫性 ILD 及 BALF 中蛋白的含量鉴别。

2)囊性纤维化(CF):CF 常常表现为慢性持续性咳嗽、支气管扩张,但支气管扩张以双上肺为主。CF 患者常常存在 *CFTR* 基因突变,可用于鉴别诊断。

3)哮喘和变应性鼻炎:哮喘可出现咳嗽、鼻炎,但多数无支气管扩张、中耳炎、不孕不育及内脏转位等表现。

3. 治疗和预后 迄今为止,尚没有针对 PCD 的特异性治疗,目前的治疗是基于囊性纤维化和支气管扩张的经验。需根据患者的具体病程进行个体化治疗。

(王亚妮 徐凯峰)

参考文献

1. KUEHNI C E, FRISCHER T, STRIPPOLI M P, et al. Factors influencing age at diagnosis of primary ciliary dyskinesia in European children[J]. Eur Respir J, 2010, 36(6):1248-1258.

2. LUCAS J S, DAVIS S D, OMRAN H, et al. Primary ciliary dyskinesia in the genomics age[J]. Lancet Respir Med, 2020, 8(2):202-216.

3. NONAKA S, SHIRATORI H, SAIJOH Y, et al. Determination of left-right patterning of the mouse embryo by artificial nodal flow[J]. Nature, 2002, 418(6893):96-99.

4. MULLOWNEY T, MANSON D, KIM R, et al.Primary ciliary dyskinesia and neonatal respiratory distress[J]. Pediatrics, 2014, 134(6):1160-1166.

5. NOONE P G, LEIGH M W, SANNUTI A, et al. Primary ciliary dyskinesia: diagnostic and phenotypic features[J]. Am J Respir Crit Care Med, 2004, 169(4):459-467.

6. BUSH A, CHODHARI R, COLLINS N, et al. Primary ciliary dyskinesia: current state of the art[J]. Arch Dis Child, 2007, 92(12):1136-1140.

7. KENNEDY M P, OMRAN H, LEIGH M W, et al. Congenital heart disease and other heterotaxic defects in a large cohort of patients with primary ciliary dyskinesia[J]. Circulation, 2007, 115(22):2814-2821.

病例31　原发性纤毛运动不良症

【主诉】

反复咳嗽、咳痰、活动后气短14年。

【简要病史】

患者女性,16岁。患者出生后2日即患新生儿肺炎,抗生素治疗后好转。3~4岁起反复咳嗽、流涕,间断发热,每年需要多次静脉应用抗生素治疗。7岁时因右中叶肺不张行右中叶切除术,术后发热症状有所改善。4年前行胸部CT发现双肺支气管扩张。患者活动耐力无明显下降。3年前开始规律使用阿奇霉素(每周3次,每次250mg),症状稳定。当地医院为排除囊性纤维化,曾行 *CFTR* 基因检测,发现 c.1408G>A 杂合突变。

2015年于我院门诊就诊,胸部HRCT(图31-1)示双肺弥漫性分布的中心性支气管扩张及树芽征样小叶中心性微结节,为进一步诊治收入院。

既往:患中耳炎10余年,鼓膜穿孔、鼻窦炎10余年。否认家人近亲结婚史。

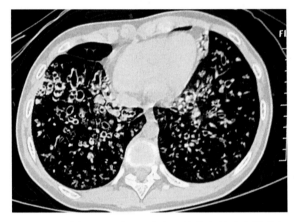

图31-1　胸部HRCT:双肺弥漫性分布的中心性支气管扩张和树芽征样小叶中心性微结节,右肺中叶缺如

【诊治经过】

1. 入院查体　体温:36.5℃,脉搏:78次/min,呼吸频率:20次/min,血压:90/50mmHg,SpO_2(自然状态):98%。鼻腔通气不畅,未见脓性分泌物,鼻窦无压痛;粗测听力正常;双肺呼吸音清;心、腹无阳性体征。

2. 辅助检查

血气分析:PO_2 81.7mmHg,PCO_2 34.5mmHg。

肺功能:吸入支气管扩张剂后 FEV_1/FVC 67.4%,FEV_1 1.23L(占预计值50%),可逆试验(−)。

鼻窦CT提示双侧上颌窦、筛窦炎症,下鼻道阻塞。耳鼻咽喉科测听力:双耳传导性听力下降。ESR、免疫球蛋白、CRP、类风湿因子等均正常。

3. 诊疗过程　由于临床怀疑患者为原发性纤毛运动不良症,行支气管镜检查,镜下未见异常;支气管黏膜电镜病理:未见典型PCD形态学表现。为进一步确认,行全外显子测序,结果显示:*DNAH5* 双等位基因突变。符合PCD的基因诊断。*CFTR* 突变为杂合突变,不能确诊为囊性纤维化。

【最后诊断】

原发性纤毛运动不良症；支气管扩张；双上颌窦、筛窦炎；双耳传导性听力下降。

【治疗及转归】

患者采用非囊性纤维化支气管扩张的常规治疗，如体位引流，物理治疗，吸入支气管舒张药、大环内酯药物抗炎，以及针对性抗感染等治疗，之后患者病情稳定。

【评述】

1. 概述 原发性纤毛运动不良症（PCD）是一种以纤毛运动障碍为特征的遗传病，多为常染色体隐性遗传。基因突变导致纤毛结构和/或功能异常，继而使各脏器纤毛上皮运动障碍，从而引起人体胚胎发育时期器官偏侧性改变，以及出生后含纤毛的组织器官功能障碍，该病严重危害人体健康。目前尚无 PCD 发病率的准确数据，国外研究报道估计约为 1/1 万。国内目前尚无大型的 PCD 流行病学调查资料。

PCD 的临床表现主要由受累的组织器官决定，有明显的异质性，极易被误诊或漏诊。在过去的几十年间，PCD 的诊断主要基于电镜下观察到纤毛超微结构异常，但约有 30% 的PCD 患者纤毛超微结构未见异常。随着基因诊断能力的提高，目前美国和欧洲都建立了PCD 的基因诊断流程。

2. 临床特征、影像学及病理学表现 PCD 的临床表现多样，最常见的为呼吸道的反复感染。大多数 PCD 患者在儿童时期发病（中位诊断年龄为 5 岁），但是部分成年发病患者的诊断年龄差异很大。

PCD 常表现为呼吸系统症状。

（1）肺部：PCD 患者在出生后即刻或数月即可出现症状，多在幼年发病。可以在新生儿期出现轻微的呼吸窘迫（如呼吸急促或轻微缺氧）。随着年龄增长，患者可以出现咳嗽、咳痰等症状。随着疾病的进展，部分患者还可以出现呼吸困难。

在影像学上 50% ~ 75% 的大童及几乎全部的成年患者都有不同程度的支气管扩张，最常见的受累部位是右中叶、左舌叶和基底段，多数患者为双侧弥漫的支气管扩张。此外，由于支气管扩张的存在，可以出现黏液栓形成和支气管周围增厚，患者可以出现弥漫的小叶中心性结节和树芽征，类似弥漫性泛细支气管炎的表现。另外由于气道阻力增加，可以出现肺内充气不均导致的气体陷闭（air trapping）表现。少数患者由于黏液栓导致气道梗阻，可以出现肺不张，甚至被怀疑为肺癌。

患者的肺功能可以表现为阻塞性通气功能障碍和/或限制性通气功能障碍。

呼吸道病原学方面，主要报道的细菌为流感嗜血杆菌、肺炎链球菌、金黄色葡萄球菌、铜绿假单胞菌或非结核分枝杆菌。黏液型铜绿假单胞菌感染较囊性纤维化患者出现较晚。

（2）鼻及鼻窦：鼻炎或鼻窦炎是 PCD 的主要特征。几乎所有患者都会出现鼻或鼻旁窦的受累。鼻息肉常见。鼻窦的受累以上颌窦和筛窦常见，额窦和蝶窦常由于发育不良较少出现受累。

（3）耳炎：PCD 的耳部受累是由于咽鼓管及中耳裂中的纤毛功能缺陷，导致黏液纤毛清除能力下降，从而出现慢性分泌性中耳炎伴急性中耳炎反复发作。传导性听力下降也较为常见。

由于纤毛在全身多个部位可以出现,PCD在呼吸系统之外也有多种表现。

(4)内脏转位和卡塔格内综合征:纤毛在胚胎发育期的定向运动变成随机运动,导致部分患者的内脏转位过程变得随机,不能发生正常的转位。PCD患者出现内脏转位时,通常表现为循环系统和内脏的完全镜像改变,称为全内脏转位。内脏转位本身对健康并无不利影响,常常在胸部影像学检查时被意外发现。当怀疑PCD的诊断时,内脏转位的出现就强烈提示PCD。当慢性鼻窦炎、支气管扩张和内脏转位同时存在时,被称为卡塔格内综合征,该综合征是PCD的一个亚型,患病率为1/4万~1/2万(详见病例30)。

(5)中枢神经系统:慢性鼻窦炎常常引起乏力和头痛。此外可以出现脑积水。脑室室管膜细胞纤毛功能障碍可能是导致脑积水的原因。

(6)生殖系统:多数男性PCD患者的精子运动能力下降,是由于精子鞭毛的运动异常,还有部分患者无精子产生,可以导致不育。女性患者的输卵管纤毛运动障碍将导致卵子运输异常,导致生育力下降或异位妊娠。仅不足一半的女性PCD患者可以顺利完成妊娠。

(7)其他:除上述脏器异常外,人体内还有很多部位也有纤毛结构存在,如肾小管、胆管、胰管上皮、骨、软骨、胚胎结纤毛等,因此PCD还可以表现为上述各个器官的异常。幽门狭窄、尿道上裂也有报道。此外还有其他心脏畸形,据报道PCD患者出现先天性心脏病的发生率较一般人群高200倍。

目前还没有PCD诊断的单一金标准,诊断需要结合鼻一氧化氮(nNO)、HSVA及TEM来做出。基因分型、纤毛蛋白的免疫荧光检查及电子显微镜断层显像等技术使得诊断的准确性得到了提高。

nNO在PCD患者中明显降低,其敏感性为97%,特异性为90%。但是由于囊性纤维化也会出现鼻部一氧化氮的降低,需要进行鉴别。

纤毛结构和功能的检查可以确诊PCD。但即使是纤毛电镜的质量控制很好,一些患者仍然不能确诊(如本病例),因为30%的PCD患者纤毛的超微结构正常,而仅有运动障碍。

纤毛是遗传学高度保守的结构,正常的纤毛结构为9+2结构,即9组外周微管和2根中央微管(图31-2)。活动的纤毛由微管及其附属结构组成。外动力臂和内动力臂位于周围微管,具有ATP水解酶。辐射臂连接中央和外周微管。编码外显子结构的基因或纤毛功能组分的基因突变可以导致PCD。

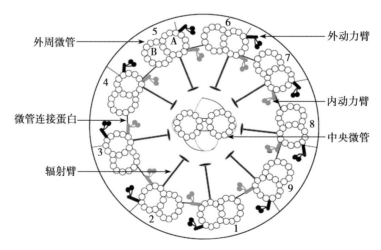

图31-2 正常纤毛的结构示意图

PCD 患者最常见的纤毛结构异常为部分或完全动力蛋白臂的缺失。其他异常包括：纤毛数目异常、中央微管缺失、辐射臂缺陷和微管移位等（图 31-3）。一些患者的超微结构完全正常，此时可以通过细胞培养观察到纤毛自定向的运动转变为无序的运动，或是纤毛摆动频率异常。

分子遗传检测：基因检测可用于临床疑似病历的确诊，也可以用于其他检测手段（如 HSVA、TEM 或 IF）为阴性但是临床高度可疑患者的确诊。目前已经发现 40 余种 PCD 致病基因，美国采用常见的 12 种基因作为 PCD 的基因诊断。

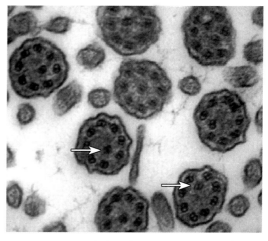

图 31-3　PCD 患者的典型 TEM 异常表现（箭头显示正常的纤毛中 9+2 结构被 8+2 取代）

值得注意的是基因检测阴性不能排除 PCD。我国患者的基因与国外也存在不同，还需要更多的证据来确认中国 PCD 基因型的特征。

3. 治疗和预后　常用治疗措施包括体位引流、物理治疗、适当吸入支气管扩张剂、吸入高渗盐水、使用祛痰药，以及急性发作期使用敏感有效的抗生素等。建议患者进行流感和肺炎疫苗的接种。此外由于吸烟将加速患者肺功能的恶化，应建议患者戒烟。

感染时的抗生素治疗：基于囊性纤维化和包括 PCD 在内的非囊性纤维化支气管扩张的研究显示，全身抗生素治疗对肺部症状急性加重期有效。因此我们建议根据患者稳定期呼吸道的病原菌培养结果选用抗生素，并在获得新的药敏结果后根据临床症状缓解的情况适当调整。

对于非囊性纤维化支气管扩张合并铜绿假单胞菌定植的患者还可以尝试长期吸入抗生素。可以采用的药物有庆大霉素、氨曲南、阿米卡星、环丙沙星、妥布霉素等。

雾化吸入 3%～7% 的高渗盐水也可以使非囊性纤维化支气管扩张患者的肺功能和生活质量得到一定程度改善。

口服大环内酯类药物通过其抗炎作用能减少非囊性纤维化患者的急性加重次数，但是大环内酯类药物的长期使用有导致抗生素耐药的可能。目前的临床指南建议患者在反复急性加重且没有非结核分枝杆菌感染的情况下才开始长期使用口服大环内酯类药物。

多数 PCD 患者如果规范诊治，预期寿命与健康人相似。对于肺功能恶化明显的患者可能需要肺移植。

（田欣伦）

参考文献

1. GOUTAKI M，MEIER A B，HALBEISEN F S，et al. Clinical manifestations in primary ciliary dyskinesia: systematic review and meta-analysis[J]. Eur Respir J，2016，48(4):1081-1095.
2. KOUIS P，YIALLOUROS P K，MIDDLETON N，et al. Prevalence of primary ciliary dyskinesia in consecutive referrals of suspect cases and the transmission electron microscopy detection rate: a systematic review and meta-analysis[J]. Pediatr Res，2017，81(3):398-405.

3. Lucas J S, Barbato A, Collins S A, et al. European Respiratory Society guidelines for the diagnosis of primary ciliary dyskinesia[J]. Eur Respir J, 2017, 49 (1):1601090.

4. SHAPIRO A J, DAVIS S D, POLINENI D, et al. Diagnosis of primary ciliary dyskinesia. An official American Thoracic Society clinical practice guideline[J]. Am J Respir Crit Care Med, 2018, 197 (12):e24-e39.

5. HORANI A, FERKOL T W. Advances in the genetics of primary ciliary dyskinesia: clinical implications[J]. Chest, 2018, 154(3):645-652.

6. LOBO J, ZARIWALA M A, NOONE P G. Primary ciliary dyskinesia[J]. Semin Respir Crit Care Med, 2015, 36 (2):169-179.

7. 田欣伦、王世波、郑姝颖、等. 原发性纤毛运动障碍 17 例临床特点分析 [J]. 中华结核和呼吸杂志, 2017, 40(4):278-283.

病例32　肺非结核分枝杆菌感染

【主诉】

渐进性憋喘5年余,加重2周余,发热3日入院。

【简要病史】

患者男性,83岁,5年余前无明显诱因出现活动后胸闷气短,渐进性加重,无发热,偶有咳嗽、咳黄痰,未诉痰中带血及咯血现象,未诉胸痛。就诊于当地医院,胸部CT示双肺间质纤维化,未予特殊治疗。此后患者自觉活动耐力逐渐下降,平素生活尚可自理。仍未在意。无光敏现象,无口腔溃疡,无眼涩口干,无皮肤干燥及关节晨僵现象。

2周余前,患者进食干果后,自述有轻微呛咳,随即出现憋喘加重,伴咽痛、咳嗽、咳白痰,未诉发热,自行对症处理后,上述症状缓解不明显。1周前于家中洗澡时出现憋喘再次加重,就诊于当地医院查胸部CT:①右肺上叶结节影;②双肺间质改变,间质纤维化;③双肺肺大疱、肺气肿。血常规:WBC 11×10^9/L, GR% 83%, Hb 143g/L, PLT 295×10^9/L,予以头孢地嗪、莫西沙星抗感染及平喘对症支持治疗。

3日前患者出现发热,体温最高38℃,为进一步诊治收入我院。病后精神可,食欲可,大小便无异常。

既往史:冠心病、高血压史30余年,既往主动脉溃疡病史。30余年前因胆囊结石行胆囊切除术。25年前行腰椎间盘突出手术治疗。20余年前行左眼白内障手术治疗。生于原籍,久居本地,自述近10年搬家3次,每次均有室内装修1次。吸烟60余年,已戒10余年,饮酒少量。居住环境干燥,无潮湿,未诉宠物饲养史,无粉尘吸入史及花草种植史。婚育史:适龄结婚,育有2子1女。家族史:无家族遗传病病史。

【诊治经过】

1. **入院查体**　神志清楚,急性病面容,血压122/73mmHg,全身皮肤黏膜无皮疹及出血点,浅表淋巴结未触及肿大,鼻导管吸氧流量3L/min,SaO₂ 85%,唇甲轻度发绀,双肺呼吸音粗,双下肺可闻及爆裂音,心率110次/min,律不齐,腹部触诊平软,无压痛,右下腹可见一长约3cm手术瘢痕,双下肢未见水肿。双下肢膝关节、双上肢腕关节、肘关节及指/趾关节未见红肿畸形,杵状指(-),病理征(-)。

2. **辅助检查**
血常规:WBC 18×10^9/L, GR% 90%, LY% 26%, Hb 117g/L, PLT 245×10^9/L。血气

分析（FiO_2 41%）：pH 7.454，PCO_2 28mmHg，PO_2 70mmHg。凝血功能：D- 二聚体 10.1µg/ml，INR 1.18。生化检查：BNP 2 236pg/ml，Cr 75µmol/L，CK 1 584U/L，CK-MB 47U/L，LDH 767U/L，肌红蛋白 382.4ng/ml。CRP 52mg/L，ESR 43mm/1h，PCT 0.05ng/ml，肺炎支原体抗体（-），G 试验和 GM 试验（-）；痰结核菌涂片未见抗酸染色。

心脏超声：右室饱满，左室壁运动不协调，肺动脉高压，少量心包积液；右室流出道内径：34mm，右室前壁厚度：5mm，肺动脉压：45mmHg，LVEF：60%。

胸部 X 线片及胸部 CT：弥漫性双肺小叶间隔增厚，胸膜下线明显，双肺可见散在斑片状磨玻璃影、实变影及条索影，可见多发细小网格状影。可见右肺上叶结节影，其内隐约可见空洞（图 32-1）。

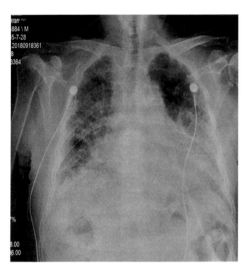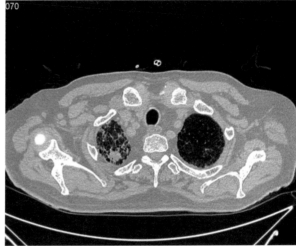

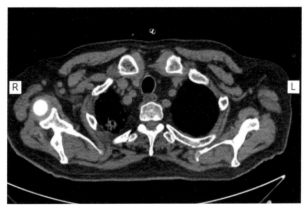

图 32-1　入院初期胸部 X 线片及胸部 CT：右上肺结节实变影，其内可见空洞

3. 诊疗过程

（1）初始治疗：

1）抗感染：按照社区获得性下呼吸道感染予以美罗培南 1g 3 次 /d 联合莫西沙星 0.4g/d 口服，覆盖革兰氏阴性、革兰氏阳性及非典型病原体抗感染治疗（心肌酶增高、肌酶增高、肌红蛋白升高，不除外非典型病原体如军团菌）。

2）免疫抑制剂：结合胸部 CT 提示双肺间质纤维化较前略有进展，予以甲泼尼龙 80mg，2 次 /d 冲击治疗。

3）针对患者入院 D- 二聚体升高明显，考虑存在血液高凝状态。故复查双下肢静脉血管超声提示双侧小腿肌间静脉血栓形成，同时行增强 CT 检查除外有无肺栓塞（图 32-2），结果提示右肺上叶前段、右肺下叶基底段肺动脉栓塞，主动脉弓透壁溃疡，双肺间质纤维化，纵隔多发淋巴结肿大。予以低分子肝素 4 000IU 皮下注射 2 次 /d。

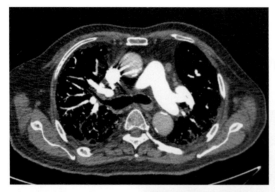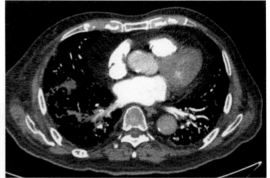

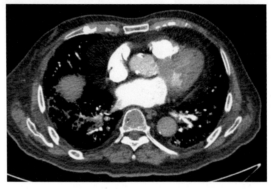

图 32-2　胸部增强 CT：右肺上叶前段及右肺下叶基底段肺动脉栓塞

4）鉴于患者心肌酶增高明显，心电图无明确定位，考虑低氧相关性心肌损伤，予以保护心肌治疗：阿托伐他汀钙 20mg/d，氯吡格雷 50mg/d，单硝酸异山梨酯 60mg/d。

5）持续高流量吸氧：氧流量 45L/min，FiO_2 45% ~ 50%。

（2）调整治疗：

1）治疗 1 周后，患者痰培养陆续提示嗜麦芽窄食单胞菌，痰检发现烟曲霉，根据药敏结果，更换为头孢哌酮钠 - 舒巴坦钠 3g 2 次 /d，暂停美罗培南；结合激素治疗，痰培养发现烟曲霉，以及肺内结构性破坏明显，故临床诊断支气管肺曲霉病，加用伏立康唑 0.2g 2 次 /d。

2）鉴于患者左心功能欠佳，低分子肝素抗凝 7 日后，拟采用利伐沙班联合氯吡格雷抗凝，后鉴于其高龄，出血风险大，考虑单纯予以利伐沙班抗凝治疗，但患者使用伏立康唑可能会干扰利伐沙班肝脏代谢，导致其血药浓度升高，故予减量利伐沙班至 10mg/d 抗凝治疗。

此后患者炎性指标逐渐恢复正常（CRP 0.41mg/L，血 WBC $12×10^9$/L，GR% 84%，ESR 16mm/1h，PCT 正常），体温控制，憋喘症状好转。复查胸部 CT 示右上肺结节影无明显变化，双肺磨玻璃影较前减轻，多发网格状影较前无明显变化。复查痰培养，未见真菌，故暂停头孢哌酮钠 - 舒巴坦钠及伏立康唑，并减量激素甲泼尼龙至 8mg/d 口服。

但鉴于患者右上肺结节影无明显变化，故再次送检痰结核分枝杆菌涂片，发现抗酸杆菌（++），遂请上级医院会诊。会诊意见：①双肺间质纤维化继发感染；②继发性肺结核，并完善肝功能及 TB-SPOT、结核菌素试验。结果回报：肝功能方面，AST 56U/L，ALT 37U/L，结核菌素试验（－），TB-SPOT（－），痰结核分枝杆菌 DNA 及 RNA 检测（－）。鉴于患者 TB-SPOT（－），建议再次送检外院痰涂片，明确是否为非结核分枝杆菌感染。患者外院痰分枝杆菌菌种鉴定结果（送检 2 次）：龟 / 脓肿分枝杆菌（＋）。

（3）抗非结核分枝杆菌治疗及保肝对症治疗：针对上述外院痰分枝杆菌菌种鉴定结果，以及外院会诊意见，加用克林霉素 1g/d 联合左氧氟沙星 0.2g 2 次 /d 口服。异甘草酸镁注射液 200mg/d 保肝治疗。

【最后诊断】

右上肺非结核分枝杆菌感染；双肺间质纤维化伴急性加重下呼吸道感染；Ⅰ型呼吸衰竭。

【治疗及转归】

上述克林霉素 1g/d 联合左氧氟沙星 0.2g 2 次 /d 治疗 14 日，治疗期间患者未再诉发热。复查胸部 X 线片及胸部 CT（图 32-3）提示右肺尖段软组织结节影较前略减少，右下叶小斑片影较前减少，双侧肺门及纵隔淋巴结肿大较前缩小；双肺磨玻璃影及斑片影较前缓解。复查肝功能：ALT 39U/L，AST 15U/L。生命体征平稳出院。

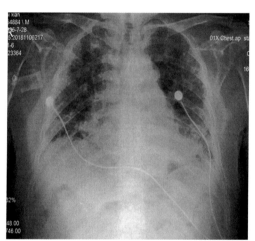
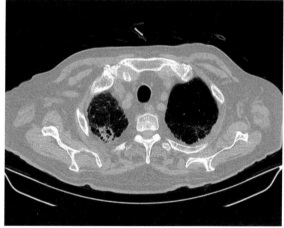

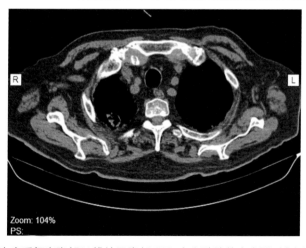

图 32-3　治疗后复查胸部 X 线片及胸部 CT：右上肺结节实变影，其内仍可见空洞

【评述】

1. 概述　非结核分枝杆菌(nontuberculous mycobacterial, NTM),分为缓慢生长菌及快速生长菌。快速生长菌一般生长迅速,在营养丰富、温度适宜的条件下培养 3 ~ 5 日有肉眼可见的菌落,多数在 1 周内即生长旺盛。主要有偶发分枝杆菌、脓肿分枝杆菌、龟分枝杆菌、耻垢分枝杆菌和母牛分枝杆菌等。缓慢生长菌指的是生长相对缓慢的 NTM 菌株,生长 2 ~ 3 周才有肉眼可见的菌落,有些生长时间长达 4 ~ 6 周。主要有堪萨斯分枝杆菌、鸟 - 胞内分枝杆菌复合群和戈登分枝杆菌等。而本例患者的龟 / 脓肿分枝杆菌均属于快速生长菌类型。目前发现的 NTM 菌株有 172 种,但被认为有临床意义的只有 40 多种。临床上可引起 NTM 肺病的常见菌种包括鸟 - 胞内分枝杆菌复合群、堪萨斯分枝杆菌 - 脓肿分枝杆菌复合群。

2. 临床特征及影像学表现　肺内病变常发生于有结构性肺病基础的患者,如慢性阻塞性肺疾病、支气管扩张症、囊性纤维化、肺尘埃沉着病、肺结核和肺泡蛋白沉着症等;也可发生于有原发性或继发性免疫缺陷的患者,如长期使用免疫抑制剂的患者或使用抗肿瘤坏死因子药物的患者;囊性纤维化基因型及抗胰蛋白酶表型异常也可对 NTM 病易感。

NTM 常常累及肺组织、淋巴结、皮肤及软组织感染,以及造成周身播散,并且多数继发于慢性基础肺脏疾病如:慢性阻塞性肺疾病、支气管扩张症、硅沉着病,并且是 AIDS 患者常见合并症。与结核分枝杆菌相比,NTM 的毒力及致病性均较低,通常是机会性致病菌,NTM 对现有的抗结核药物大多耐药。致病性 NTM 广泛存在于外界环境(土壤、尘土、海水、河水及污水)、动物及鸟类。NTM 侵犯肺部的病变特点:①与肺结核十分相似,症状轻微,一般会有咳嗽、咳痰、低热、疲乏、咯血,多数病变位于上叶,呈浸润、空洞、结节影,以及纤维干酪样病变,一般不累及胸膜;②淋巴结炎,多数见于学龄前儿童,多数为颈前淋巴结单侧无痛性肿大,可破溃形成窦道;③皮肤软组织感染,易感者有皮肤黏膜的破溃,开始为无痛性皮下结节,继而形成水疱、破溃,可导致肉芽肿性深溃疡;④播散型,多见于 AIDS 患者或长期服用免疫抑制剂的 HIV 阴性患者,多数长期发热,贫血,WBC 减少。本例患者既往有多年双肺间质纤维化病史,此次入院后予以激素冲击治疗,均符合上述 NTM 的易患因素。

NTM 肺病的影像学改变有一定的特征性。胸部 X 线片往往表现为炎性渗出改变或单发、多发的薄壁空洞,相较肺结核而言纤维硬结、球形病变及胸腔积液相对少见。病变好发部位为上叶尖段和前段。胸部 CT 尤其是 HRCT 可以提供更多的影像信息。HRCT 可清楚显示 NTM 肺病的病灶特点,包括结节影、斑片及小斑片样实变影、空洞(特别是薄壁空洞)影、支气管扩张、树芽征、磨玻璃病灶、线状及纤维条索影,以及胸膜粘连增厚等表现,且往往以多种形态混杂存在为特征。因病原菌的毒力较弱,故而 NTM 肺病往往表现出病程迁延、反复的特点。

NTM 诊断:符合以下条件之一者可做出 NTM 肺病的诊断。①痰 NTM 培养 2 次均为同一致病菌;② BALF 中 NTM 培养阳性 1 次,阳性度为(++)以上;③ BALF 中 NTM 培养阳性 1 次,抗酸杆菌涂片阳性度为(++)以上;④经支气管镜或其他途径的肺活组织检查,发现分枝杆菌病的组织病理学特征性改变(肉芽肿性炎症或抗酸染色阳性),并且 NTM 培养阳性;⑤肺活组织检查发现分枝杆菌病的组织病理学特征性改变(肉芽肿性炎症或抗酸染色阳性),并且痰标本和 / 或 BALF 中 NTM 培养阳性＞1 次。

3. 治疗和预后　目前对 NTM 主张 4 种或 5 种药物联合用药,待痰抗酸染色转阴后继续治疗 12 个月,避免单一用药。偶发龟分枝杆菌,属于快速生长菌,对现有抗结核药物耐药时,可选择阿米卡星、多西环素、克拉霉素、利福平、氟喹诺酮类、磺胺类药物。脓肿分枝杆菌,属快速生长菌,可选择克拉霉素、氟喹诺酮类、阿米卡星、头孢西丁。本例患者高龄,长期服用多种抗结核药物恐难耐受,故仅选择二联抗结核药物,克林霉素联合左氧氟沙星治疗,定期检查肝功能正常,未再诉发热症状。

（李　毅　李冠华　潘建辉）

参考文献

1. 中华医学会结核病学分会,《中华结核和呼吸杂志》编辑委员会.非结核分枝杆菌病诊断与治疗专家共识[J].中华结核和呼吸杂志,2012,35(8):572-580.
2. BRODE S K, DALEY C L, MARRAS T K. The epidemiologic relationship between tuberculosis and nontuberculous mycobacterial disease: a systematic review[J]. Int J Tuberc Lung Dis, 2014, 18(11):1370-1377.
3. STROLLO S E, ADJEMIAN J, ADJEMIAN M K, et al. The burden of pulmonary nontuberculous mycobacterial disease in the United States[J]. Ann Am Thorac Soc, 2015, 12(10):1458-1464.
4. 中国防痨协会.结核病实验室检验规程[M].北京:人民卫生出版社,2015: 45-51.
5. DIEL R, NIENHAUS A, RINGSHAUSEN F C, et al. Microbiologic outcome of interventions against mycobacterium avium complex pulmonary disease: a systematic review[J]. Chest, 2018, 153(4):888-921.
6. RYU Y J, KOH W J, DALEY C L. Diagnosis and treatment of nontuberculous mycobacterial lung disease: clinicians' perspectives[J]. Tuberc Respir Dis (Seoul), 2016, 79(2):74-84.
7. 唐神结,朱友生,张青.非结核分枝杆菌肺病治疗面临的难点与困惑 [J].中华结核呼吸和呼吸杂志,2012,35(8):566-568.

病例 33　滤泡性细支气管炎

【主诉】

反复咳喘 20 年,加重 1 年,发热 5 日。

【简要病史】

患者男性,42 岁,于 1998 年反复出现咳嗽、喘息,诊断"哮喘",未规范治疗。2018 年开始出现气短并逐渐加重,偶有痰中带血,伴双下肢间断水肿,未予重视。2019 年 1 月底患者受凉后出现发热入我院,体温最高 41℃,原有咳嗽、气短加重,咳黏痰多量。患者无关节肿痛、肌痛、皮疹,无牙齿脱落,无口干、眼干及晨僵。体重在 1 年内下降 4kg。

既往:吸烟 400 支 / 年。无嗜酒。职业为清洁工人,无毒物、特殊粉尘、放射性物质接触史。饲养狗。无染发史。家族中无遗传病病史。有过敏性鼻炎病史。幼年患肺结核治愈。

【诊治经过】

1. 入院查体　体温:37.3℃,脉搏:105 次 /min,呼吸频率:21 次 /min,血压:99/68mmHg,指尖 SO_2:85%。体形肥胖,神志清楚,颈部淋巴结可扪及,边界清楚。口腔黏膜无出血、溃疡,龋齿,双肺闻及散在湿啰音。双下肢水肿。

2. 辅助检查

血气分析:pH 7.346,PCO_2 57.2mmHg,PO_2 46mmHg,HCO_3^- 31.3mmol/L,BE 6mmol/L,

SO$_2$ 88%。CD4/CD8 2.1。CRP 101mg/L。ESR 55mm/1h，PCT 1.43ng/ml。痰涂片见少量革兰氏阴性杆菌，培养阴性。肿瘤标志物正常。常见呼吸道病毒、支原体、军团菌等病原菌九项 IgM 抗体（－）。血清 D- 葡聚糖＜10pg/ml。BNP＜10pg/ml。凝血功能及 D- 二聚体正常。体液免疫：IgM 0.53g/L（正常参考值：0.6～2.6g/L）。补体 C3、C4 正常。ANA 全套及ANCA 阴性。ALT 69.6U/L。

心脏彩超：右室流出道内径 28mm，三尖瓣轻度反流，少量心包积液，LVEF 62%，肺动脉压 19mmHg。

胸部 HRCT（图 33-1）：双肺散在磨玻璃影及实变影，双侧胸膜增厚，少量包裹性胸腔积液。

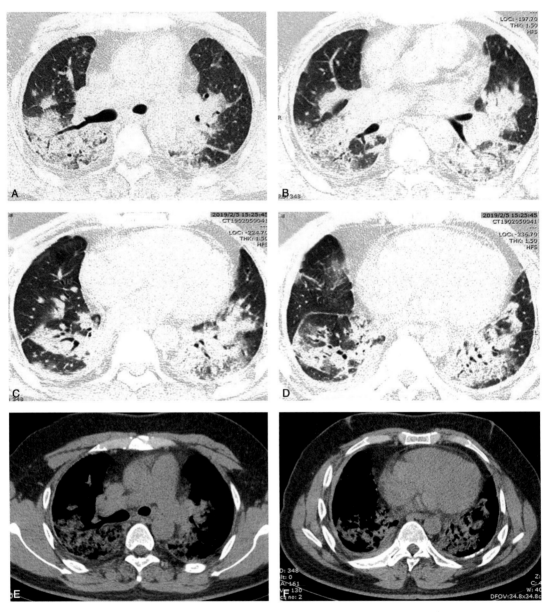

图 33-1　胸部 HRCT

A～D. 双肺多发斑片状磨玻璃影及实变影，可见支气管充气征；E、F. 纵隔窗，可见双侧胸膜增厚，少量胸腔积液，心包增厚、积液。

3. **诊治经过**　入院后给予氧疗、无创呼吸机辅助通气，头孢哌酮钠-舒巴坦钠 1.5g 3次/d 联合莫西沙星 0.4g/d 抗感染，甲泼尼龙 40mg/d 连续使用 10 日，同时扩张支气管、化痰、利尿等。2 周后患者症状好转，体温正常，咳痰减少，复查胸部 HRCT（图 33-2）示双肺渗出及实变灶有明显吸收。肺功能：FEV_1/FVC 94.5%，FEV_1 83.7% 预计值，FVC 34.2% 预计值，D_LCO 17.5% 预计值，MEF_{75} 32.4% 预计值，MEF_{50} 30.8% 预计值，MEF_{25} 28.7% 预计值，提示存在严重混合性通气功能障碍。

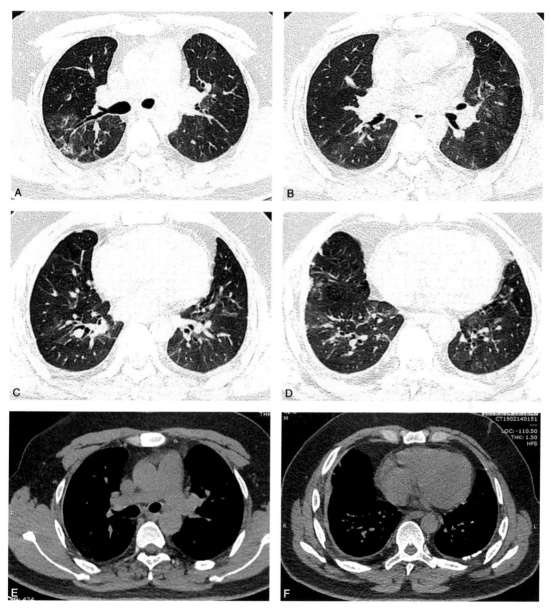

图 33-2　胸部 HRCT

A～D. 双肺多发斑片状磨玻璃影及实变影较图 33-1 明显吸收，右下肺遗留少许磨玻璃影；E、F. 纵隔窗，仍可见双侧胸膜增厚，少量胸腔积液，肺动脉宽度及心脏横径较图 33-1 缩小。

出院诊断：社区获得性肺炎、支气管哮喘、II 型呼吸衰竭，肺心病，多浆膜积液。患者出院后继续门诊治疗，规律使用吸入布地奈德 320μg/ 福莫特罗 4.5μg，2 次/d，噻托溴铵

18μg/d,并口服茶碱等药物治疗。

患者 2018 年 4 月出现双下肢水肿加重、不能平卧,经毛花苷 C 强心、呋塞米利尿等治疗后症状好转。复查胸部 HRCT(图 33-3)示原双肺渗出及实变完全吸收,但可见双肺弥漫性小叶中心性结节及磨玻璃影。因患者自觉经 2 个月治疗气短症状改善不明显,双肺小结节原因不明,再次收入院。查体双肺湿啰音持续存在,双下肢无水肿。复查肺功能(2019-05-08)显示,与 2 个月前肺功能相比,FEV_1、MEF_{75}、MEF_{50}、MEF_{25} 及 D_LCO 好转,FVC 降低,提示气道阻力减小,弥散功能改善,但限制性通气功能障碍进一步加重。

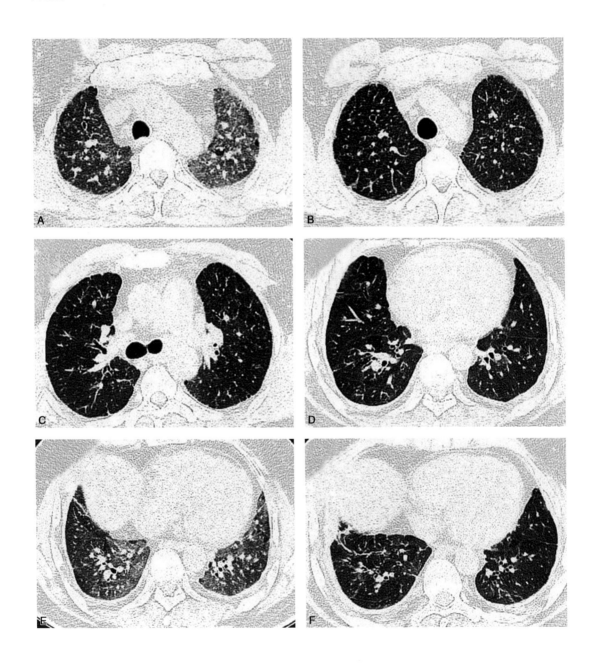

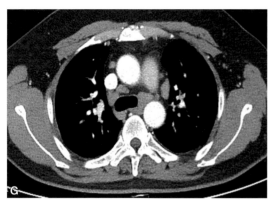
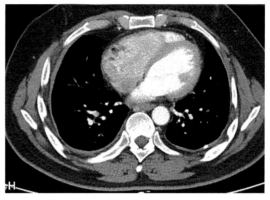

图33-3　胸部 HRCT

A～C.吸气相CT,显示双肺弥漫性小叶中心性结节,边界模糊,以上肺为重,支气管壁增厚,可见支气管扩张、马赛克灌注及气体陷闭;D～F.呼气相CT,肺马赛克灌注及气体陷闭更加明显;G、H.纵隔窗增强CT,见双侧胸膜增厚、心包增厚及胸腔积液较前无变化,纵隔淋巴结肿大,边界清楚,无明显强化。

血气分析(FiO$_2$ 33%):pH 7.347,PCO$_2$ 59.9mmHg,PO$_2$ 89mmHg,HCO$_3^-$ 32.9mmol/L,BE 7mmol/L,SO$_2$ 96%。自身免疫全套:抗环瓜氨酸肽抗体 66.7U/ml,类风湿因子 139.8kU/L;ANA(–);ANCA(–)。铁蛋白 554.2ng/ml。涎液化糖链抗原 650U/ml(正常参考值:≤500U/ml)。患者抗环瓜氨酸肽抗体及类风湿因子(+)。追问病史,诉双手关节轻微肿胀感,但无疼痛及活动受限,无晨僵。双手关节摄片示掌指关节周围软组织肿胀,关节附近骨质疏松,未见骨质破坏。膝关节B超:双侧髌上囊可见积液,左侧 0.45cm,右侧 0.47cm,双侧膝关节股四头肌钙化性肌腱炎。肌电图:双侧腓浅神经感觉神经损害。根据2009年 ACR 和 EULAR 的分类标准和评分系统,类风湿关节炎(rheumatoid arthritis,RA)诊断成立。

患者 HRCT 显示多发小叶中心性结节伴气体陷闭及马赛克灌注衰减,且有长期宠物狗饲养史,故过敏性肺炎需除外。电子支气管镜检查未见明显异常,BALF 细胞总数:660×10^6/L,有核细胞:265×10^6/L;GR% 38%,LY% 16%,铁蛋白染色(+)。CT 引导下经皮肺穿刺,穿刺部位选择左上肺结节密集处。病理活检(图33-4):非特异性慢性炎症,淋巴

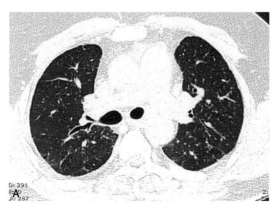
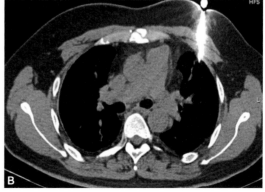

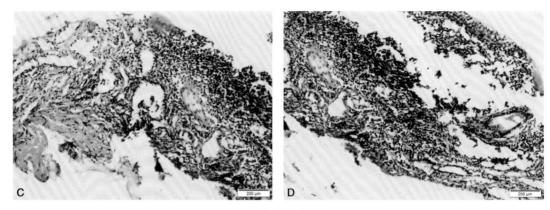

图33-4　经皮肺穿刺活检

A、B. CT引导下经皮肺穿刺活检；C、D. 病理见肺实质局灶性慢性炎症细胞浸润，纤维组织轻度增生，慢性细支气管炎。抗酸染色（－），PAS（－），Masson（－），Foot（－）。

细胞明显增多，建议除外淋巴细胞增殖性疾病。淋巴结彩超显示双侧颈部、锁骨上窝、腋窝及腹股沟区多个淋巴结肿大，最大1.54cm×0.99cm，皮髓质分界清楚。行右锁骨上淋巴结针吸活检，病理显示肺实质有较多大小不等的淋巴细胞，考虑淋巴结反应性增生。骨髓穿刺活检显示骨髓反应性增生。

因患者仍不能除外过敏性肺炎和淋巴瘤，且细支气管炎原因不明，故于2019年5月28日行胸腔镜下右上肺楔形切除肺活检术及胸膜粘连带烙断术。术中显示胸膜增厚明显，呈密闭胸。分离胸膜后取右肺上叶后段组织1块，带部分胸膜，3.0cm×2.0cm×1.2cm，送病理石蜡包埋，行HE染色、弹力纤维染色及免疫组化染色。病理显示细支气管周围淋巴滤泡增生，肺泡隔增宽，胸膜纤维脂肪组织增生，符合结缔组织相关性间质性肺疾病（滤泡性细支气管炎）（图33-5）。

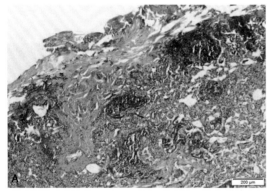
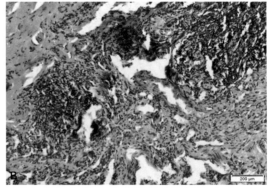

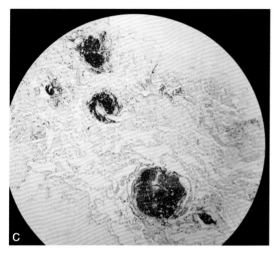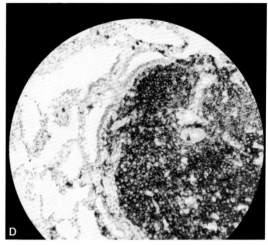

图 33-5　外科病理活检

A. 炎症细胞浸润,集中分布在细支气管周围,部分肺泡隔增宽,脏层胸膜明显增厚纤维化(HE 染色,
×40 倍);B. 更高倍镜下炎症细胞以淋巴细胞为主,可见生发中心,肺组织散在少量淋巴细胞浸润,少
许中性粒细胞及浆细胞浸润,间质轻度纤维化,抗酸染色(−),PAS(−),Masson(+,胶原纤维),Foot
(+);C. 免疫组化染色(×40 倍);D. 免疫组化染色(×100 倍)B、T 淋巴细胞混杂,考虑为滤泡性支
气管炎。CD20(+,B 淋巴细胞),CD3(+,T 淋巴细胞),CD138(+,浆细胞),CD5(+,T 淋巴细胞),
CD21(+,滤泡树突细胞),CK(+,上皮),κ(+,局灶),λ(−),Ki-67(±)。

【最后诊断】

滤泡性细支气管炎;类风湿关节炎;慢性胸膜炎;支气管哮喘;慢性肺源性心脏病;Ⅱ
型呼吸衰竭;多浆膜腔积液。

【治疗及转归】

治疗方案:甲泼尼龙 0.75mg/(kg·d),用 4 周后每月减 5~10mg;雷公藤多苷 20mg,3 次/
d;克拉霉素 0.5g,2 次/d,继续口服多索茶碱片、螺内酯、呋塞米、孟鲁司特,以及吸入布地
奈德/福莫特罗/噻托溴铵。患者经过治疗,咳嗽、气短显著减轻,生活质量改善,出院后
持续随访半年,未再出现急性加重入院。2019 年 9 月复查胸部 CT:双肺结节较前无明显变
化。肺功能:FEV_1:35.8% 预计值,FVC:32.8% 预计值,D_LCO:69.9% 预计值,提示肺功能
总体有改善(表 33-1)。

表 33-1　患者肺功能变化

时间	FVC (%pre)	FEV_1 (%pre)	FEV_1/ FVC(%)	MEF_{75} (%pre)	MEF_{50} (%pre)	MEF_{25} (%pre)	D_LCO (%pre)
2019-02-15	34.2	34.1	83.7	32.4	30.8	28.7	17.5
2019-05-08	30.0	34.2	95.2	86.4	69.1	52.3	71.0
2019-09-16	32.8	35.8	91.1	88.7	77.9	40.2	69.9

注:%pre,占预计值比例。

【评述】

1. 概述　滤泡性细支气管炎(follicular bronchiolitis,FB)是一种少见的小气道疾病,发

病率未见报道。发病年龄包括成人及儿童,各年龄阶段均可发病。儿童起病年龄从出生后即发病至 15 岁。患者男女比例无差异。本文主要介绍成人 FB。

　　细支气管炎是临床上较难确诊的疾病,原因就在于支气管镜活检和经皮肺穿刺获取的组织标本较小,难以反映细支气管病变及病灶与支气管结构比邻关系,确诊往往需要外科肺活检取材。HRCT 在诊断小气道病变上具有独特的价值,往往是患者的首要发现,并能反映病变严重程度。在解剖学上,细支气管指壁内含有可辨认软骨的远端气道,位于次级肺小叶的中央。细支气管的正常管径为 0.6mm,在 HRCT 上不可见。一旦炎症导致管壁增厚,就可能被 HRCT 捕获。直接表现是细支气管壁增厚或因管腔内分泌物填充所致的多发结节影,呈小叶中心性分布,间接征象是马赛克灌注或气体陷闭,呼气相更明显。HRCT 结合肺功能小气道阻力增高,往往强烈提示细支气管炎的存在。

　　细支气管炎大体分为细胞性细支气管炎和缩窄性细支气管炎,本例所讨论的 FB 是细胞性细支气管炎中少见的类型。细胞性细支气管炎还包括感染性细支气管炎、吸烟相关的呼吸性细支气管炎、闭塞性细支气管炎、过敏性肺炎、颗粒物吸入所致,以及弥漫性泛细支气管炎等,并以感染性、过敏性和吸烟相关性细支气管炎最为常见。

　　目前 FB 的病因及发病机制尚未完全清楚,分为特发性和继发性。特发性极为罕见,继发性则常见于胶原血管病、广泛性多克隆性淋巴细胞刺激或全身免疫状态异常,最常见于类风湿关节炎和干燥综合征。继发性也与 AIDS、肺囊性纤维化及支气管哮喘等有关。戴建、蔡后荣检索到 1947—2015 年文献报道了 64 例成人 FB 患者,其中继发性占 71.9%,并以合并自身免疫性疾病最常见。美国病理学家 Anna-Luise A.Katzenstein 认为,在慢性肺炎性病变(比如慢性肺炎、支气管扩张及其他炎性气道疾病)基础上出现的 FB 样改变应排除在 FB 诊断之外。

　　2. 临床特征、影像学及病理学表现　　最常见的临床症状是呼吸困难和咳嗽,可有发热。部分患者表现隐匿而无症状。体格检查双肺可闻及爆裂音。肺功能表现不一,包括限制性通气功能障碍或阻塞性通气功能障碍,可伴弥散障碍,或完全正常。多数患者合并基础疾病,如胶原血管病、先天性疾病(如普通变异型免疫缺陷病)或 AIDS,临床上需要排除。

　　胸部 X 线片常无特殊异常,HRCT 具有提示意义。成人 FB 的典型 HRCT 表现(图 33-6)为双侧小叶中心性结节,和/或支气管周围分布的磨玻璃结节,直径在 3~12mm,在此背景上可有磨玻璃影重叠。HRCT 所见多发性气腔性结节,临床上最需要排除慢性感染,包括不典型病原菌、结核及非结核分枝杆菌。呼吸气腔内分泌物填充并非 FB 的特征,因此 HRCT 显示小结节伴树芽征时,需除外感染性细支气管炎。细支气管炎的其他类型也需要进行鉴别,具体见表 33-2。

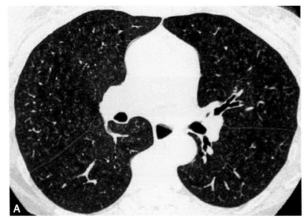
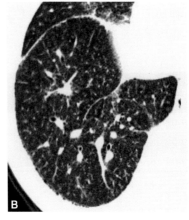

图 33-6　FB 的典型 HRCT 表现

A. 双肺多发小叶中心性结节,患者合并干燥综合征;B. 小叶中心性磨玻璃结节,边界模糊。

表 33-2　各型细支气管炎的临床特点及鉴别诊断

组织学分类	临床表现	HRCT	常见病因
细胞性细支气管炎	成人轻度呼吸困难,伴/不伴咳嗽,婴儿急性发作,阻塞性和/或限制性通气功能障碍;预后好	线状阴影或小叶中心性小结节	感染、胶原血管病、免疫异常
非特异性慢性细支气管炎	阻塞性和/或限制性通气功能障碍;预后不一	线状阴影或小叶中心性结节	感染、胶原血管病、移植后移植物抗宿主病、炎性肠病
滤泡性细支气管炎	进行性呼吸困难,慢性咳嗽,反复发生的上呼吸道感染,阻塞性和/或限制性通气功能障碍;通常预后好	支气管周围结节,伴或不伴磨玻璃影	RA、干燥综合征、CVID、AIDS、过敏性肺炎
弥漫性泛细支气管炎	慢性咳嗽咳痰,呼吸困难,鼻窦炎,进行性气流阻塞	树芽征表现和小叶中心性结节	特发性
闭塞性细支气管炎	慢性咳嗽,呼吸困难,喘息,肺功能不可逆性气道阻塞	树芽征表现,低密度衰减/马赛克灌注	肺移植排异、矿物性肺尘埃沉着病、毒物/烟雾暴露、炎性肠病、胶原血管病
呼吸性(吸烟者的)细支气管炎	通常无症状或偶然发现,预后很好	正常,磨玻璃影和微结节	大量吸烟

注:RA,类风湿关节炎;CVID,普通变异型免疫缺陷病;AIDS,获得性免疫缺陷综合征。

　　滤泡性细支气管炎的病理本质是有反应性生发中心的淋巴滤泡增生,沿细支气管分布。典型病理表现为局限于细支气管周围的炎症细胞密集浸润,以小的淋巴细胞为主,伴有散在的浆细胞,反应性生发中心突出(图 33-7)。细支气管炎因淋巴滤泡受压可狭窄。原发性 FB 肺实质相对正常,当淋巴生发中心远离细支气管时,需要质疑 FB 的诊断。大部分FB 继发于结缔组织病,因此这种情况下肺实质体现了基础疾病特征。比如继发于干燥综合

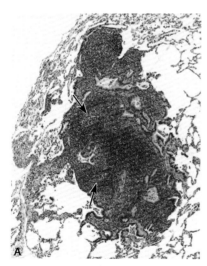
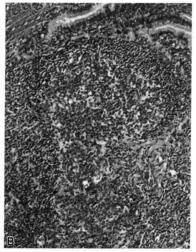

图 33-7　FB 病理表现

A.低倍镜,细支气管周围可见密集淋巴细胞浸润,可见小的生发中心(箭头),周围间质基本正常;B.较高倍镜,反应性生发中心,周围慢性炎症细胞包绕。

征的 FB 患者肺内淋巴浆细胞浸润增加,可累及细支气管周围以外区域,需与淋巴细胞性间质性肺炎(LIP)鉴别。但除非有远端肺泡隔弥漫受累,不应考虑 LIP。更需要注意的是,在慢性肺部感染(如肺炎和支气管扩张)中存在的反应性淋巴样组织增生,由于缺乏与细支气管明显相关的密集淋巴浆细胞浸润,不宜与 FB 混淆。只有在缺乏其他肺部炎性病变时,才诊断 FB。低级别 MALT 淋巴瘤也需要与 FB 鉴别,但小淋巴细胞的单克隆性增生可与 FB 鉴别,并且不具备严格沿细支气管分布的特征。

　　FB 常继发于 RA(表 33-3)。国内外数篇文献对 RA 所致 FB 进行报道,显示 RA 是继干燥综合征以外导致 FB 最常见的原因。RA 所致的肺受累为人熟知的是胸膜病变和间质性肺病变,尤其是蜂窝肺表现。蔡柏蔷在《结缔组织疾病肺部表现》一书中对 CTD-ILD 的常见肺表现进行了分类,显示 RA 可以导致马赛克灌注和气体陷闭,实质上是小气道受累的表现。这些病变包括闭塞性细支气管炎(bronchiolitis obliterans, BO)和缩窄性细支气管炎(constrictive bronchioles, CB),而 FB 是其中少见类型则少有阐述。临床上 RA 患者 HRCT 上多发结节影和气体陷闭并不少见,但并未受到重视。这些病灶容易被忽略或掩盖,使医生忽略基础疾病的筛查,进而导致患者肺功能持续恶化而未予恰当治疗。

表 33-3　部分结缔组织病肺病并发症的相对患病率

ILD 分类	RA	SSc	PM/DM	SS	SLE
非特异性间质性肺炎	+++	+++	+++	+	++
普通型间质性肺炎	+++	++	++	+	++
隐源性机化性肺炎	+++	+	+++	+	+
弥漫性肺泡损伤	–	–	++	–	++
淋巴细胞性间质性肺炎	++	+	–	+++	+
细支气管炎	++	+	–	+	+
渗出性胸膜炎	+++	+	–	++	++

　　注:相对患病率:– 不表现;+ 低患病率;++ 中等流行;+++ 高患病率。RA:类风湿关节炎;SSc:系统性硬化症;PM/DM:皮肌炎 / 多发性肌炎;SS:干燥综合征;SLE:系统性红斑狼疮。

　　该患者第一次入院是因肺炎和心功能不全,心包及胸膜增厚和积液在 HRCT 上明显可见。实变吸收后的肺功能表现出严重的混合性功能障碍,包括 FVC、FEV_1 和 D_LCO 的全面减退,与 HRCT 表现并不匹配。这些是存在临床疑点的。此外由于患者幼年时患有肺结核,因此浆膜腔的增厚和积液被单纯理解为陈旧性结核改变和慢性炎症残留。实际上,胸膜及心包增厚在 RA 患者中常见,为慢性非细菌性浆膜炎。遗憾的是由于患者关节症状不明显,临床医师忽略了对 RF 进行筛查。研究显示,很多患者因关节症状隐匿而延误了 RA 的诊断。此外由于患者存在哮喘及肺心病基础,使 FB 诊断变得更加困难。

　　患者出院 2 个月后 HRCT 示急性炎症病变完全吸收,双肺多发结节影及磨玻璃影变得突出。针对哮喘的治疗对症状改善不大,此时临床医师想到了患者可能存在的其他基础肺疾病。在第二次住院全面筛查时发现类风湿因子和抗环瓜氨酸肽抗体等血清学指标阳性,B 超提示膝关节滑膜炎,因而证实 RA 诊断。但此时发现患者全身多处淋巴结明显长大,并且 HRCT 的多发结节影和气体陷闭不能除外慢性过敏性肺炎,因此最后通过大标本得以确诊 FB。可见 FB 与 RA 的相关性在临床上容易被忽视。

3. **治疗和预后**　特发性 FB 的治疗方案不一。多数临床观察性研究显示无特殊治疗，对有明显症状的患者推荐使用激素。泼尼松常起始 1mg/（kg·d），但减量过程中容易复发。对继发性 FB，基础治疗方案以控制原发疾病为主，例如根据结缔组织病的不同类型使用免疫抑制剂，以及纠正免疫低下状态。有研究显示 HIV 感染者继发的 FB，除持续控制 HIV 病毒外未给予特殊治疗，后随免疫状态改善、CD4 细胞升高后自行缓解。

一些报道中大环内酯类药物可能有效。1996 年首先有大环内酯类抗菌素成功治疗的报道，以后也被其他研究所证实。但也有争议认为所报道的病例 HRCT 存在树芽征，治疗有效可能源于控制了潜在的感染。Duarte 等报告了一例 25 岁的女性 RA 患者，出现发热、乏力，体重明显下降，多种抗生素无效。HRCT 显示气道周围结节、细支气管壁增厚、树芽征。支气管镜检查排除感染。泼尼松起始口服 0.75mg/（kg·d）后好转，但 1 个月后再次发热，联用克拉霉素 0.5g/d，4 个月后病灶吸收，症状好转。该研究证实了泼尼松联合克拉霉素的有效性。由于 FB 较为少见，缺乏高质量前瞻性对照研究，因此所提供的治疗方案仅供参考。本文中患者采用泼尼松联合克拉霉素治疗同样取得了良好的疗效，其机制可能类同大环内酯类药物对泛细支气管炎的抗炎价值。

FB 预后取决于发病年龄和基础疾病。中老年特发性 FB 预后最佳，而 30 岁以下的免疫缺陷患者病情可持续进展，死亡率更高。

本文通过一例 RA 合并 FB 患者的曲折诊治过程，阐述了细支气管炎的诊疗特点，并提醒临床医师在遇到难以解释的影像学表现，尤其与临床症状不匹配时，应排除是否存在其他潜在的临床疾病。而关节症状轻微的 RA 患者易被漏诊，需予警惕。FB 尽管少见，但大环内酯类抗菌素可能有效，因此正确的诊治可能使患者显著获益。

（何　萍　李国平）

参考文献

1. WEBB W R，MÜLLER N L，NAIDICH D P. High-resolution CT of the lung[M]. 3rd ed. Philadelphia: Lippincott Williams & Wilkins，2001.
2. 戴建，蔡后荣，李燕，等 . 滤泡性细支气管炎三例并文献复习 [J]. 中华结核和呼吸杂志，2017，40(6):457-462.
3. KATZENSTEIN A L. 非肿瘤性肺疾病诊断图谱：外科病理医师实践指南 [M]. 阳云平，何萍，杨婷，译 . 天津：天津科技翻译出版有限公司，2019.
4. IKERI N Z，UMERAH G O，UGWU C E，et al. Follicular bronchiolitis in a nigerian female child: a case report and review of the literature[J]. Case Rep Pediatr，2016:1096953.
5. 蔡柏蔷 . 结缔组织疾病肺部表现 [M]. 北京：人民卫生出版社，2014.
6. RASMUSSEN L D，PEDERSEN C，MADSEN H D，et al. Follicular bronchiolitis in an HIV-infected individual on combination antiretroviral therapy with low CD4＋ cell count but sustained viral suppression[J]. BMJ Case Rep，2017: bcr2017221025.
7. DUARTE A C，CORDEIRO A，SOARES J，et al. Follicular bronchiolitis, a frequently misdiagnosed condition[J]. Pulmonology，2019, 25(1): 62-64.
8. TASHTOUSH B，OKAFOR N C，RAMIREZ J F，et al. Follicular Bronchiolitis: a literature review[J]. J Clin Diagn Res，2015, 9(9): OE01-OE05.

第五章 肺循环疾病

病例 34　特发性肺动脉高压

【主诉】

一过性意识丧失、活动后气短1个月余。

【简要病史】

患者女性,34岁,1个月余前快跑上1层楼后出现胸闷、头晕、下肢发软、恶心,2~3分钟后意识丧失,无肢体抽搐、二便失禁,约10分钟后意识恢复,当时血压、心率不详。1周后患者快走上1层楼后再次出现相似症状,此次有二便失禁,约数分钟后意识恢复,未测血压、心率。此后患者感活动后气短进行性加重,逐渐出现室内活动即感胸闷,并出现声音嘶哑。于当地医院就诊,查血、尿常规正常。肝肾功能:谷丙转氨酶186U/L,谷草转氨酶76U/L,总胆红素13.7μmol/L,肌酐89μmol/L,血钾4.6mmol/L,抗心磷脂抗体、抗双链DNA抗体、抗可溶性核抗原抗体、ANCA(−)。超声心动图:肺动脉高压,三尖瓣大量反流,右心增大。肺血管CT:未见异常,双肺多发磨玻璃影,右中肺结节影。

患者转诊至我院门诊。心电图:窦性心动过速,电轴右偏。超声心动图:中重度肺动脉高压(肺动脉收缩压:72mmHg),右心增大,重度三尖瓣关闭不全,少量心包积液。胸部HRCT:双肺多发磨玻璃影,双肺上叶为著,双肺散在小结节影,肺动脉干增宽,双侧胸膜局部略增厚,前上纵隔胸腺区密度增高、未完全退化胸腺可能,副脾结节。肺功能:孤立性弥散功能减低,D_LCO占预计值58%;肺通气/灌注显像:部分左肺上叶尖后段血流灌注受损,通气功能大致正常,肺栓塞低度可能,肺动脉高压可能,心影增大,余未见异常。为进一步诊治收入院。

既往:体健,无高血压、冠心病、糖尿病等慢性病病史。无减肥或者毒性药物使用史。无肺高血压家族史。

【诊治经过】

1. **入院查体**　血压:106/79mmHg,SpO_2(吸室内空气):92%。颈静脉无怒张,气管居中,双侧甲状腺无肿大,双侧颈部未闻及血管性杂音。胸廓正常,双肺呼吸运动对称,双侧语颤对称,无胸膜摩擦感,双肺呼吸音清,未闻及干湿啰音及胸膜摩擦音。心前区无隆起及凹陷,心界正常,心率98次/min,心律齐,P2>A2,各瓣膜听诊区未闻及病理性杂音。周围血管征(−)。腹软,无压痛、反跳痛,肠鸣音3次/min,肝颈静脉回流征阴性,肝脾肋下、剑突下未触及,四肢无水肿,双足背动脉搏动正常。

2. 辅助检查　血气分析：pH 7.43，PaO_2 61mmHg，$PaCO_2$ 32mmHg，HCO_3^- 21.2mmol/L。肝肾功能：Cr 84μmol/L，ALB 36g/L，ALT 30U/L。心肌酶：CK 45U/L，TnI 0.01μg/L，CK-MB 0.9μg/L；BNP 1 459pg/ml。ANA 十八项、抗 ENA 抗体(−)。补体、免疫球蛋白、ESR：正常。甲状腺功能：正常。乙肝五项及丙肝病毒抗体(−)。

3. 诊疗过程　右心漂浮导管检查。基线值：肺动脉压(PAP)60/30mmHg(肺动脉平均压：40mmHg)，肺动脉楔压(PAWP)7mmHg，心排血量 3.8L/min，肺血管阻力 8.7WU；吸入伊洛前列素 20μg 后：肺动脉压 38/11mmHg(肺动脉平均压：22mmHg)，肺动脉楔压 7mmHg，心排血量 3.8L/min，肺血管阻力 3.7WU。提示：急性血管反应性试验阳性。基因检测未发现 PAH 相关突变。

【最后诊断】

肺动脉高压　急性肺血管扩张试验阳性。

【治疗及转归】

患者急性血管扩张试验阳性，故给予硝苯地平控释片 30mg/d。监测血压 110～120/70～80mmHg，心率 70～80 次/min，将硝苯地平控释片逐渐加量至 30mg/8h。患者症状明显改善，1 年期间评估 BNP 前体逐渐降至正常，超声心动图显示肺动脉收缩压下降。

1 年后，BNP 前体 13pg/ml。超声心动图：轻度肺高血压，肺动脉收缩压 44mmHg。复查右心漂浮导管。基线值：肺动脉压 49/22mmHg(肺动脉平均压：31mmHg)，肺动脉楔压 6mmHg，心排血量 7.1L/min，肺血管阻力 3.5WU；吸入伊洛前列素后：肺动脉压 30/12mmHg(肺动脉平均压：20mmHg)，肺动脉楔压 7mmHg，心排血量 7.1L/min，肺血管阻力 1.8WU。继续硝苯地平控释片 30mg/8h 治疗并定期随访。

【评述】

1. 概述　肺高血压(pulmonary hypertension，PH)是一类常见肺血管疾病，其主要病理生理学特征是静息状态下肺动脉压力升高，同时合并不同程度右心衰竭，包括各种原因导致的肺动脉压力升高，种类繁多。肺动脉高压(pulmonary arterial hypertension，PAH)指孤立性肺动脉压力升高，而左房与肺静脉压力正常，主要由肺小动脉本身病变导致肺血管阻力增加。PAH 的血流动力学诊断标准为右心导管测量肺动脉平均压(mPAP)≥25mmHg，同时 PAWP≤15mmHg 及肺血管阻力(PVR)＞3WU。

从 1951 年至今，PH 的分类及名称演变不断推陈出新，体现了对这类复杂临床综合征内涵理解的不断加深。1951 年美国 Dresdale 等率先提出 "primary pulmonary hypertension" 简称为 "PPH"，国内将其译为 "原发性肺动脉高压"。2003 年第三届世界肺高血压大会上将散发性 PPH 修订为 "idiopathic pulmonary arterial hypertension"，简称 "IPAH"，中文译为 "特发性肺动脉高压"，摒弃 PPH 的说法。IPAH 是一类无明确原因的肺小动脉本身病变，是以肺血管阻力进行性升高为主要特征的肺血管疾病，一般不合并可以导致肺动脉高压的明确病因或者危险因素。2018 年第六届世界肺高血压大会又将急性肺血管扩张试验阳性的肺动脉高压从 IPAH 的概念范畴中剥离出来。由于此类肺动脉高压患者对钙通道阻滞剂(CCB)治疗长期有效(指单独使用 CCB 至少 1 年仍然有效)，而且预后更佳，更适合单独的管理模式。因此将具有血管反应性的肺动脉高压作为一个单独的亚类。

2003 年法国注册登记研究推算法国肺动脉高压患病率为 15/100 万，发病率为每年 2.4/100 万，其中 IPAH 占 39.2%。患者平均诊断年龄为 52 岁，约 20% 患者诊断时年龄超过 60 岁。2007 年全美肺动脉高压注册登记研究显示患者的平均诊断年龄为 50.4 岁，超过 65 岁的老年患者占比 16.7%。经重新计算，美国成人 IPAH 发病率为每年 0.9/100 万。2011 年荆志成发表的注册登记研究显示我国 IPAH 患者诊断年龄为平均 33.4 岁，男女比例 1：2.33。肺高血压分类见表 34-1。

表 34-1　肺高血压分类标准（《中国肺高血压诊断和治疗指南 2018》）

1　肺动脉高压	1.5.4　先天性心脏病
1.1　特发性肺动脉高压	1.5.5　血吸虫病
1.2　急性肺血管扩张试验阳性肺动脉高压	1.6　肺静脉闭塞症（PVOD）/肺毛细血管瘤（PCH）
1.3　遗传性肺动脉高压	1.7　新生儿持续性肺动脉高压
1.4　药物和毒物相关肺动脉高压	2.　左心疾病所致肺高血压
1.5　相关因素所致肺动脉高压	3.　呼吸系统疾病和 / 或缺氧所致肺高血压
1.5.1　结缔组织病	4.　肺动脉阻塞性疾病所致肺高血压
1.5.2　人类免疫缺陷病毒（HIV）感染	5.　未知因素所致肺高血压
1.5.3　门静脉高压	

2. 临床特征、影像学及病理学表现

（1）临床特征：IPAH 的临床表现与其他类型的肺动脉高压相似，症状和体征缺乏特异性。最常见的症状是活动后气短，其他症状包括乏力、头晕、胸痛、胸闷、心悸、黑矇、晕厥等，一旦出现晕厥或眩晕，提示患者心排血量可能已下降。由于症状、体征不典型，绝大多数患者就诊时间明显延误，至少 1/5 患者从症状出现至确诊时间超过 2 年；超过半数的 IPAH 患者确诊时 WHO 心功能分级为Ⅲ～Ⅳ级。IPAH 的体征与肺动脉压升高及右心衰竭有关：肺动脉压升高可出现肺动脉瓣第二心音亢进，三尖瓣关闭不全引起三尖瓣区收缩期杂音；右心衰竭体征包括颈静脉充盈或怒张、肝脏肿大、下肢水肿、多浆膜腔积液、黄疸和发绀等。

（2）实验室检查：血液学检查主要用于肺高血压病因筛查及判定器官损害情况。建议常规完善血常规、生化检查、甲状腺功能、风湿免疫抗体、肝炎病毒抗体及 HIV 抗体、同型半胱氨酸等检查。推荐在基线评估和后续随访过程中均进行 BNP 或 N 末端脑利尿钠肽原（NT-proBNP）的检测，用于评估病情并指导治疗。心电图的典型表现为电轴右偏、右房扩大和右室肥厚征象，可提供诊断和预后判断的重要信息，但不能作为诊断或排除 IPAH 的依据。肺功能检查有助于发现潜在的肺实质或气道疾病，如合并严重低氧血症应考虑存在动静脉分流可能。

（3）影像学表现：胸部 X 线片常见征象有肺动脉段凸出及右下肺动脉扩张，伴外周肺血管稀疏（肺野透过度增加），右房、右室扩大。同时还有助于排除原发性肺部疾病或者心

内分流性畸形。

超声心动图是临床上最常用的肺高血压筛查诊断及病情评价方法，能够估算肺动脉收缩压及评价右心大小和功能。另外，超声心动图还可除外心内分流、左心疾病等。

胸部 CT 可以明确有无肺间质病变及其程度，CT 肺动脉造影是诊断肺血管畸形（肺动静脉瘘、肺动脉瘤、肺动脉夹层）和肺动 / 静脉阻塞性疾病（急性肺栓塞、慢性血栓栓塞性肺动脉高压、大动脉炎、肺动脉肿瘤、纤维性纵隔炎、肺静脉狭窄等）的关键技术手段之一。心脏结构 CT 可准确评估肺高血压患者是否合并先天性心脏病，尤其对那些易被超声心动图漏诊的先天性心脏病类型，如特殊部位房间隔缺损（上腔静脉、下腔静脉或冠状静脉窦型）、部分肺静脉异位引流和双向分流动脉导管未闭等。肺通气 / 灌注显像是筛查肺栓塞的重要手段，相比 CT 肺动脉造影，敏感度更高。

肺动脉造影是评价肺血管形态及血流分布的重要手段，可结合 CT 肺动脉造影、肺通气 / 灌注显像等影像技术对肺血管畸形或肺动脉 / 静脉狭窄性疾病进行诊断。

（4）右心导管检查：是确诊肺高血压的"金标准"，也是进行鉴别诊断、评估病情和治疗效果的重要手段。目前推荐使用带有球囊的漂浮导管来完成右心导管检查，疑诊 IPAH、遗传性肺动脉高压及药物相关肺动脉高压时应同时完成急性血管扩张试验检查。少数肺动脉高压由肺动脉痉挛引起，单独应用大剂量钙通道阻滞剂可显著改善症状、血流动力学和长期预后，本例急性肺血管扩张试验阳性的肺动脉高压即为此种。急性肺血管扩张试验是筛选此类患者的有效方法。尽管其他肺动脉高压亚类中也有少数患者符合急性肺血管扩张试验阳性标准，但难以从单纯钙通道阻滞剂治疗中持续获益，故仅推荐对于 IPAH、遗传性肺动脉高压和药物相关肺动脉高压患者首次右心导管检查时行急性肺血管扩张试验。

急性肺血管扩张试验的阳性标准也经历了一些变迁。目前使用的标准是 2005 年由 Sitbon 等所确立。Sitbon 等在 557 例原发性肺动脉高压患者中泵入依前列醇或吸入一氧化氮进行急性血管扩张试验，发现 38 例（6.8%）患者使用钙通道阻滞剂有长期改善。回顾分析这些患者进行急性血管扩张试验时反应是 mPAP 降低≥10mmHg 并且绝对值低于 40mmHg，心排血量不变或增加。这些长期改善患者基本上在服用钙通道阻滞剂一年后肺动脉收缩压明显下降，心脏大小基本恢复正常。现在采用的急性血管扩张试验标准需同时满足以上 3 项为阳性，仅有不足 10% 的 IPAH 患者为阳性，可接受大剂量钙通道阻滞剂治疗，而其中又仅有 50% 左右患者能够保持长期改善。因此，急性肺血管扩张试验阳性的患者服用钙通道阻滞剂一年后应再次复查右心导管和急性肺血管扩张试验，如果心功能Ⅰ/Ⅱ级，右心结构和功能基本正常，右心导管测定肺动脉压正常或接近正常（mPAP≤30mmHg），急性血管扩张试验仍为阳性，认为对钙通道阻滞剂长期有反应，此时可继续单用钙通道阻滞剂治疗，如不符合上述情况，建议换用靶向药物。

有研究探讨了 IPAH 以外患者的急性血管反应和长期钙通道阻滞剂的反应性。除食欲抑制剂相关肺动脉高压患者，其他肺动脉高压患者急性血管反应阳性的发生率低，即使阳性者对钙通道阻滞剂长期有反应的发生率也很低。因此建议只对 IPAH、遗传性肺动脉高压和药物诱导肺动脉高压患者进行急性血管扩张试验和考虑长期使用钙通道阻滞剂。

（5）病理学表现：肺动脉高压主要累及直径＜500μm 的肺小动脉，特征性病理改变包括肺动脉中膜肥厚、内膜向心性或偏心性增殖和纤维化、外膜增厚纤维化、血管周围炎症细胞浸润及管腔内原位血栓形成等，严重患者可见复合病变，如丛样病变、扩张型病变等。

（6）诊断：因为肺高血压诊断的复杂性，建议临床医师接诊可疑肺高血压患者后及时转诊到肺血管疾病专科进行诊断评价。对疑诊患者，应考虑相关疾病和/或危险因素导致的可能，应遵循标准的肺高血压诊断流程进行评价，仔细查找有无家族史、先天性心脏病、结缔组织病、肺部疾病、肺血管疾病、HIV 感染、门静脉高压、与肺动脉高压有关的药物服用史和毒物接触史等，只有排除所有已知因素后方可考虑 IPAH 的可能。

3. 治疗和预后

（1）治疗：IPAH 是一种进展性疾病。主要治疗的目的在于改善右心功能、提高患者生活质量和改善预后。IPAH 治疗主要分为一般治疗、靶向药物治疗和手术治疗 3 个方面。

1）一般治疗：主要有严格避孕，肺高血压患者妊娠期病死率显著升高，生育期女性患者应严格避孕。感染可导致肺高血压患者病情加重，推荐在秋冬交替季节接种流感疫苗和肺炎链球菌疫苗，降低肺部感染发生风险。此外康复运动和心理支持等也很重要。IPAH、遗传性肺动脉高压和减肥药相关肺动脉高压如无抗凝禁忌证可考虑长期抗凝治疗。失代偿右心衰竭往往合并水钠潴留，利尿剂可有效改善，应用利尿剂时应监测肾功能和血液生化检查指标避免出现电解质紊乱和血容量下降引起的肾前性肾功能不全。当外周 SO_2 <91% 或者 PaO_2 <60mmHg 时建议吸氧，使 SO_2 >92%。地高辛可改善肺动脉高压患者心排血量，但长期疗效尚不清楚，对合并快速型房性心律失常患者可考虑应用地高辛控制心室率。

除左心疾病所致肺高血压外，不建议对其他类型肺高血压患者应用血管紧张素转换酶抑制剂/血管紧张素 II 受体拮抗剂、β 受体拮抗剂、硝酸酯类药物和伊伐布雷定等药物。特殊情况应用时应严密监测患者血压、心率和症状，避免肺动脉高压靶向药物和上述药物合用产生严重不良反应。缺铁在肺动脉高压患者中较为普遍，可使肺动脉高压患者运动耐量下降、病死率增加，并且这种铁缺乏与贫血无关。铁缺乏患者可考虑铁替代治疗，推荐静脉注射铁剂。

2）靶向药物治疗：针对肺动脉高压的治疗首先要对 IPAH 患者进行急性血管扩张试验，只有阳性者可首先单独使用大剂量钙通道阻滞剂治疗，心率偏快首选地尔硫䓬，心率偏慢则首选硝苯地平或氨氯地平。治疗此类 IPAH 患者所需靶剂量往往较大：硝苯地平 120～240mg/d，地尔硫䓬 240～720mg/d，氨氯地平 20mg/d。先给予常规起始剂量，观察患者血压、心律、心率、心电图及症状变化，逐渐增加至最大耐受剂量，并定期随访。至少每 3 个月做 1 次超声心动图和血液生化（利尿肽）检查，心功能正常及肺动脉收缩压力<50mmHg 者 1 年后复查右心导管，如果此期间患者病情加重，则随时复查右心导管，进行急性血管扩张试验。如持续阳性可继续长期大剂量钙通道阻滞剂治疗。如不满足，需考虑转换为肺动脉高压靶向药物治疗。

3）手术治疗：一般用于药物治疗效果不佳的患者，包括球囊扩张房间隔造口术和肺或心肺联合移植。房间隔造口术通过右向左分流降低右房压力，增加左室前负荷和心排血量。尽管右向左分流可能降低 SaO_2，但心排血量增加可改善体循环氧气运输，并降低交感神经过度兴奋。在有经验的治疗中心，球囊扩张房间隔造口术可作为重症肺动脉高压姑息性治疗手段或肺移植前的过渡性治疗措施。经充分的内科药物治疗（至少使用过包括静脉或皮下前列环素类药物在内的联合治疗），仍合并严重血流动力学受损、运动耐量显著降低和明显右心衰竭征象的 IPAH 患者可考虑行肺移植或心肺联合移植。IPAH 患者肺移植术后 3 个月的病死率（23%）显著高于因慢性阻塞性肺疾病或囊性纤维化（均为 9%）行肺移植治疗的患者。

（2）预后：全美肺动脉高压注册登记研究显示特发性肺动脉高压和家族性肺动脉高压患者的 1 年、3 年、5 年生存率分别为 91%、74%、65%。2011 年我国的注册登记研究显示特发性肺动脉高压患者的 1 年和 3 年生存率分别提高到 92.1% 和 75.1%，达到国际先进水平。Sitbon 等研究显示急性血管扩张试验阳性并保持长期对钙通道阻滞剂有反应者的 7 年生存率可达 97%。

（田　庄）

参考文献

1. MCGOON M D, BENZA R L, ESCRIBANO-SUBIAS P, et al. Pulmonary arterial hypertension: epidemiology and registries[J]. J Am Coll Cardiol, 2013, 62(25 Suppl):D51-D59.
2. ZHANG R, DAI L Z, XIE W P, et al. Survival of Chinese patients with pulmonary arterial hypertension in the modern treatment era[J]. Chest, 2011, 140(2):301-309.
3. SITBON O, HUMBERT M, JAÏS X, et al. Long-term response to calcium channel blockers in idiopathic pulmonary arterial hypertension[J]. Circulation, 2005, 111(23):3105-3111.
4. LANGLEBEN D, ORFANOS S. Vasodilator responsiveness in idiopathic pulmonary arterial hypertension: identifying a distinct phenotype with distinct physiology and distinct prognosis[J]. Pulm Circ, 2017, 7(3):588-597.
5. 中华医学会心血管病学分会肺血管病学组，中华心血管病杂志编辑委员会. 中国肺高血压诊断和治疗指南 2018[J]. 中华心血管病杂志, 2018, 46(12):933-964.
6. KLINGER J R, ELLIOTT C G, LEVINE D J, et al. Therapy for pulmonary arterial hypertension in adults: update of the CHEST guideline and expert panel report[J]. Chest, 2019, 155(3):565-586.

病例 35　遗传性肺动脉高压

【主诉】

胸痛 2 年，憋气 9 个月，加重半个月。

【简要病史】

患者女性，52 岁，2 年前出现胸痛，位于心前区，为压榨性，范围约拳头大小，视觉模拟法（VAS）评分：4~5 分，无上肢及肩背部放射痛，疼痛每次持续数秒，休息后可缓解，患者未诊治。9 个月前患者活动后觉憋气，休息后可缓解，仍未就诊。

半个月前患者晨起下楼后突感心前区疼痛，位于胸骨后，VAS 评分：8~9 分，伴憋气、大汗、面色苍白，至当地医院就诊，查心肌酶正常，脑利尿钠肽前体 816pg/ml。超声心动图：右房、右室增大，肺动脉干增宽，三尖瓣反流（轻~中度），肺动脉高压（肺动脉收缩压：51mmHg），心包积液（少~中量），左室舒张功能减低，射血分数 65%。CT 肺血管造影：①肺动脉高压，未见明确栓塞；②双侧胸膜局限性增厚；③心包积液。双下肢静脉超声：未见血栓。为求进一步诊治患者转至我院。

既往：体健，无高血压、冠心病、糖尿病等慢性病病史。无减肥或者毒性药物使用史。无肺高血压家族史。

【诊治经过】

1. **入院查体**　血压：98/64mmHg，SpO₂：98%，体重指数：25.5kg/m²。颈静脉无怒张，双侧颈部未闻及血管性杂音。胸廓正常，双肺呼吸运动对称，无胸膜摩擦感，双肺呼吸音清，双下肺可闻及细湿啰音。心前区无隆起及凹陷，心界正常，心率78次/min，心律齐，可闻及第二心音亢进。周围血管征（−）。侧胫前及踝部可见凹陷性水肿，双足背动脉搏动正常。

2. **辅助检查**　血、尿、粪便常规及肝肾功能未见异常。血气分析：pH 7.44，P_AO_2 76mmHg，P_ACO_2 35mmHg，HCO_3^- 23.8mmol/L。BNP 464pg/ml。甲状腺功能、血管紧张素转换酶、ANA谱（18项）、免疫球蛋白＋补体、抗可溶性核抗原抗体、抗磷脂抗体谱、ANCA谱（−）。乙肝五项及丙肝病毒抗体（−）。

超声心动图：重度肺高血压（肺动脉收缩压：75mmHg），右心增大，轻度三尖瓣关闭不全。

CT肺血管造影：肺动脉干增宽，考虑肺动脉高压。

胸主动脉CTA：未见明显异常；符合肺动脉高压改变。

肺功能：孤立性弥散功能减低。肺通气/灌注显像：肺动脉高压，心影大，余未见明显异常。

睡眠监测：不符合睡眠呼吸暂停综合征及睡眠低氧。

双下肢深静脉超声未见明显血栓。

双侧颈动脉、椎动脉及锁骨下动脉超声：未见异常。

6分钟步行试验：330m；WHO心功能分级：Ⅱ级。

右心漂浮导管检查：基线值，右房压力（RAP）5mmHg，肺动脉压84/33（52）mmHg，PAWP 9mmHg，心排血量（CO）4L/min，PVR 10.8WU，血压126/83mmHg。吸入伊洛前列素20μg后：肺动脉压60/24（37）mmHg，PAWP 7mmHg，心排血量4.1L/min，肺动脉阻力7.3WU，血压123/78mmHg。急性血管扩张试验阳性。基因检测骨形态发生蛋白受体2基因突变。

3. **诊疗过程**　根据上述实验室、影像学、右心导管及基因检测，患者考虑为遗传性肺动脉高压，急性血管扩张试验阳性，提示患者可以考虑使用钙通道阻滞剂进行治疗，故给予硝苯地平30mg/d，根据血压情况加量。此外间断服用托拉塞米和螺内酯。监测血压维持在85～115/55～75mmHg，心率维持在60～80次/min。出院2周后患者血压心率仍维持上述状况，将硝苯地平加量至30mg 2次/d。2个月后患者复查超声心动图：肺动脉收缩压63mmHg，脑利尿钠肽前体203pg/ml，患者活动后憋气及胸痛症状好转。建议检测其一级亲属的骨形态发生蛋白受体2基因。

【最后诊断】

遗传性肺动脉高压。

【治疗及转归】

5个月后患者再次出现胸痛、活动后喘憋的症状（WHO心功能分级：Ⅲ级），复查超声心动图：肺动脉收缩压85mmHg，BNP 1 217pg/ml。6分钟步行试验：298m。入院复查右心导管显示 RAP 10mmHg, 肺动脉压 116/31（61）mmHg, PAWP 7mmHg, 心排血量 5L/min, PVR 10.8WU, 急性血管扩张试验阴性。将患者的药物更换为安立生坦 5mg/d+ 西地那非 25mg 3 次 /d。

【评述】

1. 概述　家族性肺动脉高压（familial pulmonary arterial hypertension, FPAH），是一种以肺小动脉丛样病变为特点的常染色体显性遗传性疾病,可导致肺动脉压力进行性升高、右心衰竭,甚至死亡。2003 年前 FPAH 被划分在原发性肺动脉高压（primary pulmonary hypertension, PPH）的范畴,2003 年第三次 WHO 肺动脉高压专家工作组会议,对肺动脉高压进行了病因学分类,"原发性肺动脉高压"这一名称被取消,代之以"特发性肺动脉高压"（idiopathic pulmonary arterial hypertension, IPAH）和"家族性肺动脉高压"。2008 年第四次世界肺高血压大会上,肺动脉高压分类中弃去术语家族性肺动脉高压,改用"遗传性肺动脉高压"（heritable PAH, HPAH）,因为很多 HPAH 并不表现为家族性发病,可能与外显率较低相关。另外先前被认为是 IPAH 的病例中,多达 20% 存在可识别的突变,因此对其他家族成员构成遗传风险。目前认为 HPAH 是一种常染色体显性遗传,外显率不完全,估计为 10%～20%。这种疾病在女性中更为常见,女男比例至少为 1.7∶1。不完全外显率和显著的性别差异都表明基因突变和环境暴露（可能包括激素）之间的相互作用,以及修饰基因的作用。

1954 年 David Dresdale 观察到一位女患者的姐妹和儿子都患有原发性肺动脉高压,首先发现 PPH 有家族性发病的倾向,提示遗传缺陷在疾病发展中的潜在作用。1984 年已知可遗传的肺动脉高压以不完全外显的常染色体显性方式遗传。1997 年连锁分析允许研究者将与肺动脉高压有关的突变位点定位在 2 号染色体上。通过识别该区域的候选基因,最终于 2000 年发现骨形态发生蛋白受体 2（bone morphogenetic protein type Ⅱ receptor, BMPR2）基因与 PAH 相关。在 FPAH 患者中,50%～90% 可检测到 BMPR2 基因的突变,此外 3.5%～40% 的散发性肺动脉高压患者和 9%～22.5% 的食欲抑制药物相关肺动脉高压患者也存在 BMPR2 基因突变。研究发现,我国 IPAH 患者 BMPR2 突变率为 20.4%,FPAH 患者的 BMPR2 突变率为 63.6%。在没有家族史的散发性肺动脉高压病例中,BMPR2 突变的发生可归因于该突变的相对低外显率（20%～30%）或者是因为发生了新突变。

BMPR2 是转化生长因子 -β（transforming growth factor beta, TGF-β）超家族的成员,在调节细胞的生长和分化中发挥重要作用,但 BMPR2 基因突变与肺血管病变之间的关系尚未完全明确。目前一般认为,BMPR2 与其配体结合后,可以通过激活血管平滑肌细胞内 Smad 信号通路,对 p38MAPK 依赖的信号转导通路产生阻抑作用,从而发挥抗增生效应;当 BMPR2 基因杂合突变后,因突变杂合子的蛋白产物减少,不足以行使正常功能,Smad 信号通路被部分阻断,其抗增生效应减弱,从而出现肺血管平滑肌细胞增生和凋亡的失衡,最终导致肺血管病变。

2. 临床特征、影像学及病理学表现　在临床上无法区分 IPAH 患者与 HPAH 患者。这两类患者的病理学和发病机制特点相同。检测已知会引起肺动脉高压的可遗传基因缺陷（最常为 BMPR2 突变）,存在的是 HPAP,反之为 IPAH。IPAH 和 HPAH 的组织病理学改变也基本类似,病变部位主要在肺循环中的小动脉和细小动脉,其特征性改变包括内膜内皮细胞的增生、毛细血管前非肌性肺小动脉的异常肌化、血管平滑肌细胞增生所致的肌性肺小动脉中层的增厚、原位血栓形成，以及内皮细胞的血管增生性丛样病变等。HPAH 诊断首先需要符合肺动脉高压的血流动力学诊断标准。

有研究显示与无突变的肺动脉高压患者相比，携带 *BMPR2* 突变者在诊断时较年轻，平均年龄 35.4 岁，肺动脉平均压和肺血管阻力较高，心脏指数较低。携带 *BMPR2* 突变患者的急性血管扩张试验阳性率较低，并且不太可能从钙通道阻断治疗中获益，死亡和肺移植的复合终点及全因死亡率也较未携带突变基因者高。携带 *BMPR2* 突变也是我国 PAH 患者不良预后的独立风险因素，死亡风险增加 1.97 倍，男性患者预后尤其差，死亡风险增加约 3.7 倍，提示性别对 *BMPR2* 基因突变患者预后具有一定的影响。

3. 治疗和预后

（1）治疗：治疗方案与 IPAH 基本一致。一是需要对 HPAH 患者进行急性血管扩张试验，只有阳性者可首先单独使用大剂量钙通道阻滞剂治疗。二是需要进行危险分层。急性血管扩张试验阳性者，先给予常规起始剂量钙通道阻滞剂治疗，观察患者血压、心律、心率、心电图及症状变化，逐渐增加至最大耐受剂量，并定期随访。至少每 3 个月进行 1 次超声心动图和血液生化（利钠肽）检查。建议服药 1 年后或者根据病情随时复查右心导管。如患者 WHO 心功能分级稳定在 Ⅰ、Ⅱ 级，右心结构和功能基本正常，右心导管测定肺动脉压正常或接近正常（mPAP≤30mmHg），可判断患者对钙通道阻滞剂治疗持续敏感，可继续长期治疗。如不满足上述标准，需考虑转换为肺动脉高压靶向药物治疗。

因目前尚无单独指标能准确判断患者病情和评估预后，故需综合多个临床指标进行评估。《中国肺高血压诊断和治疗指南 2018》推荐采用分层量表（表 35-1），评估治疗前基础状态和短期治疗（3～6 个月）后的关键临床指标来预测患者长期预后并指导临床治疗。

表 35-1　成人肺动脉高压患者危险分层

指标	低风险	中等风险	高风险
WHO 心功能分级	Ⅰ级、Ⅱ级	Ⅲ级	Ⅳ级
6 分钟步行试验 /m	>440	165～440	<165
NT-proBNP/（ng·L^{-1}）	<300	300～1 400	>1 400
RAP/mmHg	<8	8～14	>14
CI/（L·min^{-1}·m^{-2}）	≥2.5	2.1～2.4	≤2.0
SvO$_2$/%	>65	60～65	<60
危险分层标准	至少 3 种低风险指标且无高风险指标	介于低风险和高风险之间	至少 2 个高风险指标，其中必须包括 CI 和 SvO$_2$

注：NT-proBNP，N 末端脑利尿钠肽原；RAP，右房压力；CI，心指数；SvO$_2$，混合静脉血氧饱和度。

PAH 靶向药物治疗目前主要集中于三条通路：一氧化氮（NO）、前列环素（PGI2）和内皮素（ET）。

NO 作用途径靶向药物主要包括磷酸二酯酶 Ⅴ 型（PDE5）抑制剂及可溶性鸟苷酸环化酶激动剂（soluble guanylate cyclase, sGC）。NO 激活 sGC，活化的 sGC 催化鸟苷三磷酸反应生成第二信使环磷酸鸟苷（cGMP），介导许多生理过程。肺血管包含大量 PDE5，而 PDE5 是 cGMP 的降解酶，通过抑制该酶的作用，可以使 cGMP 的浓度增加，从而使血管舒张。PDE5 抑制剂常用药物有西地那非、他达拉非等。目前国内上市的 sGC 激动剂药物有利奥西呱。

前列环素通过环磷酸腺苷发挥作用，不仅能舒张肺血管平滑肌，还能抑制平滑肌的生长及抗血小板聚集。肺动脉高压患者体内前列环素降低是重要的发病机制。前列环素及其结构类似物主要包括依前列醇、伊洛前列素、曲前列尼尔和前列环素受体激动剂。依前列醇是第一个被批准治疗肺动脉高压的靶向药物，目前尚未在中国上市。伊洛前列素是吸入的前列环素类似物。曲前列尼尔目前国内上市的为注射剂型。司来帕格是一种口服选择性前列环素受体（IP受体）激动剂，其代谢产物具有和内源性前列环素相似的作用模式。

肺动脉高压患者体内内皮素明显高于正常，内皮素-1主要通过与肺血管壁上的内皮素受体A和B结合发挥收缩肺血管和促平滑肌细胞有丝分裂的作用，可引起肺血管的持续收缩及重构。内皮素受体拮抗剂通过阻断内皮素-内皮素受体信号转导发挥治疗肺动脉高压的作用。内皮素受体拮抗剂主要包括波生坦、安立生坦和马西替坦。波生坦是一种非选择性的内皮素受体A和B的拮抗剂，安立生坦是选择性内皮素受体A拮抗剂，马西替坦为非选择性的内皮素受体A和B拮抗剂，具有高度亲脂性和组织靶向性。

尽管近年来肺动脉高压药物治疗取得巨大进展，但患者长期预后仍不理想。对于肺动脉高压这种明确有多个致病通路的疾病，联合治疗较单药治疗效果更好。肺动脉高压靶向药物联合应用有序贯联合治疗和起始联合治疗两种策略。近年发布的多项随机对照试验结果显示，序贯联合治疗和起始联合治疗均可显著减少肺动脉高压患者临床恶化事件的发生。因此，除肺动脉高压危险分层为低危的患者、老年患者和疑诊肺静脉闭塞症/肺毛细血管瘤患者以外，危险分层为中危或高危的患者均推荐联合治疗。

《中国肺高血压诊断和治疗指南2018》中根据肺动脉高压患者WHO心功能分级推荐的单药治疗方案见表35-2。对于WHO心功能分级Ⅱ级和Ⅲ级的患者，推荐起始治疗为安立生坦联合他达拉非。对WHO心功能分级Ⅳ级的患者，建议先予静脉或皮下注射前列环素为基础的联合治疗至少3个月，疗效仍然不佳时可考虑肺移植或心肺联合移植。序贯联合治疗方案应根据患者具体情况选择。治疗开始后每3～6个月进行评估，主要是表35-1中的项目（必要时进行右心导管），如果患者处在低风险，可以维持目前治疗；如果处在中高风险，都推荐升级治疗，包括加用不同机制药物或者原有药物加量，对于高风险患者可能还要考虑包括移植在内的非药物治疗。本例患者初始急性血管扩张试验阳性，故选用钙通道阻滞剂并逐渐加量，但是患者出现心功能恶化，复查右心导管显示肺血管阻力较前增加且血管扩张试验阴性，因此不适合继续使用钙通道阻滞剂，而患者当时的综合评估为中度危险，考虑联合靶向药物治疗，当时国内上市的口服药物主要为内皮素受体拮抗剂和PDE5抑制剂，故采用此二类药物联合治疗。

表35-2 根据肺动脉高压患者WHO心功能分级推荐的单药治疗方案

药物	WHO心功能分级					
	Ⅱ级		Ⅲ级		Ⅳ级	
	推荐类别	证据水平	推荐类别	证据水平	推荐类别	证据水平
CCB	I	C	I	C	—	—
ERA						
安立生坦	I	A	I	A	Ⅱb	C
波生坦	I	A	I	A	Ⅱb	C
马昔腾坦	I	B	I	B	Ⅱb	C

续表

药物	WHO 心功能分级					
	Ⅱ级		Ⅲ级		Ⅳ级	
	推荐类别	证据水平	推荐类别	证据水平	推荐类别	证据水平
PDE5I						
西地那非	Ⅰ	A	Ⅰ	A	Ⅱb	C
他达拉非	Ⅰ	B	Ⅰ	B	Ⅱb	C
伐地那非	Ⅱb	B	Ⅱb	B	Ⅱb	C
sGC						
利奥西呱	Ⅰ	B	Ⅰ	B	Ⅱb	C
PGI2 类似物	–	–				
静脉泵入依前列醇	–	–	Ⅰ	A	Ⅰ	A
雾化吸入伊洛前列素	–	–	Ⅰ	B	Ⅱb	C
皮下注射曲前列地尔	–	–	Ⅰ	B	Ⅱb	C
贝前列素	–	–	Ⅱb	B	–	–
IP 受体激动剂						
司来帕格	Ⅰ	B	Ⅰ	B	–	–

注：以上推荐类别的表述沿用国际通用的方式。Ⅰ类：指已证实和/或一致公认有益、有用和有效的操作或治疗。Ⅱ类：指有用和/或有效的证据尚有矛盾或存在不同观点的操作或治疗。Ⅱa类：有关证据/观点倾向于有用和/或有效，应用这些操作或治疗是合理的。Ⅱb类：有关证据/观点尚不能被充分证明有用和/或有效，可考虑应用。Ⅲ类：指已证实和/或一致公认无用和/或无效，并对一些病例可能有害的操作或治疗，不推荐使用。证据水平A：资料来源于多项随机临床试验或荟萃分析。证据水平B：资料来源于单项随机临床试验或多项非随机对照研究。证据水平C：仅为专家共识意见和/或小型临床试验、回顾性研究或注册登记。CCB：钙通道阻滞剂；ERA：内皮素受体拮抗剂；PDE5I：磷酸二酯酶Ⅴ型抑制剂；sGC：可溶性鸟苷酸环化酶；PGI2：前列环素；IP：前列环素。

（2）预后：自20世纪90年代肺动脉高压靶向药物陆续上市后，2010年法国随访研究结果显示，新发IPAH、HPAH及阿米雷司相关肺动脉高压患者的1年、2年和3年生存率分别达到89%、68%和55%。

（3）遗传检测和咨询：在HPAH的诊断中有两点需要注意，首先，某些致病因素或环境因素也可以使一个家系中出现多个肺动脉高压的患者，在诊断HPAH前必须将可能引起肺动脉高压的其他因素逐一排除，以避免将相关因素引起的肺动脉高压误诊为HPAH；其次，由于HPAH是一种不完全外显的遗传病，有些家系中家族史不够完整，或者患病的家族成员被误诊为其他疾病，都可能造成HPAH的漏诊。《中国肺高血压诊断和治疗指南2018》中提出应建立IPAH、HPAH、遗传性出血性毛细血管扩张症相关肺动脉高压可疑患者的基因诊断程序，对有明确家族史的患者应绘制完整家系图谱，并对所有直系亲属进行临床检查。

对家族中肺动脉高压先证者进行遗传检测,如发现明确的致病突变,不仅有助于先证者危险分层,制订特定的治疗方案,也提示直系亲属均应检测此致病突变,有助于发现家庭成员中携带致病基因突变但尚未发病的家属,提供早期预警并长期随访。另外,遗传检测在指导患者生育、制订家庭计划方面亦十分重要。

（田　庄）

参考文献

1. MACHADO R D, EICKELBERG O, ELLIOTT C G, et al. Genetics and genomics of pulmonary arterial hypertension[J]. J Am Coll Cardio, 2009, 54(1 Suppl):S32-S42.
2. EVANS J D, GIRERD B, MONTANI D, et al. BMPR2 mutations and survival in pulmonary arterial hypertension: an individual participant data meta-analysis[J]. Lancet Respir Med, 2016, 4(2):129-137.
3. FRUMP A, PREWITT A, DE CAESTECKER M P. BMPR2 mutations and endothelial dysfunction in pulmonary arterial hypertension (2017 Grover Conference Series)[J]. Pulm Circ, 2018, 8(2):2045894018765840.
4. 中华医学会心血管病学分会肺血管病学组, 中华心血管病杂志编辑委员会. 中国肺高血压诊断和治疗指南2018[J]. 中华心血管病杂志, 2018, 46(12):933-964.
5. KLINGER J R, ELLIOTT C G, LEVINE D J, et al. Therapy for pulmonary arterial hypertension in adults: update of the CHEST guideline and expert panel report[J].Chest, 2019, 155(3):565-586.

病例36　孤立性单侧肺动脉缺如

【主诉】

咯血18日。

【简要病史】

患者男性,62岁,18日前所咳痰中带血丝2口。于当地医院查胸部CT(图36-1):双肺纹理增粗,右肺散在条索影、可见支气管扩张。考虑"支气管扩张症",予抗感染、口服止血药物治疗(具体用药不详)。

14日前突发咯血,半小时内咯鲜血约1 000ml,无胸痛、呼吸困难、头晕、心悸等不适。于当地医院急查血常规示WBC 9.9×10⁹/L, GR% 73%, Hb 95g/L, PLT 211×10⁹/L。急诊行主动脉造影显示右侧数支肋间动脉增粗,分支血管增多,末梢血管走行紊乱,考虑"右侧多发肋间动脉畸形",遂用弹簧圈行右侧各支肋间动脉栓塞,未再咯血。

7日前复查CT肺动脉造影:双肺纹理增粗,右肺磨玻璃影,右肺可见支气管扩张及条索影,右侧肺动脉主干闭塞。为明确咯血原因来我院就诊。起病以来,患者睡眠、食欲、精神可,大小便正常,体重无下降。

既往:57岁时因发现右肾盂积水、右输尿管畸形行右侧输尿管整形术。吸烟40年,2～3支/d。否认口腔溃疡、口干、眼干、光过敏、雷诺现象、关节痛、皮疹等症状。否认肝炎、结核等传染病病史,无外伤史,无毒物、粉尘、放射性物质接触史。家族中无遗传病病史。

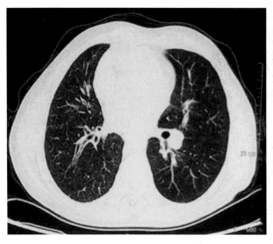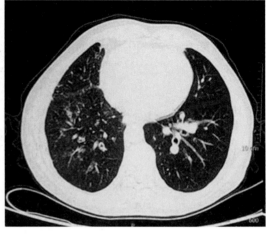

图 36-1 胸部 CT：右肺体积略小，右肺散在条索影，可见支气管扩张，右下肺为著

【诊治经过】

1．入院查体 体温：36.9℃，脉搏：80 次 /min，呼吸频率：18 次 /min，血压：135/66mmHg，SaO_2（吸室内空气）：98%。右肩低于左肩，右侧胸廓较左侧小，双肺呼吸音清，未闻及干湿啰音，余各系统查体无明显异常。

2．辅助检查

血常规：WBC $3.98×10^9/L$，GR% 65%，Hb 110g/L，PLT $188×10^9/L$。肝肾功能及凝血功能正常；D- 二聚体 0.23mg/L；ESR 10mm/1h。ANA、抗双链 DNA 抗体、ANCA、抗 ENA 抗体（ - ）。

心脏超声：轻度肺动脉高压（肺动脉收缩压：41mmHg）。

胸部 X 线片（图 36-2）：右肺容积略小，右侧膈肌抬高，右肺门纹理稀疏，纵隔稍向右侧偏移，左肺透光度稍高，左肺门纹理增粗。

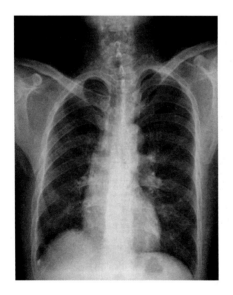

图 36-2 患者正位胸部 X 线片示右肺容积略小，右侧膈肌抬高，右肺门纹理稀疏，纵隔稍向右侧偏移

CT 肺动脉血管造影及主动脉血管造影（图 36-3）：肺动脉主干增宽，左肺动脉及其分支显示清晰，走行自然，未见明显充盈缺损，右肺动脉截断；右侧支气管动脉、食管周围动脉、食管动脉、膈动脉、肋间后动脉、锁骨下动脉及腋动脉各分支迂曲增粗，右侧乳内动脉局部呈瘤样扩张。右肺多发条索影、小结节影，右肺支气管扩张。

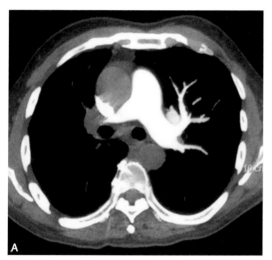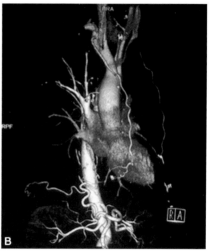

图 36-3　CT 肺动脉血管造影及主动脉血管造影

A. 肺动脉期：可见右肺动脉主干于肺门处截断；B. 主动脉期：可见右侧乳内动脉、膈动脉、胃底动脉、食管动脉等增粗、迂曲。

【最后诊断】

孤立性单侧肺动脉缺如。

【治疗及转归】

患者未进行治疗，随访两年病情稳定，未再出现咯血。

【评述】

1. 概述　单侧肺动脉缺如（unilateral absence of pulmonary artery，UAPA）是一种罕见的先天性疾病，由胚胎发育时期的第六主动脉弓与肺动脉干连接缺陷所致。UAPA 突出的病理生理表现为侧支循环的建立，胚胎发育早期发生的 UAPA 可表现为广泛的体循环 - 肺循环侧支动脉建立，如支气管动脉、肋间动脉、膈下动脉、锁骨下动脉、冠状动脉，而胚胎发育晚期或出生后疾病所致肺动脉闭塞则常引起支气管动脉侧支建立。此病由 Frentzel 在 1868 年首次报道，发病率约为 1/20 万。

多数患者中，UAPA 通常合并其他心血管先天性异常，如法洛四联症、右位主动脉弓 / 间隔缺损、动脉导管未闭等，因而在婴儿期或儿童期因相关的心血管异常的症状而诊断。然而 30% ~ 40% 的 UAPA 患者没有相关的心血管异常，称为孤立性 UAPA，通常临床症状轻微而直到成年期才得以诊断。

2. 临床特征、影像学表现及诊断　孤立性 UAPA 患者中位年龄 14 岁（0.1 ~ 58 岁），男女均可发生，无性别差异。以右侧肺动脉缺如更为多见，右侧：左侧约为 2：1，且左侧 UAPA 容易合并其他先天性心血管异常。70% ~ 87% 孤立性 UAPA 患者有症状，主要为咯血（20%～40%）、活动后气短（18%～40%）及反复呼吸道感染（35%～40%），也可表现为胸痛和高海拔肺水肿。19%～40% 孤立性 UAPA 患者出现肺动脉高压，文献报道肺动脉收缩压均值 65mmHg（41～85mmHg），活动后气短更常出现于肺动脉高压患者。无症状孤立性 UAPA 患者往往因偶然发现胸部影像学异常而诊断。胸部 X 线片通常可见不对称肺野，患侧肺门血管影稀疏、膈肌上抬、胸廓缩小、纵隔向患侧移位。当胸部 X 线片发现可疑时，可以通过增强 CT 或磁共振血管造影证实诊断，典型表现为右或左肺动脉缺如或近端中断，通常终止于距肺动脉干起始处 1cm 内和来自于体循环的侧支动脉。

其他肺内表现包括支气管扩张（约 30%）、肺间质改变（纤维网格影和 / 或蜂窝影，约 15%）、多发囊状影（约 15%）。肺灌注不足导致支气管炎症和支气管扩张的机制尚不清楚，可能机制包括继发于肺泡低碳酸血症的支气管收缩和由于血源性炎症细胞受损导致支气管黏膜纤毛清除能力下降引起的黏液潴留、慢性支气管炎和支气管扩张。出现肺间质改变和囊状影的机制亦不明确，可能与低灌注影响肺间质的发育及生长相关，也与异常侧支血管相关。

广泛的体循环侧支血管是孤立性 UAPA 患者出现咯血的原因，致命性大咯血也是影响 UAPA 患者预后的重要危险因素。最常见的体循环侧支血管是支气管动脉、膈动脉、内乳动脉和肋间动脉。

孤立性 UAPA 易误诊、漏诊，有症状的患者从症状开始到最终诊断的中位时间达 5 年。诊断延误和漏诊的原因与临床症状不特异、对这种罕见的先天性疾病认识不足（特别是在成人患者中），以及胸部 CT 平扫时忽略对肺动脉及分支等血管的观察有关，易误诊为支气管扩张症、陈旧性肺结核、慢性肺栓塞、肺血管炎等，应注意鉴别。

3. 治疗和预后　孤立性 UAPA 的治疗目前尚无指南或共识性方案。治疗方法选择应基于患者的症状、肺动脉解剖、体循环侧支和肺动脉高压情况综合分析及个体化治疗。对于具备血管重建条件的年幼患者可考虑外科手术恢复肺部血管促进患侧肺正常发育及缓解肺动脉高压。而在成人患者由于患侧肺内动脉通常狭窄严重甚至完全被纤维化阻塞，因此不建议血管重建或者血管重建不可行。因此无症状偶然发现的成人患者通常不需要治疗，可定期随访。

咯血和肺动脉高压是影响孤立性 UAPA 患者长期生存的重要危险因素，孤立性 UAPA 患者全因死亡率据报道约为 7%，对于有咯血或肺动脉高压症状的成人孤立性 UAPA 患者则建议进行治疗。大咯血或反复咯血患者可行血管造影侧支动脉选择性栓塞，但因为 UAPA 患者通常具有广泛的侧支循环，因此侧支动脉选择性栓塞咯血复发率据报道可高达 25%。对于栓塞效果不佳反复大咯血或难治性反复肺部感染患者有时可考虑行患侧肺切除术。对于合并严重肺动脉高压患者，有报道显示给予口服磷酸二酯酶抑制剂或内皮素受体拮抗剂等抗肺动脉高压治疗药物可改善呼吸困难程度和心功能分级。

（王　平）

参考文献

1. WANG P, YUAN L, SHI J, et al. Isolated unilateral absence of pulmonary artery in adulthood: a clinical analysis of 65 cases from a case series and systematic review[J]. J Thorac Dis, 2017, 9(12):4988-4996.

2. TANIGUCHI H, SAITO J, ABO H, et al. Isolated unilateral absence of the pulmonary artery[J]. Am J Respir Crit Care Med, 2015, 192(4):518-519.

3. KRUZLIAK P, SYAMASUNDAR R P, NOVAK M, et al. Unilateral absence of pulmonary artery: pathophysiology, symptoms, diagnosis and current treatment[J]. Arch Cardiovasc Dis, 2013, 106(8/9):448-454.

4. BOCKERIA L A, MAKHACHEV O A, KHIRIEV T K H, et al. Congenital isolated unilateral absence of pulmonary artery and variants of collateral blood supply of the ipsilateral lung[J]. Interact Cardiovasc Thorac Surg, 2011, 12(3):509-510.

5. KOGA H, HIDAKA T, MIYAKO K, et al. Age-related clinical characteristics of isolated congenital unilateral absence of a pulmonary artery[J]. Pediatr Cardiol, 2010, 31(8):1186-1190.

病例37 慢性血栓栓塞性肺动脉高压

【主诉】

咳嗽、胸闷、气促4个月。

【简要病史】

患者男性,54岁,2018年12月16日无明显诱因出现咳嗽,无咳痰,体力活动后感胸闷、气促、双下肢感乏力,尚可耐受,当时自认为"感冒",遂在当地诊所购买口服感冒药治疗(具体不详),症状无好转。12月29日患者劳动时突然气促加重,平地行走50m需停下来休息,感四肢乏力、胸闷、头晕、视物模糊,休息后有所好转,不伴发热、畏寒,无咳痰、咯血、胸痛、头痛,遂立即前往当地镇医院就诊,诊断"心肌炎",对症支持治疗后(具体不详)症状无好转。

2019年1月3日遂转至市医院住院治疗(未见到住院资料),诊断"肺栓塞,右下肢深静脉血栓形成",予下肢放置临时滤网(约1周)治疗及相关对症支持治疗,症状明显好转,于2019年1月16日出院,出院后服用利伐沙班10mg/d抗凝治疗,5日后自行停用。半个月后无明显诱因上述症状加重,于当地县医院就诊,予华法林6.25mg/d抗凝治疗,患者为求进一步有效治疗,2019年2月17日—2019年3月8日先后就诊于外院,住院期间继续予华法林6.25mg/d抗凝、抗感染等对症支持治疗,病情好转后出院。

现患者偶有咳嗽,无明显胸闷气促,为寻求进一步治疗,来我院门诊就诊,门诊以"肺动脉栓塞"收入我科,患者自起病以来,精神可,饮食睡眠可,大小便正常,体重无明显减轻。

【诊治经过】

1. 入院查体 体温:36.0℃,脉搏:70次/min,呼吸频率:21次/min,血压:110/80mmHg。正常面容,神志清楚,唇无发绀,胸廓无畸形,双侧呼吸动度对称,叩诊清音,双肺呼吸音清晰,未闻及干湿啰音和胸膜摩擦音。心前区无隆起,心界无扩大,心率70次/min,律齐,P2亢进,各瓣膜听诊区未闻及病理性杂音,双下肢无水肿。

2. 辅助检查

血气分析:pH 7.42,PCO$_2$ 39mmHg,PO$_2$ 85mmHg。血常规:WBC 5.12×10^9/L、Hb 140g/L、PLT 127×10^9/L。粪便常规、尿常规、肝肾功能、电解质、ESR、CRP、PCT正常。凝血功能:PT 27.7秒(↑)、INR 2.62(↑)、血浆凝血酶原时间比值2.15(↑);D-二聚体正常。同型半胱氨酸16.2μmol/L(↑)。TnI、BNP、心肌酶、血脂常规、血糖、糖化血红蛋白正常,乙肝五项、丙肝病毒抗体均正常。抗ENA抗体、ANA、ANCA、血管炎抗体、抗双链DNA抗体均阴性,肿瘤标志物正常。蛋白C活性:40.8%(↓)(正常值:70%～120%);蛋白S活性:10.1%(↓)(正常值:63.5%～149%)。基因检测:*PROS1*的c.799T＞C,p.C267R杂合错义变异,可能为蛋白S致病变异。

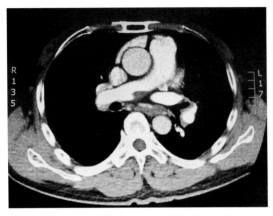

图 37-1　肺动脉 CTA：右肺动脉栓塞

肺动脉 CTA（图 37-1）：右肺动脉栓塞。

双下肢血管彩超：右侧胫后静脉局部内径稍窄，血流欠完整，考虑血栓可能。

心脏彩超：左房 32mm，左室 45mm，右房 39mm，右室 38mm，EF 65%；三尖瓣口可见中量反流，V_{max} 3.6m/s，估测肺动脉收缩压 59mmHg；左肺动脉宽，约 18mm；右肺动脉宽，约 16mm。结论：右心增大、肺动脉内径增宽，三尖瓣反流（中度）间接估测肺动脉增高，左室收缩功能测值在正常范围。

3. 诊疗过程　本疾病主要诊断方法有蛋白 S 基因检测、肺动脉 CTA、心脏彩超；考虑慢性血栓栓塞性肺动脉高压，蛋白 S 缺乏症。

主要治疗方法是利伐沙班抗凝、利奥西呱降肺动脉压，患者好转。

【最后诊断】

慢性血栓栓塞性肺动脉高压；蛋白 S 缺乏症；右侧胫后静脉深静脉血栓。

【治疗及转归】

患者经利伐沙班抗凝、利奥西呱降肺动脉压治疗后，自觉气促显著减轻，活动耐力提高。但因经济原因，拒绝复查肺动脉 CTA 及心脏彩超，拒绝家族成员排查蛋白 S 缺乏症。

【评述】

1. 概述　慢性血栓栓塞性肺动脉高压（chronic thromboembolic pulmonary hypertension，CTEPH）是因肺动脉栓塞未有效治疗或反复发作导致肺血管狭窄或闭塞，使肺血管阻力升高、肺动脉压持续性增高及右心功能不全的一类疾病。研究表明，不能手术的 CTEPH 患者 5 年生存率为 30%，肺动脉平均压＞40mmHg 的患者预后更差。

CTEPH 诊断较困难，易误诊。CTEPH 的诊断需满足以下 3 条标准：①有效抗凝治疗 3 个月以上；②右心漂浮导管测量 mPAP≥25mmHg，肺动脉楔压≤15mmHg；③肺通气/灌注（pulmonary perfusion/ventilation scan）显像至少一个肺段灌注缺损或多层螺旋 CT 肺动脉造影（CT pulmonary angiography，CTPA）、磁共振成像或肺血管造影等发现 CTEPH 征象，同时应注意除外血管炎、肺动脉肉瘤等疾病。肺动脉血栓内膜切除术（pulmonary endarterectomy，PEA）、肺动脉球囊扩张成形术（percutaneous balloon pulmonary angioplasty，BPA）、靶向治疗药物使此病的预后明显改善。

2. 临床特征、影像学及病理学表现　此病常见的表现为劳力性呼吸困难、胸痛和咯血，比较少见的有双下肢肿胀、颈静脉怒张、腹水、肝大、晕厥和胸腔积液，而具有胸痛、咯血和呼吸困难肺梗死三联征的患者较少，与呼吸系统常见疾病难以鉴别，容易造成漏诊。另外，部分患者误诊为其他心脏方面的疾病。对于充分抗凝 3 个月后仍有体力减退、呼吸困难或有右心衰竭临床表现的肺动脉栓塞患者，应评估是否存在此病。大部分患者 D-二聚体高于正常水平，少数病例在正常范围内，正常范围者不能完全排除发生此病。

CTPA 是目前临床诊断 CTEPH 的最常用的方法，能够多角度显示肺血管的结构，直接观察栓子的大小、形态、位置，同时可排除其他病因所致的肺动脉狭窄，如肺部肿瘤等。

CTEPH 的 CTPA 直接征象包括肺动脉管腔内充盈缺损（可为束状、网状或带状改变）和完全阻塞，部分可见血栓钙化；间接征象包括马赛克征、梗死灶、肺动脉高压征象、侧支循环形成。CTPA 有助于评估 CTEPH 的严重程度及判断预后。CTPA 图像上右室与左室内径之比（RV/LV）＞1.0 可提示右室功能障碍，提示患者短期预后差。

MRI 以高对比度分辨力、无电离辐射、多序列成像为特点，可显示心肺形态及功能改变，对于 CTEPH 的确诊及右心功能的评估具有重要价值。MRI 还有助于检测肺动脉内膜切除术后的血流动力学变化。

超声心动图（ultrasonic cardiogram, UCG）不能直接诊断 CTEPH，通过显示扩张的肺动脉干、右房和右室形态及室壁运动状况等，提示早期肺动脉高压，并且能够定量评估右室功能，有助于患者预后判断。

V/Q 显像对远端肺动脉栓塞的检出率较高。CTEPH 患者肺通气/灌注显像的典型表现为多个肺段分布的与通气显像不匹配的灌注充盈缺损。肺通气/灌注显像诊断 CTEPH 的敏感度及特异度较高，且阴性结果可排除 CTEPH。肺通气/灌注显像的优势在于能直观地显示双肺血流灌注的分布和受损情况，尤其对段以下小血管及微小血管栓塞的识别远优于 CTPA，且辐射暴露低，肾衰竭及妊娠患者均可进行检查。相反，CTPA 对识别主干和叶段水平栓塞有较好的敏感度和特异度，可确定栓塞部位并明确病变与血管壁的关系，并可评估心功能，但对段以下肺动脉栓塞的敏感性差，因而 CTPA 阴性不能除外 CTEPH。CTPA 与放射性核素肺通气/灌注显像相互补充和印证，尤其对疑难患者有更大价值。

右心漂浮导管技术及肺动脉造影是确诊 CTEPH 的"金标准"。右心导管插管术可准确测量肺动脉压，静息状态下 mPAP≥25mmHg 或运动后≥30mmHg，肺动脉楔压≤15mmHg，对 CTEPH 有确诊意义。虽然该技术为有创操作，但对于诊断十分重要，它旨在评估 CTEPH 的血流动力学，明确病变范围及程度，同时评估手术的可能性，以及进行鉴别诊断。

纤维血管镜是一种微创检查方法，可获得血管内膜及血流情况的立体实时彩色图像，CTEPH 镜下可见血管内壁粗糙、内膜斑块、管腔内条索或网状纤维、隧道样改变或部分再通，目前主要用于 CTEPH 患者的术前评估。

CTEPH 患者肺动脉血管壁增厚，管腔内可见血栓堵塞血管，并可见血栓机化、内膜组织呈洋葱皮样改变。

3. 治疗和预后　CETPH 是唯一可通过手术达到痊愈效果的肺动脉高压类型，一旦确诊，首先应评估有无手术指征，争取尽早手术。手术可以最大限度缓解临床症状，使血流动力学指标恢复正常或接近正常。PEA 通过切除肺动脉内膜，清除阻塞性血栓，恢复远端血流，使肺血管阻力和肺动脉压恢复正常，是治疗的首选及最佳方法。但 PEA 过程复杂，风险较大，死亡率与技术水平明显相关。PEA 应该在内膜和中层之间进行，过深容易撕裂肺动脉，导致致死性大出血；过浅则不能充分剥脱，导致术后残余肺动脉高压，对于非肺动脉干的栓塞，手术难度更是明显增加。对于术后持续存在肺动脉高压的患者建议进行介入治疗或药物治疗。所有 CTEPH 患者应进行手术评估，如能手术，首选 PEA。是否进行手术主要取决于血栓的位置（是否位于肺动脉干、肺叶等近端肺动脉），同时评估肺血管阻力严重程度及阻塞或狭窄部位是否与患者血流动力学相匹配，还要评估患者一般状况及严重合并症情况等。

无法行 PEA 或术后残余肺动脉高压者，如具备专业技术条件，建议介入治疗。BPA 是治疗此病的新型介入技术，该方法通过不同直径的球囊机械性地扩张狭窄或闭塞的血管，恢复和改善血流，降低肺动脉压及肺血管阻力，较明显地改善了 CTEPH 患者的血流动力学和活动耐力,且改善作用持续时间较长,对大部分不能手术、术后持续性/复发性肺动脉高压患者具有较好的疗效。BPA 手术并发症包括再灌注肺水肿、对比剂肾病、咯血、穿刺部位出血等。再灌注肺水肿是较为严重的并发症,其发生机制主要为球囊扩张导致肺动脉再通,使原本低灌注的血管床经球囊扩张后局部肺血流量和压力突然增加,引起毛细血管床灌注压骤然上升所致。如患者 SO$_2$ 进行性下降,喘憋加重,听诊肺内出现湿啰音,咳粉红色泡沫痰,要高度警惕再灌注肺水肿的发生。一旦发生上述症状,立即给予抬高床头,双下肢下垂,利尿、强心,以及补充胶体液等治疗。BPA 治疗 CTEPH 仍有许多尚未明确之处,缺乏大规模随机对照研究和长期随访研究,长期疗效有待进一步证实。

靶向药物可改善活动耐力或血流动力学。CTEPH 的内科靶向药物治疗可应用于不能手术的患者或是手术风险大于获益的患者,以及术后存在残余肺动脉高压的患者。PEA 术后持续或再发的肺动脉高压患者可能是靶向治疗的适用人群,没有证据支持严重血流动力学障碍的可手术患者可应用靶向药物来作为过渡治疗。利奥西呱增加了 CTEPH 患者的 6 分钟步行试验距离,对肺血管阻力、心功能等级、Borg 呼吸困难评分及生存质量有显著改善作用。因此,利奥西呱被推荐用于治疗不能进行 PEA 或 PEA 治疗后有持续性、遗留残存压力升高的 CTEPH 患者。波生坦在改善 CTEPH 患者心指数和总肺阻力方面作用明显,马昔腾坦可改善 CTEPH 患者的肺血管阻力和活动耐力。

CTEPH 患者的抗凝治疗非常关键,以上任何一种治疗均应在充分抗凝的基础上进行。抗凝治疗用于防止静脉血栓栓塞症复发及肺动脉原位血栓形成,改善微小循环。若无抗凝禁忌,建议患者终身抗凝。抗凝药物的选择趋势也正由维生素 K 拮抗剂向新型口服抗凝药转变。对于抗凝治疗效果差的患者,必须评估血栓形成的危险因素。蛋白 S 缺乏症患者,肺动脉栓塞风险增加 10 倍,但其诊断相当困难和复杂。遗传性蛋白 S 缺乏症是一种常染色体显性遗传疾病,由基因突变引起。在既往的文献中,报道了多个蛋白 S 基因突变类型,在人类基因组突变数据库中,已经发现了许多 *PROS1* 的基因突变;基因检测对遗传性蛋白 S 缺乏症的早期诊断具有重要意义,它使预防性干预措施得以应用,以防止严重血栓形成的发生及因抗凝效果差导致的 CTEPH。进行蛋白 S 浓度评估时,不应在同时服用抗维生素 K 抗凝药物的同时进行检测,以免造成假阳性结果,应在口服抗凝治疗中断至少 10 日后采集血浆样本。为了证明遗传缺陷,建议对家庭成员进行测试,在进行基因测试前,患者及其家属均须接受遗传咨询测试,而有关测试只应在取得同意后方可进行。

总之,CTEPH 是唯一可治愈的肺动脉高压类型,极易误诊,应该早诊断和早治疗。对此类患者应进行随访管理,及时评估病情和治疗,以提高预后。

(欧阳若芸 张 艳)

参考文献

1. WANG X, TANG N, WANG X, et al. PROS1 IVS10＋5G＞A mutation causes hereditary protein S deficiency in a Chinese patient with pulmonary embolism and venous thromboembolism[J]. Thromb Res, 2019, 174:1-4.

2. LI L, WU X, WU W, et al. Clinical manifestation and mutation spectrum of 53 unrelated pedigrees with protein S deficiency in China[J]. Thromb Haemost, 2019, 119(3):449-460.

3. HUANG X, XU F, ASSA C R, et al. Recurrent pulmonary embolism associated with deep venous thrombosis diagnosed as protein s deficiency owing to a novel mutation in PROS1: a case report[J]. Medicine (Baltimore), 2018, 97(19):e0714.

4. HALVORSEN M, LIN Y, SAMPSON B A, et al. Whole exome sequencing reveals severe thrombophilia in acute unprovoked idiopathic fatal pulmonary embolism[J]. EBioMedicine, 2017, 17:95-100.

5. ALBANI S, BIONDI F, STOLFO D, et al. Chronic thromboembolic pulmonary hypertension (CTEPH): what do we know about it? A comprehensive review of the literature[J]. J Cardiovasc Med (Hagerstown), 2019, 20(4):159-168.

6. HSIEH W C, JANSA P, HUANG W C, et al. Residual pulmonary hypertension after pulmonary endarterectomy: a meta-analysis[J]. J Thorac Cardiovasc Surg, 2018, 156(3):1275-1287.

7. HOEPER M M, GHOFRANI H A, GRÜNIG E, et al. Pulmonary hypertension[J]. Dtsch Arztebl Int, 2017, 114(5):73-84.

8. IKEDA N. Balloon pulmonary angioplasty for chronic thromboembolic pulmonary hypertension[J]. Cardiovasc Interv Ther, 2020, 35(6):130-141.

9. GOPALAN D, DELCROIX M, HELD M. Diagnosis of chronic thromboembolic pulmonary hypertension[J]. Eur Respir Rev, 2017, 26(143):160108.

10. Moradi F, Morris T A, Hoh C K. Perfusion scintigraphy in diagnosis and management of thromboembolic pulmonary hypertension[J]. Radiographics, 2019, 39(1):169-185.

病例38　肺静脉闭塞症——房颤射频消融术后肺静脉闭塞症

【主诉】

间断大咯血1个月余。

【简要病史】

患者男性,38岁,1个月余前进食后出现咯血,为整口鲜血,30~40ml,当时患者无明显发热,无盗汗,无胸痛,无肌肉关节疼痛,紧急就诊于某医院。胸部CT:左肺上叶散在浅淡磨玻璃影;血常规:WBC 5.54×10^9/L,GR% 49.51%,Hb 151g/L,PLT 173×10^9/L。予注射用血凝酶静脉入壶、垂体后叶素静脉泵入及左氧氟沙星静脉滴注抗感染治疗,但患者咯血未得到明显控制,考虑支气管动脉出血,先后三次行双侧支气管动脉弹簧圈及凝胶海绵栓堵支气管动脉止血治疗,效果不理想,最多曾有咯血约2 000ml/24h。复查血常规:WBC 13.9×10^9/L,GR% 83%,Hb 68g/L,PLT 135×10^9/L,给予输血治疗。

之后患者为求进一步诊治转至我院急诊,查增强CT:双侧支气管动脉及胸廓内动脉栓塞术后改变,术区可见高密度影,左上肺静脉未见明确显示,考虑闭塞,建议结合临床。左下肺静脉近端狭窄,远端管腔扩张,周围多发血管影,考虑侧支循环形成可能。左房增大。双肺多发磨玻璃影,结合临床考虑肺泡内出血可能性大。双侧胸腔积液。给予静脉输液治疗(包括输血,其他具体用药不详),后患者咯血逐渐减少,治疗约10日后复查血常规:Hb 90g/L左右,病情相对稳定出院。出院后患者未再出现咯血及痰中带血。

本次入院前3~4日,患者无明显诱因再次出现痰中带少量血丝,每日3~4口,咳嗽,双侧季肋部疼痛,体温不高,偶有乏力,患者为进一步诊治收住我院。患者本次病情加重以来,精神睡眠食欲尚可,尿量正常,大便次数正常,体重略减轻。

既往:否认肝炎、结核、疟疾等传染病病史。否认药物、食物过敏史。过敏性鼻炎病史10年,患者发现房颤5年。1年余前及3年余前,分别于天津市某三甲医院心内科行房颤射频消融术治疗。否认消化系统及其他系统疾病病史。否认外伤史。生于原籍,长期居住本地,无疫区居住史,无疫水、疫源接触史,无毒品接触史,无放射物、毒物接触史,否认性病病史及冶游史。无吸烟、饮酒史。已婚,适龄结婚,配偶体健。育有1女。家族中无传染病及遗传病病史。

【诊治经过】

1. 入院查体 体温：36.5℃，脉搏：80次/min，呼吸频率：20次/min，血压：122/78mmHg。发育正常，营养良好，自动体位，正常面容，表情自然，神志清楚，精神尚可，语言正常，声音响亮，对答切题，查体合作。胸廓无畸形，听诊双肺呼吸音清，未闻及干湿啰音，心率80次/min，心律齐，各瓣膜听诊区未闻及杂音；腹平软，无压痛，双下肢无水肿。杵状指（－），病理征（－）。

2. 初步诊断 ①咯血原因待查：支气管扩张？肺血管畸形？肺泡内出血？②房颤射频消融术后；③过敏性鼻炎。

3. 辅助检查

血常规：WBC 5.02×10⁹/L，RBC 3.93×10¹²/L，Hb 110g/L，PLT 229×10⁹/L。凝血功能：PT 12.2秒，APTT 33秒，FIB 3.25g/L，凝血时间（CT）18.2秒。血气分析：pH 7.403，PCO_2 42.3mmHg，PO_2 82.7mmHg。G试验、GM试验（－），风湿免疫全项正常，肾小球基膜抗体（－）。生化检查、肺炎支原体抗体、肿瘤标志物、甲状腺功能、结核分枝杆菌抗体、PCT、冷凝集试验、肝炎全项、体液免疫正常。三次痰查结核分枝杆菌（－）。

心脏超声：房间隔缺损可能（左向右分流），双房增大，二、三尖瓣轻度关闭不全。

胸部增强CT：①平扫见胸廓对称，纵隔未见明显移位。原左肺上叶尖后段、左肺舌叶、右肺下叶后基底段多发小斑片及小结节影部分较前增大；双肺支气管血管束走行大致正常，双肺门结构清晰，所见气管及双侧主支气管通畅。纵隔及双肺门未见明显肿大淋巴结影，冠状动脉壁可见钙化密度影，双侧胸腔后部水样密度区较前增多，原右侧多发肋骨形态欠规则大致同前。肝内多发小低密度区大致同前。左侧肾上腺饱满大致同前。②增强（用350mg/ml非离子对比剂100ml以4.0ml/s高压注入患者上肢静脉后延迟扫描）见双侧乳内动脉、支气管动脉有金属密度影。第一期扫描左上肺静脉开口后未见明显显影，延迟后远端肺静脉可见显影（图38-1），左下肺静脉开口处局限性狭窄、远端局限扩张。纵隔内及左肺门可见多发迂曲血管显影。肝

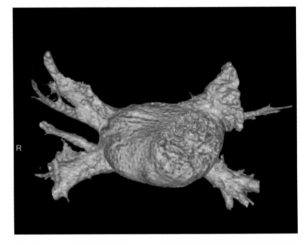

图38-1 肺静脉重建：左上肺静脉开口后未见明显显影，左下肺静脉开口处局限性狭窄、远端局限扩张。

内多发小低密度区未见明显强化。③印象：a.左上肺静脉开口后闭塞；远端肺静脉显影；左下肺静脉开口处局限性狭窄；纵隔及左肺门多发迂曲血管显影——考虑侧支血管；双侧乳内动脉、支气管动脉金属密度影——考虑术后改变；b.左上叶尖后段、左舌叶、右下叶后基底段多发小斑片及小结节部分较前增大——考虑出血合并感染可能；c.冠状动脉硬化；d.双侧出现胸腔积液；e.右侧多发肋骨形态欠规则大致同前；f.多发肝囊肿；g.左侧肾上腺饱满大致同前。

4. 诊疗过程　患者入院后第 6 日于全麻下气管插管行电子支气管镜检查：镜下可见气管通畅，隆突锐利，近隆突气道黏膜开始可见黏膜增厚、充血水肿，黏膜下血管迂曲，呈蔓状、柱状扩张，左主支气管黏膜增厚，软骨环不清晰，左肺上叶支气管黏膜下血管扩张尤为明显，黏膜表面凹凸不平，左上下叶各段开口远端黏膜恢复正常，右侧支气管黏膜大致正常（图 38-2）。术后患者未诉不适，安返病房。

经心内科、心外科、胸外科联合会诊，考虑患者左上肺静脉闭塞介入治疗有肺静脉再狭窄及破裂风险，基于其致命性咯血的临床症状，有进一步外科行左上肺叶切除术治疗指征，建议手术治疗。患者拒绝，自动出院。

出院后 1 周余，患者再次出现咯血症状，最多每次咯血 100ml 左右，于我院急诊就诊。家属同意手术治疗后，收住胸外科住院治疗。入院后给予止血对症治疗 4 日，病情稳定后患者行全麻下胸腔镜左肺上叶切除术。术中镜下可见（图 38-3）：左肺上叶脏层胸膜遍布充血小血管，左肺下叶大致正常，左肺下叶脏层胸膜散在充血小血管，左肺上叶与纵隔、胸壁、胸膜顶散在紧密粘连。分离粘连后，依探查所见行左肺上叶切除术。

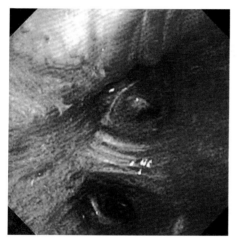

图 38-2　气管镜下所见：左主支气管黏膜增厚，软骨环不清晰，左肺上叶支气管黏膜下血管扩张尤为明显，黏膜表面凹凸不平，左上下叶各段开口远端黏膜恢复正常

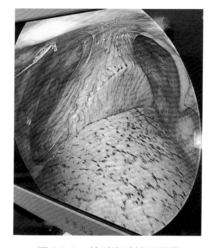

图 38-3　外科胸腔镜下所见

左肺上叶脏层胸膜遍布充血小血管，左肺下叶脏层胸膜散在充血小血管，左肺上叶与纵隔、胸壁、胸膜顶散在紧密粘连。

术后病理（图 38-4）：送检左上叶肺组织充气不良，肺泡间隔明显增宽，间质纤维结缔组织增生，部分区域可见炎症细胞浸润，炎症细胞以淋巴单核细胞为主，部分区域肌成纤维细胞及纤维结缔组织明显增生，结节形成，呈炎性肌成纤维细胞样改变，部分呈血管瘤样改变。部分区域肺泡腔内可见多量 RBC 聚集伴吞噬细胞聚集。间质血管塌陷，血管壁明显增厚，厚薄不一，以动脉系为主，动脉内膜纤维化伴黏液样变。少量炎症细胞浸润致管腔狭窄。胸膜表面血管明显扩张、淤血，部分呈血管瘤样改变，胸膜增厚，纤维结缔组织增生，并见肺大疱形成。标本支气管断端及血管断端均呈慢性炎症。术后患者伤口愈合良好出院。

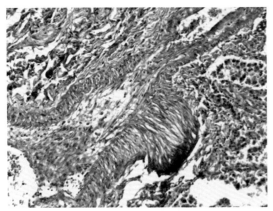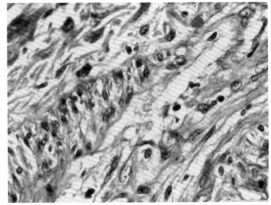

图 38-4 左肺上叶切除术后病理表现

【最后诊断】

房颤射频消融术后肺静脉闭塞症。

【治疗及转归】

患者左肺上叶切除术后，随访至今两年，未再出现咯血等症状，病情稳定。

【评述】

1. 概述 咯血是指喉部以下的呼吸系统出血，是呼吸科常见的临床症状。咯血不仅可由支气管扩张、肿瘤、结核等呼吸系统疾病引起，也可由凝血机制障碍、循环系统疾病等非呼吸系统原发病或血管炎性疾病等全身性疾病导致。射频消融术作为治疗房颤的重要手段，近年来随着手术量增长较快，术后并发肺静脉狭窄也逐渐增多。严重肺静脉狭窄患者有可能发展成为肺静脉闭塞症。房颤射频消融术开展早期，因肺静脉隔离术式不当导致肺静脉狭窄发生率高达 4.5%，近年来改进消融术式后肺静脉狭窄发生率降至 0～1.5%。而射频消融术后肺静脉狭窄甚至肺静脉闭塞症导致的咯血，呼吸科医生可能因缺乏诊治经验延误诊治。

2. 临床特征、影像学及病理学表现

（1）临床特征：环肺静脉电隔离术已经成为当今治疗房颤的主要方法，肺静脉狭窄及肺静脉闭塞症是该治疗最主要的并发症之一。肺静脉狭窄在术后第 1 周进展最快；其次是术后 3 个月内；术后半年出现的迟发性肺静脉狭窄较少见。临床极易漏诊、误诊。目前普遍认为本病的出现与射频消融术的消融部位、射频能量、消融时间、消融次数等因素相关。肺静脉狭窄及肺静脉闭塞症最常见的症状为呼吸困难（83%），其次是咳嗽（39%），其他还包括胸痛（26%）、咯血（13%）、低热、反复发作的肺部感染等。上述症状的严重程度与病程进展、病变血管支数及狭窄严重程度相关。也有部分患者因个体差异，血管病变与症状没有明确的相关性，甚至有一些重度肺静脉狭窄或肺静脉闭塞症患者，因侧支循环丰富，症状不典型，早期诊断肺静脉狭窄较为困难。有文献报道，患者从出现症状到确诊平均需 16 周。多数患者明确诊断肺静脉狭窄时，一支或多支肺静脉已经完全或次全闭塞，进入不可逆的病理重构阶段。因此，正确认识和早期诊断肺静脉狭窄非常重要，消融术后应常规复查肺静脉 CTA、肺血管 MRA 或肺通气 / 灌注显像。

（2）影像学表现：诊断肺静脉狭窄或肺静脉闭塞症的金标准是肺静脉造影，但因其属于创伤性检查，故一般在患者准备行介入治疗时方选用。肺静脉 CTA、肺血管 MRA 及肺通气 / 灌注显像等无创性检查对于评价肺动脉狭窄情况有着重要的意义。肺静脉 CTA 是诊断肺静脉狭窄及其严重程度的重要无创性检查方法。对于肺静脉闭塞症患者，如果胸部 HRCT 发现肺内出现小叶中心分布为主的磨玻璃样改变，小叶间隔增厚及淋巴结肿大则高度提示肺静脉闭塞症的可能，其中对磨玻璃样改变及间隔线影具有高度敏感性，而对淋巴结肿大表现出高度特异性。

放射性核素肺通气 / 灌注显像：患者肺通气显像一般正常，肺灌注显像常呈"补丁"样放射性核素充盈缺损，不呈肺段或亚段分布，和肺血栓栓塞症有所不同。由于存在肺通气 / 灌注显像不匹配，一些患者特别是成年患者，容易被误诊为慢性血栓栓塞性肺动脉高压。放射性核素肺通气 / 灌注显像对中重度肺静脉狭窄较敏感，但易受多种因素干扰，仅作为肺静脉狭窄的筛查手段，非确诊依据。

此外右心导管检查可客观准确地了解患者肺动脉压、肺血管阻力、肺动脉楔压等，对存在肺通气 / 灌注显像不匹配的患者，还可同时进行肺动脉造影，以排除肺动脉血栓栓塞和肺动脉炎可能。肺动脉楔压主要反映较大的肺静脉和左房压力，房颤射频消融术后肺静脉狭窄或闭塞患者肺动脉楔压增高。由于肺静脉闭塞症（pulmonary veno-occlusive disease，PVOD）主要病变为肺小静脉狭窄或闭塞，故 PVOD 患者肺动脉楔压一般不会升高。这一点可作为 PVOD 与房颤导管射频消融术后肺静脉狭窄导致的肺动脉高压的鉴别点。

（3）病理学表现：房颤射频消融术后肺静脉狭窄或闭塞病理上早期多呈消融部位肺静脉内膜局部慢性增生和胶原沉着，伴进行性内膜纤维化和肌性增生伴血管收缩，此时患者多无明显临床症状或症状轻微；病程晚期肺静脉主干管腔完全闭塞，出现远端肺小静脉闭塞性改变，肺小动脉可出现类似肺动脉高压样改变，临床上患者表现为呼吸困难、咳嗽、咯血等非特异性症状。而 PVOD 的病理学特征是肺小静脉弥漫性纤维化闭塞，病变主要累及小叶间隔静脉和小叶间隔前静脉，后者则是诊断 PVOD 的必要条件。

3. 治疗和预后　射频消融术后肺静脉狭窄或闭塞治疗的基本原则：①药物治疗对重度肺静脉狭窄基本无效，利尿剂仅能部分缓解肺水肿症状。肺血管舒张药效果欠佳。静脉或吸入前列环素、磷酸二酯酶 V 型抑制剂（PDE5I）、内皮素受体拮抗剂有可能缓解临床进展。其他药，如免疫调节剂，包括泼尼松、硫唑嘌呤、环磷酰胺等应用于消融术后肺静脉狭窄或闭塞的成功案例很少。存在血栓风险的患者可进行抗凝治疗，但应警惕有咯血症状者可能加重出血风险。②介入治疗：如仅累及单支肺静脉，狭窄程度 50% ~ 75%，无症状者可每 3 ~ 6 个月影像学定期随访。单支肺静脉狭窄程度 >75%，伴明显症状；或无症状但同侧肺的两支肺静脉均出现狭窄，需要及时干预。对重度肺静脉狭窄患者行早期介入治疗，可避免不可逆性肺动脉高压，晚期开通一方面不利于缺血肺灌注恢复，另一方面病变血管极易发展成慢性肺静脉闭塞，不利于再血管化，增加再狭窄发生率。③手术治疗包括肺叶切除、静脉修补和肺叶移植，但创伤大、手术风险高。适应证为有明确相关症状、肺静脉呈慢性闭塞或多支严重病变，严重多支病变且介入失败病例。

本例因房颤射频消融术治疗后出现迟发性左上肺静脉完全闭塞、左下肺静脉狭窄，伴发致命性大咯血的病例较为罕见。现有的肺静脉狭窄治疗方法以介入治疗为主，主要包括经皮穿刺球囊扩张、切割球囊及支架置入等。但该患者左上肺静脉完全闭塞，介入治疗过程中出现血管破裂大出血可能性极大。且支架置入后再狭窄率比较高，可能需要反复球囊扩张，因此肺叶切除治疗成为该患者首选治疗方式。患者进行了支气管镜检查，在镜下表现为沿着气管壁呈蔓状分布的血管迂曲及凸向管腔的细小结节。术后结合病理结果考虑，镜下表现与受累区域出现血液瘀滞及侧支循环建立相关。由于这类患者有致命性大咯血风险，不建议常规支气管镜检查，气道内黏膜活检更是禁忌。

综上所述，对于曾经进行过心内科射频消融治疗者，需警惕肺静脉狭窄甚至闭塞的可能。对于无基础疾病的致命性大咯血者，应详细询问既往病史，及时完善肺静脉CTA，这对明确诊断有着积极的意义，应避免盲目的支气管动脉栓堵止血治疗。同时，为明确出血部位的支气管镜检查应慎重，避免检查过程中发生不必要的大咯血。对于肺静脉完全闭塞且出现致命性大咯血的患者，进行胸外科肺叶切除手术是重要的治疗方式选择之一。

（马　晖　张永祥　李月川）

参考文献

1. HUSTA B，REICHNER C，HARYANI A，et al. Late onset recurrent hemoptysis due to pulmonary vein stenosis after radiofrequency ablation[J]. CHEST，2013，144(4):133A.
2. TEMBORERO D，MONT L，NAVA S，et al. Incidence of pulmonary vein stenosis in patients submitted to atrial fibrillation ablation：a comparison of the selective segmental ostial ablation vs the circumferential pulmonary veins ablation [J]. J Interv Card Electrophysiol，2005，14(1):21-25.
3. PACKER D L，KEELAN P，MUNGER T M，et al. Clinical presentation，investigation，and management of pulmonary vein stenosis complicating ablation for atrial fibrillation[J]. Circulation，2005，111(5):546-554.
4. ROSTAMIAN A，NARAYAN S M，THOMSON L，et al. The incidence，diagnosis，and management of pulmonary vein stenosis as a complications of atrial fibrillation ablation[J]. J Interv Card Electrophysiol，2014，40 (1):63-74.
5. 张佑俊，潘欣．心房颤动射频消融术后肺静脉狭窄诊断与介入治疗 [J]. 国际心血管病杂志，2016，43(2):90-92.
6. 刘洪沛，曾恋，黄涛．支架植入术治疗房颤射频消融术后严重肺静脉狭窄的疗效观察 [J]. 重庆医学，2015，44(24):3365-3366.
7. 张明周，唐婷，吴学玲．咯血为首发症状的肺静脉狭窄三例 [J]. 中华结核和呼吸杂志，2015，38(9):699-701.
8. 王承，潘欣，方唯一．介入治疗房颤消融术后严重肺静脉狭窄 7 例临床分析 [J]. 上海交通大学学报 (医学版)，2014，34(7):1096-1099.

病例39　原发性肺动脉肉瘤

【主诉】

间断咳喘 2 个月，低热 1 个月余经治疗后再发 5 日。

【简要病史】

患者男性，41 岁，2 个月前无明显诱因出现咳嗽，咳少量白痰，剧烈咳嗽带少量血丝，无臭味，无拉丝，无咯血，伴活动后喘息、憋气，休息后可缓解，夜间可平卧，畏寒，未测体温，不伴胸痛，不伴心悸、盗汗，不伴晕厥。于当地医院口服头孢类药物 3 日，症状减轻，未进一步诊治。

1 个月余前患者咳嗽、咳痰、喘憋再次加重，体温升高，最高可达 37.8℃，不伴寒战。查胸部 X 线片 (图 39-1)：双肺纹理增多，肺动脉段膨出，右侧肋膈角不清。予口服莫西沙星 5 日，后于天津市某中医院住院，静脉滴注莫西沙星治疗 10 日，体温降至正常出院。

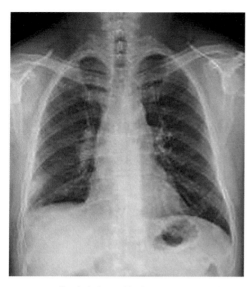

图 39-1 初诊胸部 X 线片：双肺纹理增多，肺动脉段膨出，右侧肋膈角不清

5 日前再次出现体温升高，37～38℃，为求进一步诊治就诊于我院并收住院。患者发病以来，精神、睡眠、食欲可，尿量正常，大便次数正常，体重下降约 5kg。

既往：体健，否认吸烟史。少量饮酒。否认肝炎、结核等传染病病史，无外伤手术史，无毒物、粉尘、放射性物质接触史。家族中无遗传病病史。

【诊治经过】

1. 入院查体　体温：36.5℃，脉搏：80 次/min，呼吸频率：19 次/min，血压：130/80mmHg。神志清楚，查体合作，全身浅表淋巴结未扪及明显肿大，双肺呼吸音清，均未闻及干湿啰音，腹部平软，无压痛，双下肢无水肿，杵状指阴性。其余各系统检查未见明显阳性体征。

2. 辅助检查

血常规：WBC 8.13×10⁹/L，GR% 68.50%，LY% 16.20%，EOS% 7.00%，嗜酸性粒细胞 0.57×10⁹/L，嗜碱性粒细胞 0.07×10⁹/L，Hb 132g/L，PLT 162×10⁹/L。生化检查：DB 4.70μmol/L，载脂蛋白 A I /B 0.92，超敏 CRP 62.67mg/L，脂蛋白（a）110.70nmol/L，载脂蛋白 A 0.86g/L，高密度脂蛋白 0.84mmol/L。凝血功能：FIB 6.38g/L；D- 二聚体 2.42μg/ml，ESR 47.0mm/1h。肿瘤标志物：NSE 19.45ng/ml。肺炎支原体 IgM 抗体 1：40，IgA 505.00mg/dl，补体 C4 测定 66.80mg/dl，抗 O 试验 120.00IU/ml，CRP 58mg/L。血气分析（未吸氧）：pH 7.443，PCO₂ 36.7mmHg，PO₂ 75.4mmHg。

肺功能：轻度限制性通气功能障碍，弥散功能轻度减低。

心脏彩超：三尖瓣轻度反流，左室舒张功能减低。估测肺动脉收缩压 33～38mmHg，右室流出道内径 27mm，右室前壁厚度 4.5mm。

四肢血管超声：双上肢及下肢深静脉、动脉未见明显异常。

胸部增强 CT（图 39-2）：双肺大面积肺栓塞并右肺中叶、下叶部分局限性肺梗死；右肺多发微、小结节影；气管隆突下淋巴结略饱满；右侧胸腔积液。

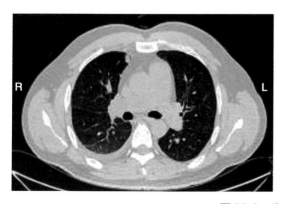
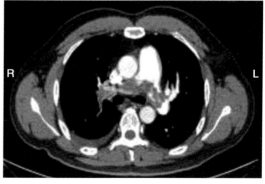

图 39-2　胸部增强 CT

3. 诊疗过程　胸部 CT 提示肺栓塞,Wells 评分属于中低危,予低分子肝素联合华法林抗凝治疗 1 周,后续华法林单药抗凝治疗 2 周,复查胸部增强 CT(图 39-3)提示肺动脉干、双侧肺动脉及各叶段分支多发充盈缺损较前增大,不除外肉瘤。

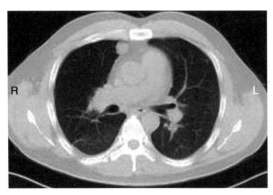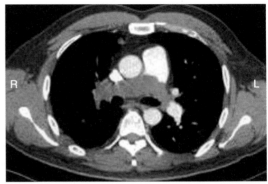

图 39-3　胸部增强 CT

患者于北京某医院行肺动脉内膜切除术 + 肺动脉瘤切除术,术后病理为肺血管内膜肉瘤。未进一步治疗而出院。出院后患者间断憋喘,为治疗再入我院。复查胸部 CT(图 39-4):肺血管肉瘤术后改变,原右肺动脉干及分支内充盈缺损较前减少,部分分支内栓塞;左肺动脉干内类圆形充盈缺损,右肺内多发结节、微结节,部分较前增大;右中叶外侧段胸膜下实变较前稍局限,右下叶背段实变较前变化不明显,左下叶新出小结节影,右侧胸腔积液。

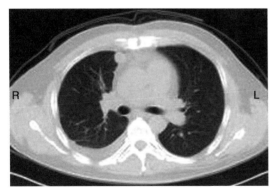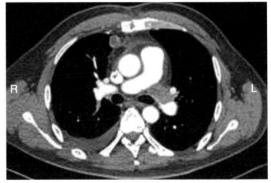

图 39-4　胸部 CT

在超声定位下经细管引流右侧胸腔积液改善患者症状、明确积液性质。胸腔积液为橘红色。胸腔积液常规:比重 1.032,pH 7.0,WBC 2.2×10^9/L,MONO% 66%,多核细胞比例 34%,间皮细胞 52/96。胸腔积液生化检查:ADA 9.70U/L,蛋白 41.70g/L,糖 6.08mmol/L,LDH 159.00U/L。胸腔积液肿瘤标志物:CEA 0.52ng/ml,CYFRA21-1 58.74ng/ml,NSE 5.66ng/ml。胸腔积液病理:胸腔积液涂片发现少许异质性及异型性细胞。胸腔积液细胞蜡块(图 39-5):为炎性纤维素性渗出物,其中散在异型细胞,结合免疫组化染色结果及病史,考虑肉瘤胸膜转移。

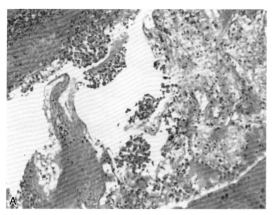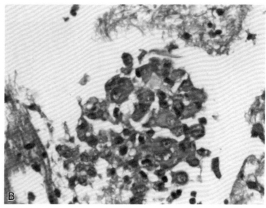

图 39-5　胸腔积液细胞蜡块：为炎性纤维素性渗出物，其中散在异型细胞，考虑肉瘤胸膜转移

A.HE 染色，×100 倍；B.HE 染色，×400 倍。

【最后诊断】

原发性肺动脉肉瘤肺内、胸膜转移。

【治疗及转归】

异环磷酰胺 2g/d、d1～d5 + 吡柔比星 50mg/d、d1～d2 化疗 3 个周期并联合口服阿帕替尼靶向治疗。复查胸部增强 CT（图 39-6）：双侧肺动脉干及肺动脉分支内充盈缺损较前减小，肺尖磨玻璃影较前减小，双肺多发结节大致同前，右中叶外侧段团片影大致同前，右侧胸腔积液大致同前。

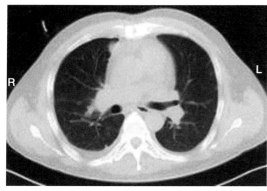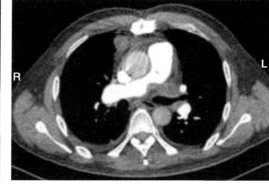

图 39-6　胸部增强 CT

患者因化疗相关副作用不能耐受而停止化疗，继续口服阿帕替尼靶向治疗 3 个月，自觉憋喘加重，复查胸部 CT（图 39-7）：双侧肺动脉干及分支内充盈缺损较前变小，管壁不规整，局部小囊样突起，左侧胸腔内新出大量液体密度影，左肺内新发磨玻璃及斑片影，右前纵隔旁结节较前变小，双肺多发结节部分较前增大，右侧胸腔积液较前稍增多，邻近下叶实变，余大致同前。

超声定位下细管引流左侧胸腔积液，患者症状改善，于胸腔积液中发现可疑肿瘤细胞。患者继续口服阿帕替尼并间断输入 PD-1 抑制剂免疫治疗 6 个月，憋喘逐渐加重，复查胸部增强 CT（图 39-8）：双肺多发团块影、结节影大部较前增大，双侧少量胸腔积液，右侧少量气胸，右肺中叶肺动脉充盈缺损较前稍变小。

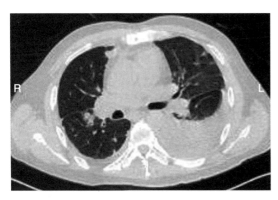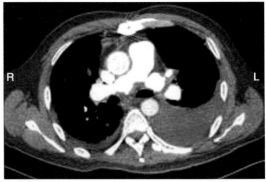

图 39-7　胸部 CT

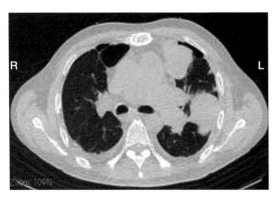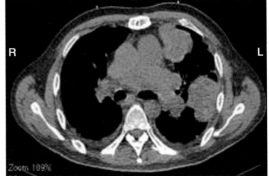

图 39-8　胸部增强 CT

患者憋喘进行性加重,反复出现双侧胸腔积液、双侧气胸(图 39-9),曾多次引流胸腔积液及行胸腔穿刺以改善症状。

患者肺动脉内膜肉瘤原发灶缩小,治疗有效,但发生双肺、胸膜转移及并发气胸,病情持续恶化最终于发病后 1 年余死亡。

【评述】

1. 概述　原发性肺动脉肉瘤(primary pulmonary artery sarcoma,PPAS)是一种罕见的肺血管恶性肿瘤,可发生于肺动脉内膜壁或壁内,因此可分为内膜肉瘤和壁内肉瘤。起源于血管内膜的肺动脉肉瘤更为多见。临床上肺动脉肉瘤多指肺动脉内膜肉瘤。该肿瘤病因学、危险因素、确切发病率尚不清楚。原

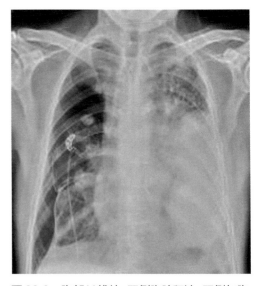

图 39-9　胸部 X 线片:双侧胸腔积液,双侧气胸

发性肺动脉肉瘤十分少见,临床表现不典型,极易造成漏诊、误诊,其发病率可能被低估。自 1923 年 Mandelstamm 首次发现该病以来,国外文献累计报道不到 200 例,肺动脉肉瘤

以女性稍多见,男女之比为 1∶1.3;主要发生于成人,发病年龄 13～89 岁,平均年龄 49.3 岁。国内对此研究较晚,1999 年王京岚等首先发现此病,此后国内陆续有所报道,但多为个案。

2. 临床特征、影像学及病理学表现　原发性肺动脉肉瘤的临床表现缺乏特异性,多数起病隐匿,主要表现为进行性呼吸困难、胸痛、咳嗽、咯血、晕厥、低热、乏力、消瘦等。胸部 X 线片主要表现为肺门阴影扩大、肺动脉扩张、外周血管纹理稀疏、肺内结节影、心影扩大等。超声心动图对肺动脉内占位病变的检出率依病变所在部位而定,受检查声窗的条件限制,对于肺动脉分支以下远端病灶的检出率极低(基本上无法检出直接病灶),但对于肺动脉主干,包括右室流出道、肺动脉分叉处及左右肺动脉分支的病灶,经过仔细观察超声心动图则大部分可以检出,对肺动脉主干远端的病变检出率也受声窗限制。原发性肺动脉肉瘤多可发现有外膜包被的征象,而肺血栓栓塞症则没有外膜包被的征象。由于肉瘤生长速度快,原发性肺动脉肉瘤的瘤体多为不均质的强回声团块,表面有时可见一层回声较强的包膜,瘤体边界不规则,可见分叶或分隔现象,出现坏死时其内部可出现囊性坏死区,而慢性血栓栓塞性肺动脉高压病灶多为均质的条带状或团块状强回声,内部回声均匀,表面与内部实质回声一致,病灶表面(即与血液的接触面)可形成沉积样的光滑平整分界,由于其形成机制而造成其表面不会形成包膜样强回声。但超声心动图检查操作者经验及水平与结果密切相关。

胸部增强 CT 肺动脉造影临床诊断意义较大,宜作为常规检查方法,可表现为肺动脉扩张、管腔内充盈缺损、管腔狭窄、管腔外浸润阴影等。有文献报道肺动脉肉瘤近 90% 有两个以上部位受累,85% 的患者肺动脉干有病变,71% 右肺动脉有病变,65% 左肺动脉有病变,10% 累及右室流出道。有报道因原发性肺动脉肉瘤多起源于肺动脉主干肺动脉瓣部位的一侧肺动脉内膜或中层,在内膜或中层中潜行生长,并逐渐占据肺动脉腔,因此 CTPA 显示接近肺动脉瓣一侧肺动脉壁缺蚀样改变,而肿瘤的旺盛生长特性则使之表现为病变近端凸向右室流出道方向或凸向血流面。"蚀壁征"的征象,具有原发性肺动脉肉瘤疾病特征,而肺血栓栓塞症,栓子面向血流面的形态常呈"杯口状",这可能与血流对栓子的冲击作用及血液内纤溶系统对血栓表面的溶解作用有关。肺动脉肉瘤内供血多来自肺动脉系统,而且肉瘤内可能出现坏死、出血,而增强扫描可使肿瘤内存在的来自肺动脉系统的供血血管明显强化,因而在 CTPA 上肿瘤常表现为明显不均匀强化,而肺动脉栓塞中的血栓栓子则多表现为密度较为均匀的充盈缺损,这一点也有助于原发性肺动脉肉瘤的鉴别诊断。文献显示原发性肺动脉肉瘤转移早,以胸廓内转移为主,最易出现肺或纵隔转移,故在影像学检查时若同时发现转移病灶,应高度警惕原发性肺动脉肉瘤。

PET/CT 对鉴别肺动脉肉瘤与肺血栓栓塞有一定意义,但文献报道较少。

获取组织学标本的方法有:①动脉造影时钳取血管腔内新生物;②经静脉导管抽吸活检;③CT 引导穿刺活检;④手术探查;⑤超声引导下经支气管针吸活检(EBUS-TBNA)。

肺动脉内膜肉瘤的组织学表现为低分化或未分化的恶性间叶组织肿瘤,肿瘤可以由梭形细胞、上皮样细胞构成,细胞异型性、核分裂活性、坏死、核多形性程度不等。可出现高度间变的多形性肿瘤细胞。低级别和高级别区域可同时存在,FNCLCC 分级绝大多数为 2～3 级。肿瘤不同区域细胞密度不等,斑片状富含梭形细胞与富含胶原的少细胞区域交替存在。可以并存再通的血栓。特别应该警惕的是,有时胶原中仅存在极少量梭形细胞,极易误诊为血栓机化,尤其在活检或冷冻标本中。肿瘤细胞一般可具有肌成纤维细胞分化。少数病例浸润出血管壁外,形态学可以发生改变,出现横纹肌肉瘤、血管肉瘤或骨肉瘤等特异性分化区。部分病例可含有上皮样细胞构成的大片黏液样区域。此外,少数病例存在邻近内膜的异型增生。肺动脉内膜肉瘤与主动脉内膜肉瘤被认为是同一实体。

目前文献关于发生于大血管腔内肉瘤的报道分为 2 种不同的形态学类型:未分化性内膜肉瘤(undifferentiated intimal sarcoma,UIS)和分化性内膜肉瘤(differentiated intimal sarcoma,DIS)。UIS 最常见,WHO 软组织肿瘤分类(2021 年版)中定义的内膜肉瘤主要指此类型,被归入组织起源未定一类肿瘤。有文献将肺动脉 UIS 进行了免疫表型分析,所有病例为间叶性表型,波形蛋白阳性,内皮细胞标志物阴性。有些病例报道 SMA、ALK 阳性。电镜检查发现肿瘤细胞具有肌成纤维细胞一些特点。DIS 则具有可识别的组织学类型,包括黏液样纤维肉瘤、未分化多形性肉瘤(多形性恶性纤维组织细胞瘤)、血管肉瘤、上皮样血管内皮细胞瘤、平滑肌肉瘤、黏液样软骨肉瘤。Dewaele 等发现,内膜肉瘤常常存在 α- 血小板源性生长因子受体(PDGFRA)基因扩增(81%)。肿瘤细胞 EGFR 和 PDGFRA 持续激活。二者可能作为分子靶点用于治疗内膜肉瘤。

3. 治疗和预后　原发性肺动脉肉瘤的预后很差,诊断后自然生存期仅数月。治疗上以手术为主,手术切除是首选的方法。手术可以缓解患者的症状,延长生存期,文献报道手术后最长生存期达 62 个月,中位生存期不到 2 年。Kim 等对 9 例原发性肺动脉肉瘤患者成功进行了外科手术,术后 1 个月复查,患者心功能均为Ⅳ级(NYHA 分级),运动能力改善。术后平均生存期为 19.2 个月,其中 1 例达 45 个月以上。手术后辅以化疗和 / 或放疗,可提高患者 1~2 年的存活率。由于患者例数少,且多为个案或小系列研究,目前国外尚无成熟一致的放化疗方案。文献报道可能有效的药物有异环磷酰胺、表柔比星、多柔比星、丝裂霉素C、顺铂等。

（潘建辉　张　力　李冠华）

参考文献

1. WHO Classification of Tumours Editorial Board. WHO classification of tumours. Thoracic tumours[M]. 5th ed. Lyon: IARC Press,2021.
2. 陆慰萱,王辰. 肺循环病学 [M]. 北京：人民卫生出版社,2007.
3. GAN H L,ZHANG J Q,HUANG X Y,et al. The wall eclipsing sign on pulmonary artery computed tomography angiography is pathognomonic for pulmonary artery sarcoma[J]. PLoS One,2013,8(12):e83200.
4. LONG H Q,QIN Q,XIE C H. Response of pulmonary artery intimal sarcoma to surgery,radiotherapy and chemotherapy: a case report[J]. J Med Case Rep,2008,2: 217.
5. MOGUILLANSKY N I,VERMA N,SHAH P,et al. Pulmonary artery sarcoma: case report and review of the literature[J]. Respir Med Case Rep,2019,27:100857.
6. GAUMANN A,BODE-LESNIEWSKA B,ZIMMERMANN D R,et al. Exploration of the APC / beta-catenin (WNT) pathway and a histologic classification system for pulmonary artery intimal sarcoma. A study of 18 cases[J]. Virchows Arch,2008,453(5):473-484.

病例40 广泛性淋巴管异常(淋巴管瘤病)

【主诉】

活动后气短10个月。

【简要病史】

患者男性,18岁,10个月前开始出现活动后气短。外院胸部CT示纵隔肿物。PET/CT:纵隔、腹膜后多发肿物,部分代谢增高。怀疑血液系统肿瘤转上级医院进一步诊治。2019年1月患者就诊于当地上级医院,行颈部淋巴结活检,病理:颈部纤维脂肪组织内可见脉管结构,考虑血管瘤可能。行CT引导下纵隔肿物穿刺活检,病理:纤维脂肪组织中可见大小不等的脉管样腔隙,考虑血管瘤或者淋巴管瘤可能。北京协和医院病理会诊及中国医学科学院肿瘤医院病理会诊:纤维脂肪组织中可见少量腔隙样结构,未能明确肿瘤类型。

2019年3月开始予泼尼松60mg/d治疗1个月,然后规律减量。患者活动后气短进行性加重,复查胸部CT:纵隔弥漫性肿物增多,伴支气管血管束增厚,双侧支气管受压,心包积液。2019年4月为进一步诊疗就诊于我院。病后精神可,食欲可,大小便无异常。

既往:体健,无吸烟史,无饮酒嗜好。否认肝炎、结核等传染病病史,无外伤手术史,无毒物、粉尘、放射性物质接触史。家族史无特殊。

【诊疗经过】

1. 入院查体 患者一般情况可,胸部未闻及干湿啰音,心脏:(−),腹部:(−),双下肢无水肿。

2. 辅助检查 2019年4月行胸腔镜活检,病理:纤维脂肪组织慢性炎,可见厚壁淋巴管,考虑脉管疾病可能性大。免疫组化染色:D2-40(+),考虑淋巴管瘤病可能性大。

【最终诊断】

广泛性淋巴管异常(淋巴管瘤病)。

【治疗及转归】

考虑广泛性淋巴管异常可能性大,遂逐渐停用激素治疗。2019年7月开始予西罗莫司2mg/d治疗,西罗莫司血液谷浓度6.5ng/ml,治疗后呼吸困难较前好转。

【评述】

1. 概述 淋巴管瘤病(lymphangiomatosis)是一种以淋巴管广泛异常增殖和扩张为特征的淋巴管疾病,单发者称为淋巴管瘤,广泛受累者称为淋巴管瘤病。淋巴管瘤病可发生在成人或新生儿,发病原因复杂,疾病机制不明,缺乏有效治疗。2014年国际脉管性疾病研究学会(International Society for the Study of Vascular Anomalies, ISSVA)的诊断分类建议,将淋巴管瘤病或者多灶性淋巴异常定义为广泛性淋巴管异常(generalized lymphatic anomaly, GLA)。GLA和淋巴管瘤病作为同义词,并以GLA作为简称。GLA属于罕见疾病,主要见于个案报道,确切发病情况并不清楚。GLA 属于一种良性肿瘤,但具有恶性肿瘤的特征。

2. **临床特征、影像学及病理学表现**　GLA 属于一种良性肿瘤,但具有恶性肿瘤的特征。GLA 可以发生在身体的任何器官,常见于胸部、腹部、皮肤、神经或骨骼。临床表现与受累脏器肿大或功能异常有关,当病变弥漫或累及重要脏器时可危及生命。根据 2016 年国外 GLA 注册登记研究的 35 名患者资料,骨骼受累常见,主要累及中轴骨(脊柱、颅骨、肋骨),也可累及四肢骨骼。胸部受累表现为咳嗽、胸痛、呼吸困难、乳糜胸、纵隔软组织肿块及心包积液等。腹部表现为脾脏受累、乳糜腹水、肠系膜及腹膜后囊实性肿块。42% 的 GLA 患者出现皮肤受累,神经系统受累的患者占 11.8%。本例患者主要有纵隔肿物、腹膜后受累,以及心包积液。

GLA 淋巴管造影主要表现为 2 个及 2 个以上部位多发、大小不等的囊性病变,可伴有胸腔积液、腹水及心包积液。位于软组织的囊性病变表现为多发、边界清楚的薄壁囊性病灶,增强后表现为病灶囊壁及分隔轻到中度强化,囊内无强化,邻近组织受压或被包绕。位于四肢、躯干的病变表现为皮下软组织增厚,呈"网格状"改变。位于骨骼的病变表现为多发、囊状骨质缺损,边缘不规则或伴有硬化缘。

GLA 的诊断需要临床、影像和病理专家多科协作,病理诊断并非必需。病理提示正常脏器组织内淋巴管弥漫增殖和扩张,但增殖的淋巴管内皮细胞为良性改变。免疫组化染色:CD31 及 D2-40(+);人类黑色素瘤单克隆抗体(HMB45)(−),角蛋白(−),CD34(−)。GLA 主要需要与毛细血管畸形、静脉畸形、动静脉畸形、Gorham-Stout 病(GSD),以及卡波西样淋巴管瘤病(Kaposi form lymphangiomatosis,KLA)等进行鉴别。然而 GLA 和 GSD 的病理均表现为淋巴管异常,有时较难鉴别,但后者又称大块骨溶解症或"鬼怪骨"病,骨骼病变显著是其特点。KLA 病理以梭状淋巴管内皮细胞为特征。

3. **治疗和预后**　GLA 发病机制的不确定性且临床表现的多样性,最终导致整体治疗困难。对于局灶性病变多主张采取手术切除,预防其进展为弥漫性或者恶性病变。但 GLA 并无有效治疗手段。多种治疗证明效果不明或无效,如硬化剂、放疗、全身糖皮质激素治疗及化疗(包括环磷酰胺、干扰素、肿瘤坏死因子)。有研究表明 GLA 患者 VEGF-C 升高。有报道称 VEGF 受体(VEGFR)抑制剂(贝伐单抗)可以改善 GLA 肺部受累患者病情。亦有报道指出 VEGFR 抑制剂可以稳定 GLA 患者病情。但上述治疗的有效性有待进一步探究。

近些年发现西罗莫司,即一种哺乳动物雷帕霉素靶蛋白(mTOR)抑制剂,在多个淋巴管瘤病的个案报告中显示疗效。西罗莫司作为 mTOR 抑制剂,主要用于肾移植患者的免疫抑制治疗。数篇个案报道指出西罗莫司可改善 GLA。2011 年第一例西罗莫司改善 GLA 的报道中,出生 4 个月的男婴表现为呼吸困难,诊断为 GLA 肺部弥漫性受累,西罗莫司(浓度维持在 5～10ng/ml)治疗后呼吸困难改善,肿瘤明显缩小。此后多篇报道指出西罗莫司可以明显改善 GLA,西罗莫司浓度多维持在 5～15ng/ml,治疗后患者整体安全性好。近来一篇系统综述回顾了已发表的西罗莫司治疗 GLA 及 GSD 的个案报告,共有 13 名 GLA 患者及 5 名 GSD 患者接受西罗莫司治疗,总体有效率为 83%;其中 9 名患者有心包积液,西罗莫司治疗后心包积液均有不同程度改善,可改善 GLA 预后。肺内淋巴管瘤病是以淋巴管增生弥漫浸润肺实质为特征的少见病变,需与淋巴管肌瘤病、肺水肿及相关继发病变相鉴别。淋巴管造影及病理是确诊 GLA 的重要手段。西罗莫司有望成为治疗 GLA 的特效药。

(徐文帅　徐凯峰)

参考文献

1. WASSEF M, BLEI F, ADAMS D, et al. Vascular anomalies classification: recommendations from the International Society for the Study of Vascular Anomalies[J]. Pediatrics, 2015, 136(1):e203-e214.

2. OZEKI M, FUJINO A, MATSUOKA K, et al. Clinical features and prognosis of generalized lymphatic anomaly, Kaposiform lymphangiomatosis, and Gorham-Stout disease[J]. Pediatr Blood Cancer, 2016, 63(5):832-838.

3. AYDIN S, DEMIR M G, SELEK A. A giant lymphangioma on the neck[J]. J Craniofac Surg, 2015, 26(4):e323-e325.

4. LE CRAS T D, MOBBERLEY-SCHUMAN P S, BROERING M, et al. Angiopoietins as serum biomarkers for lymphatic anomalies[J]. Angiogenesis, 2017, 20(1):163-173.

5. LAFORGIA N, SCHETTINI F, DE MATTIA D, et al. Lymphatic malformation in newborns as the first sign of diffuse lymphangiomatosis: successful treatment with sirolimus[J]. Neonatology, 2016, 109(1):52-55.

6. HAMMILL A M, WENTZEL M, GUPTA A, et al. Sirolimus for the treatment of complicated vascular anomalies in children[J]. Pediatr Blood Cancer, 2011, 57(6):1018-1024.

7. RICCI K W, HAMMILL A M, MOBBERLEY-SCHUMAN P, et al. Efficacy of systemic sirolimus in the treatment of generalized lymphatic anomaly and Gorham-Stout disease[J]. Pediatr Blood Cancer, 2019, 66(5):e27614.

病例 41 黄甲综合征

【主诉】

水肿 1 年, 活动后气短 9 个月。

【简要病史】

患者男性, 49 岁, 1 年前无诱因出现双下肢可凹性水肿、双眼睑水肿, 否认心悸、胸痛、呼吸困难、尿少等。9 个月前, 病情逐渐加重, 渐累及四肢、腰骶部、颜面, 伴呼吸困难、上 3 层楼后气短, 咳嗽、咳黄脓痰, 否认发热、盗汗、咯血、夜间不能平卧等。外院查胸部 CT 示左侧少量胸腔积液, 左肺上叶舌段及左肺下叶前内基底段斑片影, 少量心包积液, 予头孢哌酮钠 - 舒巴坦钠抗感染治疗后咳黄痰好转, 但呼吸困难逐渐加重, 上 1 层楼后即气短。

7 个月前就诊于外院查脑钠肽 182pg/ml; 甲状腺功能正常; ESR 14mm/1h; ANCA 及 ANA(-), 结核感染特异性 T 细胞检测、肿瘤标志物无异常。PET/CT: 全身多发代谢增高淋巴结, 炎症可能性大; 其中右髂血管旁淋巴结代谢增高, 最大标准摄取值 8.1, 淋巴瘤待排除。胸腔超声: 双侧胸腔积液, 较前增多。先后行双侧胸腔穿刺引流, 胸腔积液淡黄浑浊, 有核细胞 1 750/mm³, MONO% 90%。胸腔积液: TP 40.2g/L(血 TP 68.7g/L), LDH 136U/L, CEA、ADA 正常。胸腔积液需氧、厌氧培养无致病菌生长、抗酸染色(-)。胸腔积液细胞学检查见大量淋巴细胞、间皮细胞, 未见肿瘤细胞。行胸腔镜左侧胸膜活检病理示纤维脂肪组织中淋巴细胞浸润, 抗酸染色阴性。引流胸腔积液后患者水肿、气短好转, 停止引流后水肿、活动后气短再发, 再次就诊外院行胸部增强 CT 示双侧胸腔积液伴双下肺膨胀不全, 少量心包积液。再次行左侧胸腔穿刺引流, 胸腔积液实验室检查结果大致同前, 予异烟肼、利福喷汀、吡嗪酰胺、乙胺丁醇诊断性抗结核治疗约 2 个月,症状无改善,患者每 20 日需行左侧胸腔穿刺引流胸腔积液 800 ~ 1 000ml。

2 个月前外院查双侧肘静脉压不高;胸部 CT:双侧胸腔积液,左侧为著,伴左肺膨胀不全,心包积液较前略增多。先后行双侧胸腔积液穿刺引流,胸腔积液实验室检查结果同前。再次行胸腔镜左侧胸膜活检,术中见左侧前后肋胸膜局部黄色花斑样改变,膈顶少量纤维素沉着,活检病理示纤维脂肪组织,伴淋巴细胞浸润及间皮细胞增生。行腹腔镜下右髂血管旁淋巴结活检,病理示反应性增生,予螺内酯口服,水肿减轻。为进一步明确水肿、胸腔积液原因收入我科病房。

既往:患甲癣多年,否认高血压、糖尿病等慢性疾病病史。吸烟 20 余年,20 支 /d,半年前戒烟。否认肝炎、结核等传染病病史,无外伤史,无毒物、粉尘、放射性物质接触史。家族中无遗传病病史。

【诊治经过】

1. **入院查体**　体温:36.5℃,脉搏:75 次 /min,呼吸频率:21 次 /min,血压:115/74mmHg,SaO_2(吸室内空气):98%。左下肺叩诊浊音,左下肺呼吸音低,右肺呼吸音清,未闻及干湿啰音及胸膜摩擦音。四肢略水肿,双手、双足指 / 趾甲甲板增厚、色黄(图41-1)。

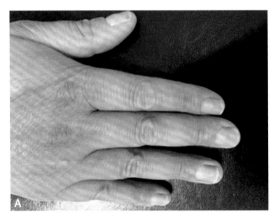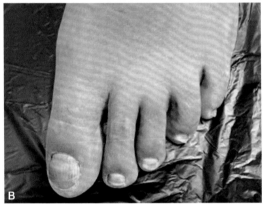

图 41-1　指 / 趾甲黄甲:患者的手、足指 / 趾甲甲板增厚,呈苍黄色至黄绿色,甲板不透明,甲半月消失

A. 指甲;B. 趾甲。

2. **辅助检查**　血常规、肝肾功能正常。ESR 5mm/1h。ANA、抗双链 DNA 抗体、ANCA、抗 ENA 抗体(-)。行左侧胸腔积液穿刺置管引流术,胸腔积液常规:WBC 707/mm^3,MONO% 98.6%,李凡他试验(+)。胸腔积液生化检查:TP 44g/L(血 TP 64g/L),ALB 23g/L,LDH 96IU/L,ADA 12.1IU/L,CEA 1.1ng/ml,乳糜试验(-)。胸腔积液结核 / 非结核分枝杆菌核酸测定(-),抗酸染色(-),细菌培养、真菌培养、分枝杆菌培养(-);胸腔积液未见肿瘤细胞。指甲真菌涂片阴性。上肢及下肢淋巴显像未见异常。

胸部 HRCT(图 41-2):左肺下叶体积减小,下叶支气管壁增厚、管腔变窄,左下肺多发斑片及条索影;双侧胸腔积液,以右侧为著;左侧胸腔置管影;心包少量积液;双侧胸膜及左侧斜裂增厚;纵隔及双腋窝多发小淋巴结,部分饱满。

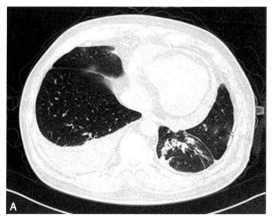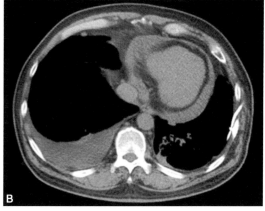

图 41-2　胸部 HRCT：左肺下叶体积缩小，下叶支气管管壁增厚，双侧胸腔积液，心包少量积液

【最后诊断】

黄甲综合征。

【治疗及转归】

予维生素 E 胶丸 600mg/d 口服，同时予螺内酯、呋塞米口服，双侧胸腔积液减少，活动后气短改善。针对支气管扩张予红霉素 0.5g/d 口服。随访至今约 3 个月症状稳定，未再需要行穿刺引流缓解气短症状，四肢无明显水肿。

【评述】

1. 概述　黄甲综合征（yellow nail syndrome，YNS）是一种罕见的以黄甲、淋巴水肿、呼吸系统疾病典型三联征为特征的临床综合征。其发病机制不明，有研究认为不同于其他淋巴水肿经常观察到的淋巴管阻塞或淋巴液反流，YNS 主要是淋巴引流功能障碍。此病由 Samman 和 White 最初在 1964 年报道，目前国际文献中报道不足 400 例，估计发病率低于 1/100 万，在线人类孟德尔遗传数据库（online Mendelian inheritance in man，OMIM）引用了 YNS 作为一种遗传病（OMIM 153300）。

2. 临床特征、影像学表现及诊断　YNS 大多见于 50 岁以上成人，无性别差异，绝大多数为散发，偶有先天性和家族聚集病例报道。主要临床症状为黄甲（85%～100%）、淋巴水肿（63%～80%），呼吸系统疾病包括支气管扩张、胸腔积液（39%～63%）及鼻窦炎（18%～41%）。值得注意的是，典型三联征出现率为 27%～60%，且可间隔数年先后出现，各征象出现顺序也呈现个体化。

指/趾黄甲是 YNS 特征性改变，指/趾甲颜色从苍黄色到暗绿色均可出现，常有甲盖变厚、横向弯曲增强（过度弯曲）、可见明显的隆起或交叉隆起、比较坚硬难以修剪、角质层消失致甲板不透明、指甲角化过度致甲半月消失、远端指甲板-甲床分离有时甚至向近端扩展导致完整的指甲脱落。受影响的指甲的纵向生长速度约 0.23mm/周，是正常指甲（约 0.46mm/周）的一半，而受影响指甲的厚度（0.97mm）接近于正常指甲（0.57mm）的两倍，即指甲生长速度是正常指甲的一半，厚度接近于正常指甲的两倍。

肺部受累也是 YNS 三联征之一，慢性咳嗽是最常见的临床症状，约出现于 56% 的患者中。胸腔积液出现于 14%~46% 的 YNS 患者中,通常在 50~80 岁,有研究报道所有出现胸腔积液者均伴有淋巴水肿,85.6% 伴有黄甲,约 68.3% 为双侧,液体外观上 75% 为液性,22% 为乳状,3.5% 为脓性;生化检查中 95% 为渗出液(中位 TP 水平:4.2g/dl),5% 为漏出液;细胞分类检查中位有核细胞数为 1 540 个 /mm^3,淋巴细胞占 96%。总的来说呈现乏细胞性渗出液特点,TP 水平升高较 LDH 突出。胸膜活检的组织学检查常显示正常形态或慢性纤维性胸膜炎,无特异性,对 YNS 诊断价值不大。支气管扩张是 YNS 肺部病变另一常见表现,与特发性支气管扩张相比起病年龄相对较大,CT 表现通常较轻,主要累及下叶,上、中叶病变明显减少,黏液阻塞增加。因此推测 YNS 支气管扩张是由于淋巴结构 / 功能异常导致的黏液纤毛清除延迟的疾病,因而在受重力影响大的下叶更多见。

淋巴水肿也是 YNS 的另一特征表现,主要累及下肢,尤其是双侧和膝盖以下,也可累及上肢前臂、手部和眼睑等。淋巴水肿肢体肿胀可以是由于过多的淋巴液积聚引起的,也可由淋巴液中脂肪细胞刺激导致的纤维化所致。Stemmer 征是指:用拇指和示指捏起被测试的手指或足趾根部皮肤,若可以提起皮肤,则 Stemmer 征为阴性;如难以捏起皮肤则为阳性。其为区分淋巴水肿与低蛋白性水肿的重要体征,淋巴水肿的患者因慢性纤维化第二趾背侧或足底侧的皮肤不能捏起。浅表水肿是导致淋巴水肿患者或多或少出现可凹性水肿体征的原因。淋巴显像是目前临床淋巴功能检查的重要手段,有研究对 YNS 患者进行淋巴显像定性和定量检查,发现 YNS 患者中 67% 扫描明显异常(即定性和定量异常),定量检查结果分析发现 YNS 患者的腋窝和腹股沟区淋巴结核素摄取量较正常对照组减少了 41%~44%。然而本例患者淋巴显像阴性,可能与患者四肢水肿程度较轻相关。急性或慢性鼻窦炎也是 YNS 患者常见表现,以上颌窦受累最常见,其次是筛窦、额叶和蝶窦。

具备黄甲、支气管扩张和 / 或胸腔积液等呼吸系统受累表现、淋巴水肿 3 项中的 2 项即可诊断 YNS,但 YNS 易误诊、漏诊,比如本例患者足趾黄甲已出现多年,近期才出现胸腔积液,因而黄甲表现与胸腔积液关联性被忽略,导致胸腔积液原因经反复多次检查仍未能明确诊断。诊断延误和漏诊的原因与对这种罕见疾病认识不足、典型三联征出现比例不高、各征象出现时间顺序个体差异明显等相关。此外,还有报道 YNS 与一些疾病相关,如免疫缺陷、自身免疫性疾病(如类风湿关节炎)、恶性肿瘤(包括淋巴瘤等)、吉兰 - 巴雷综合征、肾病综合征等。另外,黄甲这一特征性表现还要注意与甲真菌病、药物所致甲变色等鉴别。

3. 治疗和预后 YNS 中位生存期文献报道为 132 个月。对黄甲的治疗尚无指南或共识性方案,根据不同临床表现给予不同治疗。口服维生素 E(1 000~1 200IU/d)是最常用的治疗黄甲药物;虽然黄甲并非由于真菌感染引起,也有报道伊曲康唑或氟康唑治疗对黄甲症状有效,还有文献报道硫酸锌、克拉霉素也对治疗黄甲有效。但这些治疗方法都未发现对黄甲以外症状如胸腔积液和淋巴水肿等有效。此外,在约 30% 的 YNS 患者中观察到黄甲自发缓解。

对于 YNS 导致的支气管扩张症状,在症状急性发作或加重期,可应用抗生素治疗。对症状控制不佳或反复发作者可长期使用大环内酯类药物如阿奇霉素、克拉霉素等。有研究发现长期服用阿奇霉素(250mg/ 次,3 次 / 周口服)改善了大多数(64%)YNS 患者队列的胸部症状(咳嗽、咳痰和恶化频率)。对于胸腔积液或乳糜腹水和淋巴水肿患者,有报道可应用生长抑素类似物奥曲肽(初始 0.5mg,皮下注射,2 次 /d,若无明显不良反应可序贯长效制剂 30mg/ 月肌内注射)治疗。对于反复大量胸腔积液患者可考虑胸膜粘连术、胸膜剥脱术等。

(王 平)

参考文献

1. COUSINS E，CINTOLESI V，VASS L，et al. A case-control study of the lymphatic phenotype of yellow nail syndrome[J]. Lymphat Res Biol，2018，16(4):340-346.

2. 李珊，黄慧，徐凯，等 . 黄甲综合征呼吸系统受累二例并文献复习 [J]. 中华结核和呼吸杂志，2018，41(3):201-206.

3. VIGNES S，BARAN R. Yellow nail syndrome: a review[J]. Orphanet J Rare Dis，2017，12(1):42.

4. WOODFIELD G，NISBET M，JACOB J，et al. Bronchiectasis in yellow nail syndrome[J]. Respirology，2017，22(1):101-107.

5. VALDÉS L，HUGGINS J T，GUDE F，et al. Characteristics of patients with yellow nail syndrome and pleural effusion[J]. Respirology，2014，19(7):985-992.

病例 42　胸膜间皮瘤

【主诉】

间断咳痰、胸闷憋气 3 个月,加重 20 余日。

【简要病史】

患者女性,75 岁,3 个月前受凉后开始咳白色泡沫痰,平地行走 100m 即喘息,休息后好转,无发热、咯血,查胸部 CT:双肺间质病变,右肺上叶及下叶实变影,右侧胸腔积液。予哌拉西林 - 他唑巴坦抗感染及祛痰后咳喘有所缓解,仍有活动后喘息。

近 20 余日休息时喘息明显,夜间不能平卧,伴有双下肢水肿。查胸部 CT:双肺间质病变,右肺中叶密度增高影,心脏扩大,双侧胸腔积液伴肺组织膨胀不全,给予抗感染治疗并行右侧胸腔细管引流,引流出 1 500ml 黄色积液,喘息有所缓解,为进一步治疗来我院。患者自发病以来,饮食睡眠可,二便正常,体重较前无明显变化。

既往:高血压 30 余年;15 年前曾患脑梗死给予溶栓治疗;9 年前因外伤左侧锁骨骨折行手术治疗,眼干、口干、双侧指间关节疼痛伴晨僵 5 年;1 年前因急性心肌梗死置入 2 枚支架,现口服抗血小板药物治疗。否认结核病史、吸烟史。否认遗传病病史及家族史。

【诊治经过】

1. 入院查体　体温:37.0℃,脉搏:94 次 /min,呼吸频率:21 次 /min,血压:171/80mmHg。营养良好,端坐位,精神尚可,浅表淋巴结未触及肿大,唇甲不发绀,双下肺呼吸音低,未闻及干湿啰音,心律齐,腹部平软,无压痛,肝脾肋下未触及,双下肢无水肿,杵状指(–)。

2. 辅助检查

血常规:WBC $11.62×10^9$/L,GR% 77.1%,Hb 146g/L,PLT $323×10^9$/L。生化检查:K^+ 4.2mmol/L,Na^+ 135.6mmol/L,Cl^- 99.8mmol/L,BUN 3.7mmol/L,Cr 96μmol/L;LDH 218U/L,TP 65g/L,AST 20U/L,ALT 16.3U/L,肌钙蛋白 0.006ng/ml;BNP 32.77pg/ml;CRP 76.3mg/L(↑,正常值范围:0 ~ 8mg/L);ESR 46mm/1h;D- 二聚体 2.06μg/ml(↑)。血气分析(FiO_2 29%):pH 7.446,PCO_2 35.5mmHg,PO_2 83.9mmHg。血肿瘤标志物:CEA 1.9ng/ml,NSE 16.49ng/ml,CYFRA21-1 3.4ng/ml。PCT 0.12ng/ml;GM 试验 0.3μg/L,G 试验<10pg/ml;ANA、ANCA 等风湿抗体(–)。住院期间抽取双侧胸腔积液实验室检查结果见表 42-1。

表 42-1　双侧胸腔积液实验室检查结果

检查位置与日期		WBC/ (×10⁻⁹·L⁻¹)	单核 /%	多核 /%	LDH/ (U·L⁻¹)	蛋白 / (g·L⁻¹)	胆固醇 / (mmol·L⁻¹)	TG/ (mmol·L⁻¹)	ADA/ (U·L⁻¹)
左侧	11.26	3.2	85	15	176	40	1.87	0.35	8.6
	11.28	3.0	80	20	289	39.5	1.92	0.33	9.0
右侧	12.7	2.8	80	20	117	37.6	1.59	0.34	10.1
	12.10	3.2	70	30	172	34	1.67	0.41	9.2

心脏彩超：左室壁运动欠协调，左室舒张功能减低，LVEF 64%，PAP 34mmHg。

胸部 CT（图 42-1）：双肺磨玻璃影及条索影，双上叶、右中叶、左舌叶及左下叶膨胀不全并少许实变影，双侧胸腔少许积液，双侧胸膜增厚粘连。先后行双侧内科胸腔镜检查（图 42-2、图 42-3），病理结果见图 42-4 及图 42-5。

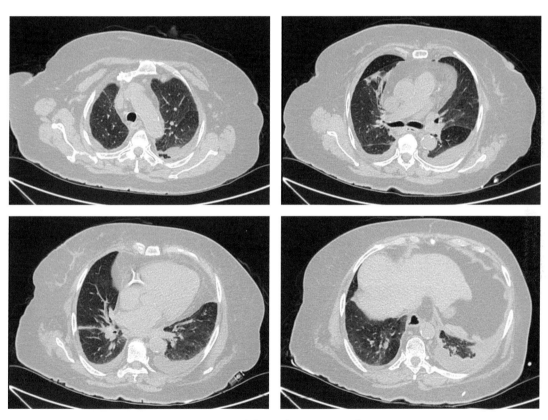

图 42-1　胸部 CT（2018-12-10）

【最后诊断】

双侧恶性胸膜间皮瘤。

【治疗及转归】

患者予培美曲塞联合卡铂全身化疗 3 个周期抗肿瘤治疗，复查胸部 CT（图 42-6）：右上叶、右中叶及右下叶斑片实变影较前好转，左侧胸膜结节样增厚较前好转，双侧胸腔积液较前减少。后因双侧胸腔积液再次增多而引流胸腔积液,继续培美曲塞 + 卡铂 + 贝伐单抗全身抗肿瘤治疗,胸腔积液控制欠佳,患者于 2019 年 6 月 16 日因脑血管病变死亡。

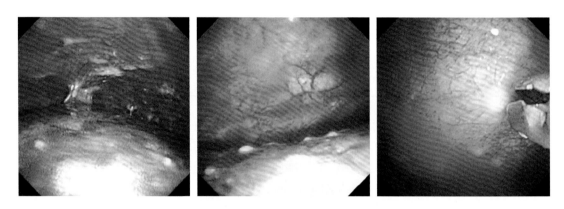

图 42-2　胸腔镜表现(左侧):左侧胸膜腔胸膜粘连,胸膜增厚,脏层和壁层胸膜可见多发乳白色小结节

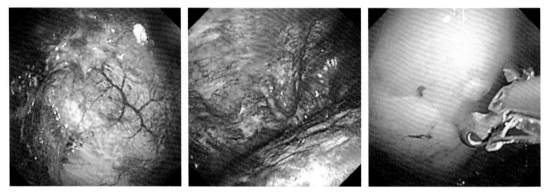

图 42-3　胸腔镜表现(右侧):右侧胸腔壁层胸膜可见结节样突起表面充血,胸膜增厚粘连,脏层胸膜可见多发乳白色结节

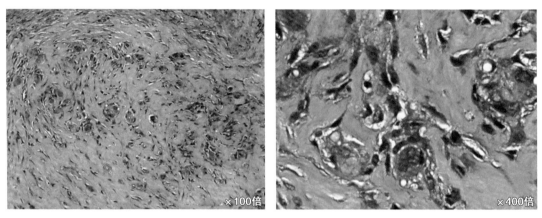

图 42-4　胸膜活检病理(左侧):HE 染色,可见炎性肉芽组织,散在灶状炎症细胞浸润,间皮细胞呈瘤样增生,考虑上皮型胸膜间皮瘤

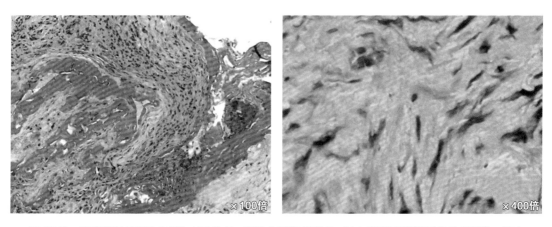

图 42-5 胸膜活检病理(右侧): HE 染色, 炎性肉芽组织增生, 其中见腺团样排列的肿瘤细胞, 符合上皮型恶性胸膜间皮瘤

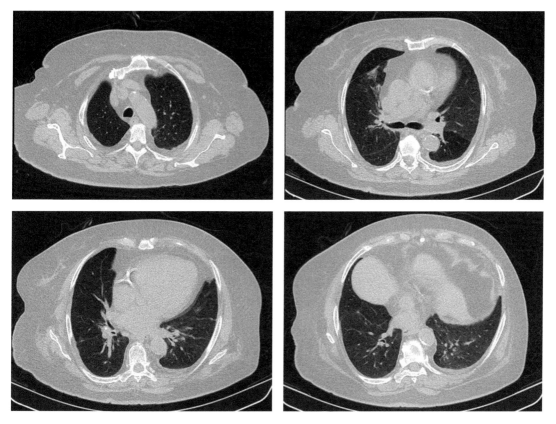

图 42-6 胸部 CT(2019-02-11): 右上叶、右中叶及右下叶斑片实变影较前好转, 左侧胸膜结节样增厚较前好转, 双侧胸腔积液较前减少

【评述】

1. 概述 恶性胸膜间皮瘤(malignant pleural mesothelioma, MPM)是一种少见的起源于胸膜间皮细胞的原发肿瘤, 多发生在 50 ~ 70 岁, 近年来该病的发病年龄越来越年轻化; 男性多见, 男女发病率之比为 3.8 : 1。其发病率较低, 占胸膜肿瘤的 5%, 仅占全部恶性肿

瘤的 0.02%～0.04%；在中国的发病率为（0.1～0.6）/10 万，低于全球发病率，可能与对 MPM 的认识程度和误诊有关。该病起病隐匿，近 50 年中发病率呈急剧上升趋势，接触石棉为首要致病因素，约 80% 的 MPM 与石棉暴露导致的氧化应激作用及石棉诱导的 DNA 甲基化修饰密切相关。其他致病因素包括矿物纤维、电离辐射和猿猴空泡病毒 40（SV40）等。MPM 与石棉接触的时间和浓度相关，与吸烟无关。MPM 既可发生在壁层胸膜又可发生在脏层胸膜，约 80% 发生在脏层胸膜，20% 发生在壁层胸膜。

2. 临床特征、影像学及病理学表现

（1）临床特征：MPM 多表现为顽固性单侧大量胸腔积液或胸膜增厚，起病隐匿，早期患者常无症状，或仅表现为运动后气促，诊断较为困难；随病情进展可出现咳嗽、憋气、胸痛、呼吸困难等症状。晚期病变可侵犯肺脏、膈肌或者穿破膈肌扩展至腹膜后，侵犯胸壁可致肋骨、胸骨破坏。胸痛为持续性，多为侵及神经及胸壁引起的弥漫性疼痛。全身症状如体重下降、乏力，多提示预后不良。MPM 病情可迅速进展，常在数月内迅速恶化，临床疗效较差，中位生存期约为 1 年。

（2）影像学表现：弥漫型胸膜间皮瘤的典型超声表现为胸膜弥漫性不规则增厚，大量胸腔积液，以及突向胸膜腔内的大小不等的多发结节，内呈低回声。胸腔积液的特点是无回声暗区内可见大量浮动的粗光点及斑状回声，没有粘连带及分隔。

胸部 CT 的特异度为 88%～95%，而灵敏度为 36%～45%。胸部 CT 表现为结节样或环状增厚的胸膜，伴发不同程度的胸腔积液，增强后多为显著强化的结节。CT 优势在于对钙化和肋骨的侵犯非常敏感，且 CT 在对于肿瘤穿刺活检中的应用依然是很有意义的。

核磁共振：MPM 在 T_1 加权成像上呈低信号或等信号，无一例呈高信号；而在 T_2 加权成像及增强 T_1 加权成像上，肿瘤绝大部分呈高信号，极少呈现低信号或等信号。这种在不同序列上 MR 信号强度的变化对鉴别胸膜病变的良恶性有重要意义。核磁共振与 CT 相比在显示胸壁及胸内筋膜的侵犯程度（69% *vs.* 46%）及膈肌的侵犯程度（82% *vs.* 55%）方面更有优势。

PET/CT：葡萄糖代谢的放射性荧光示踪剂 ^{18}F-FDG 最常用于 PET/CT，近年来多中心的研究表明 FDG-PET/CT 对 MPM 具有重要的诊断价值。由于 MPM 对 FDG 摄取高，故会导致 MPM 所在部位在 PET/CT 显像中出现特征性的浓聚现象，故有助于 MPM 的诊断，这已逐渐应用于临床。PET/MR：PET/MR 是在 PET 及 PET 与 CT 融合一体化的基础上发展起来的新技术。目前 PET/MR 在 MPM 上的应用正处于研究之中。

（3）病理学表现：MPM 按大体标本可分为局限型、弥漫型两类。局限型极为少见，主要侵犯局部胸膜；弥漫型最为常见，其病变可发生于脏层、壁层胸膜的任何部位，包括叶间裂及膈肌和心包的表面，以肺脏下叶多见，并倾向于向下（向腹膜腔）扩散侵袭。MPM 组织细胞学表现为光镜下，在纤维组织中有不规则的腺样腔隙样结构的肿瘤组织，肿瘤细胞呈上皮样，大小比较一致，细胞核圆，偶见核分裂，最后经免疫组化染色确诊为恶性间皮瘤。

MPM 按细胞类型可分为上皮型、肉瘤型及混合型 3 种。①上皮型：较为常见，预后最佳。肿瘤细胞呈立方形或多边形，大小和形状规则，细胞质富含嗜酸性粒细胞。有丝分裂的数字较少，排列成腺样、假性和裂隙样结构，在部分扩大的腺腔中可见细小的乳头状结构。②肉瘤型：肿瘤细胞弥漫分布，呈梭形或短梭形，交织成束，肿瘤细胞丰富密集。细胞核染色相对较深，可见有丝分裂和异形细胞，显示纤维肉瘤样组织学图像。肿瘤细胞产生胶原纤维，可见肿瘤巨细胞和局灶性坏死。③混合型：上皮型和肉瘤型两种混合存在。提示 MPM 诊断的免疫组化包括：钙网膜蛋白（calretinin，CR）、细胞角蛋白 5（cytokeratin 5，CK5）、肾母细胞瘤蛋白 -1（Wilms tumor protein-1，WT1）等。除此之外，空通气孔同源框 2（empty spiracles homeobox 2，EMX2）或可作为预测无进展生存期的重要生物标志分子；环氧合酶 -2（cyclooxygenase-2，COX-2）、β- 联蛋白（β-catenin）、CD34、miRNA 等或将成为 MPM 发生发展进程的重要标志。

3. 治疗和预后 虽然目前治疗 MPM 的方法较多，但效果欠佳，若患者的病变局限于一侧胸腔，可手术切除且无手术禁忌证，推荐采用手术（目标是肉眼下完全切除）联合化疗和 / 或放疗的多学科综合治疗方法，否则就采用全身性化疗和 / 或对症治疗。

（1）手术治疗：外科手术是 MPM 唯一可获得治愈的治疗手段，根据手术方式可分为根治性手术和姑息性手术。胸膜外肺切除术（extrapleural pneumonectomy，EPP）和胸膜部分切除术是根治性手术的两种手术方式。EPP 主要适用于Ⅰ、Ⅱ期以及选择性Ⅲ期 MPM 患者，可通过切除整个胸膜、肺、心包膜、膈胸膜等以切除半侧胸廓内所有肉眼可见的肿瘤，并行淋巴结清扫，即 EPP 的方式以达到根治肿瘤的目的。有研究资料显示，MPM 患者根治术后中位生存期为 10～24 个月。手术治疗有控制胸腔积液、缓解胸闷症状及降低肿瘤细胞负荷的作用，缺点是手术范围大，适应证少，术后并发症多。行胸膜部分切除术的患者易发生局部复发，而 EPP 治疗后的患者更易发生远处转移，尤其好发于腹膜和对侧胸膜。

因 MPM 起病隐匿，多数患者确诊时已为晚期，无根治性手术机会，临床上多被迫进行姑息性手术治疗，如胸膜固定术、胸腔粘连术、不完全的胸膜剥脱术等，可有效控制恶性胸腔积液产生并改善症状。手术可通过开胸或电视胸腔镜外科手术（video-assisted thoracic surgery，VATS）进行，且越来越多的资料显示 VATS 能更好地控制症状和改善生存期。缺点是并发症的发生率较高，如慢性感染、脓胸、乳糜胸、气体泄漏延长胸腔引流时间等。

（2）放疗：单纯放疗对 MPM 治疗的肯定作用尚无大规模研究证据的支持，且因病例数量有限，临床上对 MPM 的最佳放疗剂量和模式尚无标准，目前主要用于姑息减症和根治术后预防局部复发，控制局部病灶。放疗的缺点是由于 MPM 独特的生长方式（如沿胸膜弥漫性、环绕肺组织生长），以及邻近食管、脊髓、心脏和肝脏等器官所致的严重放疗并发症（如放射性肺炎、放射性食管炎等），极大加重了患者的痛苦，降低了生活质量。

（3）光动力疗法（photodynamic therapy，PDT）：PDT 是一种联合利用光敏剂、光和氧分子，通过光动力学反应选择性地治疗恶性病变的非侵入性治疗方法，能通过光敏剂结合在肿瘤部位，在特定波长的激光照射下产生大量的活性氧，从而杀伤肿瘤细胞，抑制肿瘤生长而发挥抗癌作用。PDT 可广泛应用于多种肿瘤的治疗。近年来 PDT 被越来越多地用于胸腔恶性肿瘤的治疗。MPM 的 PDT 疗法可以作为单一疗法或多种疗法中的一部分进行治疗。如 PDT 可与 EPP 和根治性胸膜切除术联合应用。研究显示 PDT 治疗 MPM 安全有效且患者耐受性良好。可延长Ⅰ期或Ⅱ期胸膜间皮瘤患者的生存时间，但对Ⅲ期或Ⅳ期 MPM 患者的生存期影响不显著。由于 PDT 疗法穿透深度有限，在 PDT 治疗之前，无论是选择 EPP 还是根治性胸膜切除术，均应先行宏观手术切除治疗。然而，PDT 可在术后导致胸膜局部炎症和液体形成，并且延长住院时间。随着新型光敏剂的出现和 PDT 技术的进步，PDT 对 MPM 的疗效将会得到进一步提高。

（4）化疗

1）一线化疗：一线化疗是 MPM 的主要治疗方式，培美曲塞联合顺铂为标准一线化疗方案，下述药物也可用于 MPM 的一线化疗：①培美曲塞联合卡铂；②吉西他滨联合顺铂，可用于培美曲塞禁忌患者；③单药一线药物包括培美曲塞和长春瑞滨，临床上应用较少。

2）二线化疗：几乎所有接受过一线化疗的 MPM 患者均会复发，但多项研究显示目前针对 MPM 无标准二线治疗方案。因此，对于培美曲塞初治患者，培美曲塞（单药或联合铂类）仍可作为标准的二线化疗方案。而对于一线含培美曲塞化疗失败的 MPM 患者则或许可从长春瑞滨中获益。对于曾接受过一线含培美曲塞且能延长无进展生存期的患者，再次予以含培美曲塞方案化疗或许是一种好的选择。

3）新辅助化疗：新辅助化疗的目的是降低肿瘤分期，使手术治疗成为可能，并提高治愈性手术切除率，降低复发率，多为放疗或手术前的全身化疗。亦有研究者将手术治疗之前的化疗称为诱导化疗。理论上而言，新辅助化疗能使更多中、晚期 MPM 患者获益，但目前尚缺乏大样本多中心随机对照试验证据的支持。当前此类研究中，多采取培美曲塞联合顺铂作为新辅助化疗的方案。

4）胸腔内化疗：全身化疗时分布于胸腔肿瘤组织的药物较少，且无论单药或联合用药，全身化疗有效率仅 11% ~ 14%。胸腔内化疗是临床常用的一种控制胸腔积液的手段。胸腔内灌注化疗可以提高局部药物浓度，减轻全身毒副作用，效果较理想，临床上较常用的局部化疗药物有顺铂、丝裂霉素 C、多柔比星、阿糖胞苷等，其中顺铂最为常用；亦有研究显示复方苦参注射液可抑制细胞增殖，抑制肿瘤血管生成，促进细胞凋亡，且具有抗肿瘤、增敏减毒、增强机体免疫功能的作用。有报道认为，复方苦参注射液局部灌注用药对控制恶性胸腔积液近期疗效显著。顺铂胸腔灌注化疗对肿瘤细胞具有直接杀伤作用，但随着疾病的发展，MPM 的胸膜腔常趋向闭塞，这又给胸腔灌注药物带来了困难。

（5）生物免疫治疗：干扰素、肿瘤坏死因子、白介素等除能直接杀伤肿瘤细胞外，还能活化机体抗肿瘤细胞，已经成为临床上肿瘤生物治疗的新疗法，为治疗恶性肿瘤患者提供了一种新的治疗模式。其中干扰素和白介素是恶性间皮瘤生物治疗中的主要试验性药物，但目前尚无支持其有效性的研究证据，目前尚不推荐用于 MPM 患者。

（6）靶向治疗：分子靶向治疗的发展为 MPM 的个体化治疗提供了新的方向，但就目前已发表的临床试验结果而言，有效者甚少。多个临床研究显示表皮生长因子受体抑制剂（厄罗替尼、吉非替尼）、VEGF 及相关抑制剂（沙利度胺、索拉非尼）、伊马替尼、伏立诺他等靶向药物对 MPM 无效，西地尼布、舒尼替尼、贝伐单抗、替西罗莫司等对 MPM 有一定效果。整体而言，靶向治疗药物的效果尚不尽如人意，目前针对新的信号通路（如 PI3K）的药物正在研制。因缺乏大样本的多中心随机对照研究证据支持，虽然靶向药物对 MPM 有一定效果，但其有效性尚待进一步证实。

（7）多模式联合治疗：尽管 MPM 患者的管理及多模式治疗尚存在争议，但考虑手术、化疗、放疗在恶性肿瘤中的宏观切除、局部控制、降低远处复发率中的作用，综合治疗方案仍是治疗 MPM 的选择。靶向及免疫治疗在联合化疗中也显示出了一定的应用价值，如VEGFR 的靶向药物贝伐单抗被一些指南推荐与培美曲塞及顺铂联合应用。但目前，靶向及免疫治疗相关联合治疗的研究多处于试验阶段且尚缺乏确切的疗效证据。此外，在任何情况下，疼痛控制、支持护理等支持治疗必须贯穿治疗始终。

MPM 呈高度侵袭性，恶性程度高，预后极差，仅给予支持治疗的患者中位生存期为 4 ~ 12 个月，综合治疗后的 1 年、2 年、3 年和 5 年生存率分别达 65%、38%、27% 和13.4% ~ 15%，中位生存期可达 20 ~ 29 个月。年龄、性别、体力状态评分、分期、组织学亚型、血小板计数高、低血红蛋白水平和化疗被认为是独立预后因素。与预后不良相关的新血清标志物(如中位雌酮和骨桥蛋白)目前正在研究中,高水平的可溶性间皮素相关肽提示预后不良,p16/CDKN2A 基因的纯合性缺失提示预后不良,PD-L1 阳性表达提示预后不良。因此早发现、早诊断、早治疗对该病尤为重要。

(张永祥 李月川 马 晖)

参考文献

1. 赵松林,聂秀红,周文波,等.恶性胸膜间皮瘤32例临床分析[J].肿瘤研究与临床,2018,30(1):60-62.
2. BONELLI M A, FUMAROLA C, LA MONICA S, et al. New therapeutic strategies for malignant pleural mesothelioma[J]. Biochem Pharmacol, 2017,123: 8-18.
3. 王玉琳,邓建军,杨洁,等.石棉致细胞毒性的氧化应激机制的研究进展[J].环境与职业医学,2017,34(8):734-739.
4. CASALONE E, ALLIONE A, VIBERTI C, et al. DNA methylation profiling of asbestos-treated MeT5A cell line reveals novel pathways implicated in asbestos response[J]. Arch Toxicol, 2018,92(5):1785-1795.
5. THANH T D, THO N V, LAM N S, et al. Simian virus 40 may be associated with developing malignant pleural mesothelioma[J]. Oncol Lett, 2016,11(3):2051-2056.
6. 蒋青桃,刘玉,王慧.恶性胸膜间皮瘤分子标志物的研究新进展[J].中国肿瘤外科杂志,2017,9(1):58-61.
7. 杨晓川,张强.影像学检查在恶性胸膜间皮瘤中的应用[J].影像研究与医学应用,2019,3(1):1-3.
8. 李智昊,呼群.关于恶性胸膜间皮瘤的病因和内科治疗的简述[J].中国医学创新,2019,16(11):163-168.
9. 唐善卫,唐桂旺,束余声.恶性胸膜间皮瘤治疗的研究进展[J].癌症进展,2019, 17(11):1245-1250.
10. 桑倩,张国俊.恶性胸膜间皮瘤诊治进展[J].肿瘤基础与临床,2016, 29(3):274-277.
11. TIAN L, ZENG R, WANG X, et al. Prognostic significance of soluble mesothelin in malignant pleural mesothelioma: a meta-analysis[J]. Oncotarget, 2017,8(28):46425-46435.
12. SIMONE C B 2nd, CENGEL K A. Photodynamic therapy for lung cancer and malignant pleural mesothelioma[J]. Semin Oncol, 2014,41(6):820-830.

病例43 卡斯尔曼(Castleman)病

【主诉】

间断咳嗽8年,加重伴憋喘18个月。

【简要病史】

患者男性,43岁,8年前开始出现间断咳嗽,多于感冒后出现,咳少量白痰,无发热,无憋喘,后症状有所加重,于当地医院行胸部CT检查示双肺间质改变,纵隔、双肺门多发淋巴结肿大,考虑"结节病",予抗感染及激素治疗后咳嗽有所减轻,患者自行停药,此后仍有间断咳嗽,未再诊治。

近18个月感冒后再次出现咳嗽、咳痰,起初为黄痰,后转为白黏痰,体温最高38.5℃,伴有前胸部阵发性疼痛,与呼吸及运动无关,逐渐出现活动后憋喘,间断出现双上眼睑肿胀,时有视物不清,感口干及有口腔溃疡,血常规未见异常,抗ENA抗体7项及狼疮5项均阴性,ANCA及抗双链DNA抗体阴性,血清血管紧张素转换酶:8U/L,CRP轻度升高,IgA及IgG轻度升高;复查胸部CT:纵隔、双肺门多发淋巴结肿大,两肺间质改变,两肺散在多发支气管扩张,气管、支气管稍窄,较前有所进展;腹部 CT 未见明显异常;骨髓穿刺结果:反应性骨髓象,浆细胞淋巴瘤不除外;相关实验室检查结果:自 2008 年 11 月始应用口服泼尼松 30mg/d 治疗,每月 5mg 递减,咳嗽、憋喘无明显缓解,复查胸部 CT 较前无好转,为进一步诊治来我院就诊。病后精神可,食欲可,大小便无异常。

既往:否认糖尿病、冠心病、高血压等疾病病史,吸烟 10 年,30 支/d,戒烟 10 年。偶饮酒。否认肝炎、结核等传染病病史,无外伤手术史,无毒物、粉尘、放射性物质接触史。家族中无遗传病病史。

【诊治经过】

1. **入院查体**　体温:36.7℃,脉搏:78 次/min,呼吸频率:16 次/min,血压:133/72mmHg。神志清楚,全身皮肤黏膜无皮疹及出血点,浅表淋巴结未触及肿大,唇甲无发绀,胸部叩诊清音,双肺未闻及干湿啰音。心率:78 次/min,律齐,腹部平软,无压痛,双下肢水肿(-),杵状指(-)。

2. **辅助检查**

血常规:WBC $6.94×10^9$/L,GR% 72.5%,Hb 124g/L,PLT $338×10^9$/L。尿常规:尿胆原(+)、WBC(+)。粪便常规:未见异常。生化检查:肝肾功能均正常,心肌酶正常,BNP 17.9pg/ml,D-二聚体 569ng/ml。甲状腺功能:T_3 1.13nmol/L(↓)、T_4 143.60nmol/L、TSH 0.07μIU/ml(↓)、FT_4 34.50pmol/L(↑)、FT_3 4.28pmol/L。肿瘤标志物:NSE 10.5ng/ml、CYFRA21-1 1.34ng/ml、CA12-5 3.78U/ml。IgA 779mg/dl,IgG 2 460mg/dl,IgE 1 720mg/dl,ESR 106mm/1h,CRP 56.7mg/L。

心电图、腹部 B 超:未见明显异常。

心脏彩超:各房室腔大小正常,LVEF:59%,肺动脉压:30mmHg。

肺功能:轻度阻塞性通气功能障碍,弥散功能正常。

胸部 CT(图 43-1):纵隔、双肺门多发淋巴结肿大,两肺间质改变,两肺散在多发支气管扩张。

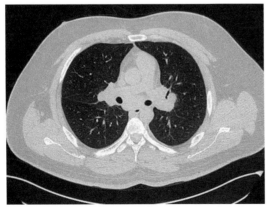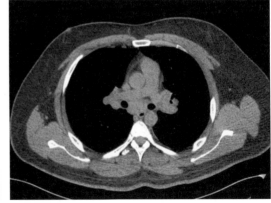

图 43-1　胸部 CT:纵隔、双肺门多发淋巴结肿大

3. **诊疗过程**　支气管镜检查,镜下可见左右两侧各叶段支气管黏膜普遍充血水肿,气道壁可见散在粟粒样结节,行黏膜结节活检。病理提示:支气管黏膜及黏膜下增生纤维组

织,呈慢性炎症。后转至胸外科行纵隔镜淋巴结活检,取气管前缘腔静脉后肿大淋巴结,黑色质脆,术后病理(图43-2)请北京协和医院会诊:淋巴结组织中有大量浆细胞浸润,考虑巨大淋巴结增生症[即卡斯尔曼(Castleman)病]。

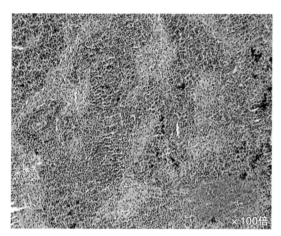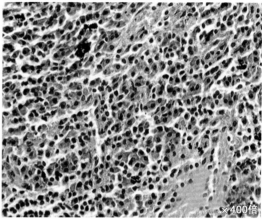

图43-2 纵隔淋巴结活检病理:HE 染色,淋巴结组织中有大量浆细胞浸润,考虑巨大淋巴结增生症

【最后诊断】

Castleman 病。

【治疗及转归】

患者经纵隔镜活检诊断明确后转至当地医院继续治疗,未再复诊。

【评述】

1. 概述 Castleman 病(Castleman disease, CD)是一种罕见的淋巴细胞增殖性疾病,发病率较低,临床起病隐匿,生物学进程介于良、恶性之间。Castleman 病是非肿瘤性淋巴结病的常见原因之一,大多数(70%)的病例都发生在胸部,最常见于纵隔。Castleman 病根据病灶的分布情况分为单中心型(UCD)和多中心型(MCD);根据病理组织学特征,又分为透明血管型、浆细胞型和混合型。UCD 症状轻,预后好,完整切除后痊愈率高;MCD 常可累及肝、肺、肾等多个重要脏器,并有较明显的系统性炎症表现,预后差。

Castleman 病的病因及发病机制尚不明确,目前多认为是病毒感染、自身免疫功能紊乱、副肿瘤综合征等引起的细胞因子风暴导致的系统性炎症反应。多种细胞因子如 IL-6、VEGF、IL-2、TNF-α、IL-10 和趋化因子 CXCL-13 等均与 Castleman 病有关,其中 IL-6 是最重要的驱动因素,抗 IL-6 治疗也是美国食品药品管理局唯一批准的特发性 MCD(iMCD)的治疗方案。

2. 临床特征、影像学及病理学表现

(1)临床特征:Castleman 病主要累及淋巴结,偶可侵及结外组织;罕见部位包括眼部、胸膜、咽部、胰腺、肝脏、肾脏及神经系统等。Castleman 病以胸部单中心病灶最常见,多起源于沿气管、支气管树的淋巴结,以中纵隔、肺门(60%~75%)为主,少数病例发生于后纵隔、胸膜、肺内等。患者多无症状,偶有胸痛、咳嗽、胸闷、呼吸困难、咯血等非特异性表现，肿块较大压迫食管可导致吞咽困难、厌食，少数患者表现为躯干部皮疹或口腔疱疹。

MCD 主要表现为多处淋巴结肿大，可伴发热、消瘦、咳嗽、咳痰、盗汗、胸腔积液、腹水、肾脏损害、贫血、低蛋白血症、蛋白尿、肝脾大、ESR 增快、CRP 增加、γ 球蛋白升高等症状及实验室指标异常，偶有恶性淋巴瘤、皮肤病变、POEMS 综合征、布 - 加综合征伴发。HIV 抗体阳性的 MCD 可伴有 AIDS 相关表现。人类疱疹病毒 8 型（HHV-8）相关性 Castleman 病是 MCD 的一种独特亚型，其临床表现主要包括发热、恶病质及实验室检查异常（血细胞减少、低白蛋白血症、低钠血症和 CRP 增高）。有报道显示通过对 HHV-8 相关性 Castleman 病患者的骨髓活检标本行组织形态学观察和免疫组化检测，证实骨髓浆细胞反应性增生是其主要表现特征，并且具有一定的诊断价值。

儿童 Castleman 病最常表现为无症状或逐渐增大的颈部肿块，组织学类型以透明血管型多见，且患者预后良好。发生于儿童的 MCD 较为少见，其诊断也较为困难。有报道 1 例儿童 Castleman 病伴有矮小症及第二性征发育迟缓，提示 Castleman 病的发生可能影响儿童的生长发育过程。

（2）影像学表现：Castleman 病无特异性影像学表现。透明血管型平扫时呈软组织影（30~60HU），边界清，长径 1.5~16cm。部分肿块内可见散在钙化影、小囊影，周围可有卫星灶，为反应性淋巴结炎。动脉期肿块强化程度接近于邻近大动脉，周围见增生的小血管影，静脉期及延迟期肿块呈现持续强化。部分病灶中心坏死、纤维化，呈不强化或同心圆样强化改变。浆细胞型平扫为密度均匀软组织影，无钙化及囊变。其血管成分少，动脉期轻到中度强化，静脉期及延迟期持续中度强化，与邻近肌肉组织强化相似。肿大的淋巴结于磁共振 T_1WI 显像呈等信号影，T_2WI 呈高信号影，病灶周围可见流空血管影，动态增强扫描改变类似于 CT。PET/CT 可以明确病灶部位及评估治疗效果。

少数 Castleman 病累及肺实质及间质，引起滤泡性细支气管炎、缩窄性细支气管炎及弥漫性实质性肺疾病，以 MCD 多见，主要引起淋巴细胞性间质性肺炎，HRCT 表现为多发的网格状或不规则结节影、磨玻璃影、薄壁囊肿，其中薄壁囊肿为特征性表现，囊肿大小形状不等，可发生于肺实质任何部位，常伴有小叶间隔、支气管血管束增厚、肺门淋巴结增大，肺功能多提示限制性通气功能障碍，随病情进展，可有阻塞性肺通气功能障碍。肺活检病理见大量成熟的淋巴细胞和浆细胞浸润，有助于明确诊断。

UCD 合并副肿瘤性天疱疮（paraneoplastic pemphigus, PNP）可引起缩窄性细支气管炎。影像学表现为"马赛克"征、支气管扩张、管壁增厚及少量胸腔积液，肺功能提示小气道阻塞性或混合性肺通气功能障碍，但支气管舒张试验为阴性。总之，该病的临床表现及病理特征存在高度异质性，误诊率高。

（3）病理学表现：病理学分为透明血管型（80%~90%）、浆细胞型（约占 9%）和混合型三种亚型。单中心型以透明血管型（约占 91%）多见，特征为大量淋巴滤泡增生，滤泡生发中心萎缩，小血管穿入其中伴玻璃样变性及管壁增厚，淋巴细胞围绕小血管呈洋葱皮样排列，毛细血管增生失去淋巴窦结构。多中心型以浆细胞型多见，特征为滤泡间质内见大量增生的片状排列的成熟浆细胞，伴滤泡生发中心增生。混合型极罕见，兼具前两者的病理改变。免疫组化染色血管标志物（CD31、CD34）阳性、滤泡树突状细胞标志物（CD21、CD23）阳性，反映了血管及淋巴滤泡的增生，CD138 阳性反映了浆细胞增生；免疫球蛋白基因和 TCR 重排用于与淋巴瘤等单克隆疾病相鉴别。

3. 治疗和预后 Castleman 病的治疗、预后与其分型密切相关,有学者认为当患者存在以下因素时,可能预后较差,包括:多中性型、浆细胞型,并发周围神经损害、器官肿大、低蛋白症、血小板计数异常。另外患者的年龄、血清 IL-6 的水平、是否合并 HIV 感染也可能影响其预后。尤其是 HIV 抗体阳性患者,此型预后差,中位生存期 24～30 个月。无论何种病理类型,病变累及肺部引起缩窄性细支气管炎及滤泡性细支气管炎提示预后不良。

(1)单中心型:预后呈良性,手术全切除是首选方法,治愈率可达 90% 左右。若肿块较大、血供丰富,术前可予以供血动脉栓塞。但无法全切除的 UCD 仍是治疗上的挑战,目前临床上多采用单纯放/化疗或联合放化疗。近期有报告对于症状性、不可切除的 UCD 患者,利用该病淋巴结高度血管化的特性,采取治疗性栓塞的方法,作为唯一或同时辅以冷冻消融和/或手术的治疗选择。对于无法切除的 UCD 患者,多方式联合的治疗可以获得有效的疾病控制,其中血管栓塞起着至关重要的作用。

(2)多中心型:临床表现不尽相同,主要分为 HHV-8 相关性 MCD 和 iMCD。前者主要因 HHV-8 而致病,多合并 HIV 感染。后者 HIV 抗体和 HHV-8 抗体均呈阴性,iMCD 的特殊亚型即 TAFRO 综合征,其发病症状更为严重,病死率更高。当 MCD 患者有 POEMS 综合征全部表现时,又可被单独归为 POEMS 相关性 MCD。MCD 异质性很大,尚无高效、标准的治疗方法,临床上需根据患者的疾病活动状态及具体分型进行分层治疗。初始可单用泼尼松治疗,无效时可小剂量单药化疗(环磷酰胺、长春新碱、依托泊苷),也可联合化疗,如CHOP(环磷酰胺 + 多柔比星 + 长春新碱 + 泼尼松)、CVAD(环磷酰胺 + 长春新碱 + 多柔比星 + 地塞米松)方案。

(3)其他治疗方式:包括抗人 IL-6 受体抗体、抗 CD20 单克隆抗体、高效抗逆转录病毒治疗等。

1)抗人 IL-6 受体抗体:近些年,大量研究观点倾向于血清 IL-6 水平升高是 Castleman 病的主要致病机制,尤其与 MCD 的发病及系统症状密切相关,且越来越多的报道提示抗人 IL-6 受体抗体在治疗 MCD 方面具有良好效果,可明显缓解 MCD 患者的系统症状及实验室检查异常。2005 年托珠单抗注射液(Tocilizumab)通过临床 II 期试验验证并被日本正式批准用于治疗 Castleman 病。2014 年美国食品药品管理局正式批准抗人 IL-6 受体单克隆抗体司妥昔单抗(siltuximab)用于治疗未感染 HIV 及 HHV-8 的 MCD 患者,是美国食品药品管理局批准的首个治疗 MCD 的药物,2014 年该药在加拿大被批准用于治疗未感染 HIV 及 HHV-8 的 MCD 患者。随后一项关于司妥昔单抗治疗 MCD 安全性的随机、对照、多中心 II 期临床试验表明接受司妥昔单抗治疗的患者可明显改善其系统症状及实验室异常,持续缓解长达 7 年,其间无明显严重不良事件发生(主要不良反应为高脂血症、上呼吸道感染、高血压、WBC 减少、淋巴细胞减少、恶心、呕吐),且可继续耐受司妥昔单抗,有受试者还可延长接受司妥昔单抗治疗的间隔。

2)抗 CD20 单克隆抗体:目前不建议抗人 IL-6 受体抗体用于 HIV 及 HHV8 感染阳性的 MCD 患者,Gérard 等研究人员一项持续 1 年的关于化疗依赖性的 HIV 相关性 MCD 患者接受抗 CD20 抗体利妥昔单抗(Rituximab)维持治疗有效性的前瞻性研究表明,HIV 相关性 MCD 患者在化疗后接受抗 CD20 抗体利妥昔单抗维持治疗 4 周后,24 例受试者中,22 例(92%)持续缓解,治疗结束后 1 年,仍有 17 例(71%)处于缓解状态且无 1 例进展为淋巴瘤,同时患者耐受性良好,但会出现 Kaposi 肉瘤的组织学表现,因此不建议用于 Kaposi 肉瘤病灶未控制的 MCD 患者。

作为 MCD 的一种独特亚型，HHV-8 相关性 Castleman 病的治疗措施包括单克隆抗体、化疗、免疫调节、细胞毒性治疗和抗病毒治疗。有研究证实采用抗 CD20 单克隆抗体利妥昔单抗、高剂量齐多夫定（zidovudine，治疗 AIDS 药物）和缬更昔洛韦（valganciclovir，抗病毒药）进行治疗，可有效控制 HHV-8 相关性 Castleman 病患者的临床症状，且 1 年生存率可超过 85%。

3）高效抗逆转录病毒治疗（highly active anti-retroviral therapy，HAART）：HARRT 用于 AIDS 患者的治疗已相当成熟，但对于合并 HIV 感染的 MCD 患者，目前其疗效尚不确切且 HIV 抗体阳性的 MCD 患者的治疗需待更进一步的研究。近期有学者报道，使用硼替佐米联合更昔洛韦治疗 HHV8 阳性而 HIV 抗体阴性的 MCD 患者，可迅速缓解临床症状及改善实验室指标异常并缩小肿大的淋巴结。同时该学者认为对于伴有多器官功能衰竭不能耐受联合化疗及抗人 IL-6 抗体的 MCD 患者，硼替佐米联合更昔洛韦是一个相对较好的治疗选择。此外也有学者提出利妥昔单抗联合糖皮质激素及环磷酰胺对于肺部受累的 MCD 效果较好。

在实际临床工作中，Castleman 病的诊疗及预后判断依旧困难重重，还需要加深对该病病因和发病机制的认识，确定准确而简单易行的诊断标准及治疗方案，建立更加完善的评估体系以对该病进行预后分层。

（贾　玮　李月川）

参考文献

1. HUANG H, FENG R, LI J, et al. Castleman disease -associated diffuse parenchymal lung disease: a STROBE - compliant retrospective observational analysis of 22 cases in a tertiary Chinese hospital[J]. Medicine (Baltimore), 2017,96(39):e8173.

2. CHAN K L, LADE S, PRINCE H M, et al. Update and new approaches in the treatment of Castleman disease[J]. J Blood Med, 2016,7:145-158.

3. 高凯，吴恺，张春敏，等. 右肺门 Castleman 病 1 例 [J]. 临床肺科杂志，2019,24(4):764-765.

4. MUNSHI N, MEHRA M, VAN DE VELDE H, et al. Use of a claims database to characterize and estimate the incidence rate for Castleman disease[J]. Leuk Lymphoma, 2015,56(5):1252-1260.

5. 刘海玲，范磊. Castleman 病研究进展 [J]. 白血病·淋巴瘤，2019,28(1):21-24.

6. VAN RHEE F, CASPER C, VOORHEES P M, et al. A phase 2, open-label, multicenter study of the long-term safety of siltuximab (an anti-interleukin-6 monoclonal antibody) in patients with multicentric Castleman disease[J]. Oncotarget, 2015,6(30):30408-30419.

7. 赵雅娟，赵建平，倪望. Castleman 病并肺通气功能障碍 1 例并文献复习 [J]. 内科急危重症杂志，2019,25(3):255-258.

8. 胡敏，袁凯锋，李晓明，等. Castleman 病的临床特征及疗效分析 [J]. 临床合理用药杂志，2016,9(12):87-90.

9. BENMILOUD S, CHAOUKI S, ATMANI S, et al. Multicentric Castleman disease in a child revealed by chronic diarrhea[J]. Case Rep Pediatr, 2015,2015:689206.

10. SARANA B, JAAL J, TAMM H, et al. Resection of unicentric interlobar Castleman disease with following adjuvant radiotherapy[J]. SAGE Open Med Case Rep, 2017,5:2050313X17744481.

病例 44　纤维性纵隔炎

【主诉】

间断咳喘 7 年余,加重 1 周。

【简要病史】

患者女性,77 岁,7 年余前出现咳嗽,咳中等量白痰,间断咳黄痰,活动后喘息,在外院诊断"慢性阻塞性肺疾病、结节病",口服糖皮质激素治疗 1 年。后咳喘症状稍有缓解,但仍间断发作,间断应用沙美特罗 - 氟替卡松控制症状。

近 1 周感冒后咳喘症状再次加重,活动后或平卧时憋喘明显加重,需半卧位入睡。外院查血常规:WBC 9.95×10^9/L, GR% 81%, Hb 156g/L, PLT 191×10^9/L; CRP 61.3mg/L; ESR 71mm/1h。血气分析:pH 7.35, PCO_2 46.7mmHg, PO_2 47.7mmHg, HCO_3^- 25.5mmol/L, BE 0.8mmol/L。外院予以莫西沙星抗感染及化痰等对症治疗未见好转,为求进一步治疗来我院就诊。患者本次病情加重以来,精神、饮食、睡眠差,二便如常,体重较前无显著改变。

既往:糖尿病 10 余年,冠心病 10 余年,胆囊炎 1 年。10 年前行白内障手术治疗。否认吸烟、饮酒史。否认肝炎、结核等传染病病史,无外伤手术史,无毒物、粉尘、放射性物质接触史。家族中无遗传病病史。

【诊治经过】

1. 入院查体　体温:36.8℃,脉搏:77 次 /min,呼吸频率:17 次 /min,血压:147/66mmHg。全身皮肤及黏膜无皮疹、皮下结节,全身浅表淋巴结无肿大。双肺叩诊清音,双肺呼吸音粗,未闻及干湿啰音,心律齐,腹软,右上腹轻度压痛,无压痛及反跳痛,Murphy 征(±),移动性浊音阴性,肝脾未触及,双下肢无水肿,四肢无畸形。无杵状指。

2. 辅助检查

血常规:WBC 12.38×10^9/L, GR% 85%, Hb 148g/L, PLT 204×10^9/L。尿常规、粪便常规:大致正常。凝血功能:INR 1.04 , FIB 7.28g/L; D- 二聚体 559ng/ml。生化检查:ALB 30g/L, ALT 27U/L, AST 14U/L,总胆红素（TB）3.8μmol/L,血糖 8.4mmol/L, LDH 309U/L, TG 1.19mmol/L, CHOL 4.28mmol/L, BNP 299pg/ml。ESR 40mm/1h, PCT 0.06ng/ml; G 试验 <37.5pg/ml, GM 试验<0.25μg/L;血管紧张素转换酶:44U/L。肿瘤标志物:AFP 2.07ng/ml,铁蛋白 150.15ng/ml, CEA 4.21ng/ml,CA19-9 3.26U/ml, CA15-3 11.5U/ml, CYFRA21-1 2.31ng/ml, SCC 0.4μg/L,人附睾蛋白 4 153.19pmol/L,促胃液素释放肽前体 31.75pg/ml。甲状腺功能:T_3 1.47nmol/L, T_4 81.43nmol/L, TSH 6.43μIU/ml(↑)。

心脏彩超:右室 19mm,右房 40mm,左室 47mm,左房 37mm,右室前壁厚度 30mm,右室流出道内径 5.0mm, PAP 65mmHg, LVEF 61%;左室壁运动欠协调,三尖瓣少量反流,左室舒张功能减低。睡眠呼吸监测:轻度睡眠呼吸暂停低通气综合征(阻塞性),伴轻度睡眠低氧血症,呼吸紊乱指数:6.1,最低 SaO_2:85%。

胸部增强 CT(图 44-1):双肺上叶斑片影,双肺部分支气管开口变窄;右肺中叶大片实变影;双肺小叶间隔增厚,磨玻璃斑片影;双肺门、纵隔多发增大淋巴结。

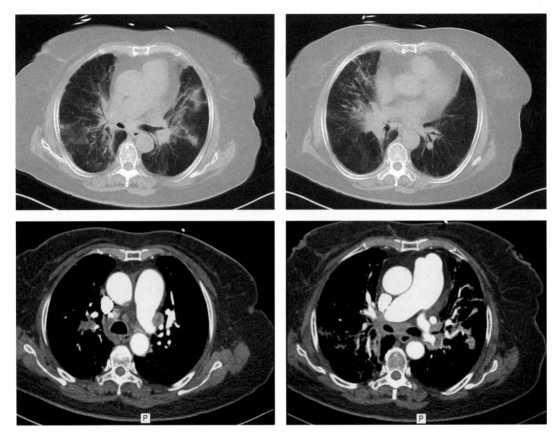

图 44-1 胸部增强 CT：双肺多发斑片影，右肺中叶实变，纵隔及肺门淋巴结肿大

3. **诊疗过程** 予拉氧头孢联合左氧氟沙星抗感染及对症治疗，患者咳喘、喘憋逐渐好转。全麻及机械通气下行 EBUS-TBNA：气管通畅，黏膜普遍粗糙增厚，各叶段间嵴明显增厚增宽；双侧支气管黏膜多见炭末沉着，左上叶、下叶支气管通畅，予左舌叶生理盐水 80ml 灌洗。右上叶管腔通畅，上叶中间支气管间嵴增宽。右中叶黏膜炭末沉着伴管腔狭窄，支气管镜不能进入，右下叶支气管开口通畅，黏膜明显增厚；予左固有上叶舌叶间嵴黏膜活检及右上叶中间支气管间嵴黏膜活检，局部少许出血，予 APC 止血，超声内镜观察 7 区淋巴结增大，行 TBNA 活检并涂片。术后复查肺部 X 线片（图 44-2）。

2019 年 5 月 10 日复查血常规：WBC $8.73×10^9$/L，GR% 82.9%（↑），中性粒细胞 $7.24×10^9$/L（↑），RBC $4.54×10^{12}$/L，Hb 136.00g/L，PLT $213.00×10^9$/L。2019 年 5 月 9 日复查胸部 X 线片（图 44-3）见左肺透光度减低。

根据实验室检查结果，考虑感染加重，抗生素调整为头孢吡肟联合拉氧头孢，予以高流量吸氧。

支气管镜检查：BALF 细胞分类，EOS% 0，上皮细胞比例 30%，GR% 10%，LY% 20%，巨噬细胞比例 40%。BALF 病理未发现肿瘤细胞；EBUS-TBNA 涂片未见肿瘤细胞。BALF 病理结果：PAS（－），六胺银（－），未见真菌感染。支气管镜活检病理：（左舌叶开口）为支气管黏膜及黏膜下组织，纤维结缔组织增生，部分玻璃样变性，伴炭末沉积及出血；（右上叶中间支气管间嵴）为支气管黏膜及黏膜下组织，呈慢性炎症，炎症细胞以淋巴细胞为主，纤维结缔组织增生。EBUS-TBNA：7 区淋巴结为少许纤维结缔组织及出血，少量炭末沉积，瘢痕形成。该病理经北京协和医院病理会诊后结果回报：(支气管黏膜活检)少许支气管黏膜组织呈慢性炎症，切片中未见肉芽肿病变。(19-1353：EBUS-TBNA)凝血及少许纤维组织，未见肉芽肿病变。

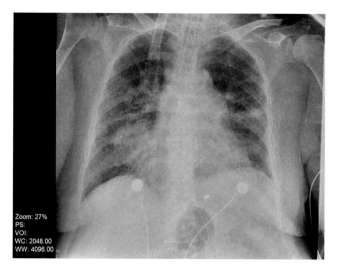

图44-2　胸部X线片：双肺多发斑片结节状影，心影增大，左膈抬高

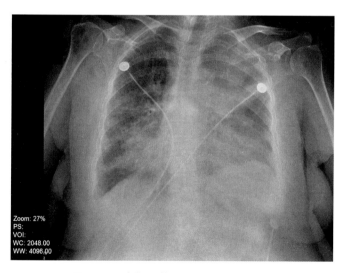

图44-3　胸部X线片：左肺透光度减低

2019年5月15日复查心脏彩超：左房38mm，左室47mm，右房41mm，右室40mm，EF 59%，PAP 73mmHg，右室前壁厚度5.1mm，右室流出道内径30mm；右房略大，右室饱满，左房饱满，左室间壁心肌运动略低，三尖瓣轻度反流，左室舒张功能减低，肺高压。加安立生坦降肺压。

复查胸部X线片(图44-4)：左肺透光度较前明显增加。

1周后复查心脏彩超：右室18mm，右房42mm，左室49mm，左房36mm，EF 60%，PAP 50~55mmHg；左室壁运动欠协调，左心功能尚可，右房略大，三尖瓣轻度反流，三尖瓣环收缩期位移(TAPSE)15mm，右室前壁厚度6.0mm，右室流出道内径33mm。

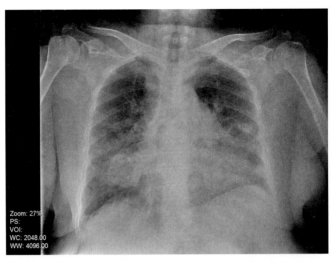

图 44-4　胸部 X 线片：左肺透光度较前明显增加

患者支气管黏膜活检及 7 区淋巴结活检病理均未见肉芽肿病变,考虑前期结节病的诊断证据不足。但气道黏膜及纵隔淋巴结均存在纤维结缔组织,提示纤维性纵隔炎诊断。

【最后诊断】

纤维性纵隔炎。

【治疗及转归】

患者自觉咳喘症状明显减轻,带化痰等对症药物出院。出院后间断使用中药等对症治疗,随访一年,病情尚平稳。

【评述】

1. 概述　纤维性纵隔炎(fibrosing mediastinitis, FM),目前命名尚不统一,又名纵隔纤维化(mediastinal fibrosis)或硬化性纵隔炎(sclerosing mediastinitis),是一种罕见的良性疾病,但预后较差。以纵隔内纤维组织过度增生为特征,可导致纵隔内器官如气管、食管、上腔静脉、肺动脉、肺静脉等受压,而出现一系列临床症状,长期肺静脉阻塞可继发肺动脉高压。

此类疾病的病因尚不明确,感染性诱因包括组织胞浆菌、结核分枝杆菌、曲霉、斑氏丝虫、芽生菌和隐球菌等感染;非感染性诱因包括结缔组织病、纵隔放疗、结节病、IgG4 相关疾病等。纤维性纵隔炎通常被认为是一种机体对既往纵隔淋巴结感染的过度反应,国外报道的病例主要来自组织胞浆菌感染疫区,多数患者组织胞浆菌抗原皮肤试验呈阳性,部分组织病理可见肉芽肿形成,甚至少数病例在组织中发现了组织胞浆菌,因而认为纤维性纵隔炎与组织胞浆菌感染有密切关系。

2. 临床特征、影像学及病理学表现

(1)临床特征:纤维性纵隔炎患者的临床表现与其受累的器官有关。纤维结缔组织包绕纵隔软组织、压迫气道及肺血管,多双侧受累,可能延伸至肺门。由于肺内气管结构受压而引起通气功能受损,大部分纤维性纵隔炎的患者肺功能检查呈阻塞性肺通气功能障碍,可能被误诊为慢性阻塞性肺疾病。

一般壁薄的静脉最易受累而出现上腔静脉综合征。患者可出现不同程度的咳嗽、气短、劳力性呼吸困难等症状，部分患者出现双侧胸腔积液、心包积液，可能与肺静脉淤血、心功能不全有关。美国 71 例组织胞浆菌病相关的纤维性纵隔炎报道，主要症状依次为咳嗽（41%）、呼吸困难（32%）、咯血（31%）和胸膜性胸痛（23%）。长期肺血管受压可引起肺动脉高压及肺源性心脏病，是导致纤维性纵隔炎患者死亡的重要原因之一。

（2）影像学表现：目前纤维性纵隔炎的诊断缺乏公认的标准。典型的 CT 影像学表现包括不定型纵隔软组织影包绕气道及肺血管，多伴淋巴结肿大及钙化，继发多处肺叶、段支气管及肺血管受压狭窄，即纵隔脂肪密度被软组织影代替，伴或不伴纵隔肿物，并除外肿瘤。有文献报道，根据影像学上纵隔病变是否单发分为局限型及弥漫型。局限型表现为肺门区、纵隔内单发钙化性肿块或单发肿块伴有纵隔、肺门区多发钙化灶；弥漫型表现为非钙化性、呈弥漫浸润的软组织肿块，可侵犯纵隔多个区域。

此外 CT 上可出现渗出、小叶间隔增厚、支气管血管束增粗、双侧胸腔积液、心包积液等非特异性征象。食管受累以食管上中 1/3 交界处为主，且多位于与气管、主支气管邻近或接触的部位；增强扫描更有利于显示食管受累程度，也有利于观察因上腔静脉阻塞导致食管下段静脉曲张的状况。

由于受到空间分辨率、磁化率伪影、扫描时间等多种因素的制约，MRI 并非纵隔病变的首选检查手段。纤维组织含有丰富的胶原成分而细胞较少，在 MRI 上表现为特征性 T_1WI 及 T_2WI 低信号，因此在鉴别诊断中较 CT 能够提示更多的信息。此外，纵隔大血管在 MRI 上表现为流空信号，不用注射对比剂即可评估血管受累情况，对于评估治疗方案亦有一定价值。补充 MRI 检查，能够提示病变内部是否含有纤维组织，有助于提高纤维性纵隔炎的正确诊断率。

有文献报道可通过通气/灌注显像时肺内的放射性分布程度来评价局部肺血流灌注情况及气道通畅情况。纤维性纵隔炎患者相应肺叶或肺段血流减少，显像剂浓聚程度减淡。部分肺通气功能未见明显受损者，其肺 V/Q SPECT 表现与肺栓塞相近，呈不匹配的节段性灌注缺损征象，易与肺栓塞表现混淆。

（3）病理学表现：因纤维性纵隔炎影像学缺乏特异性标准，且难以与肿瘤性疾病鉴别，故而部分患者需通过纵隔肿物活检来明确诊断。该类患者手术大体标本一般为致密的、边界模糊的肿块，切面呈（灰）白色；镜下以大量胶原、纤维组织增生和淋巴细胞、浆细胞聚集为主，纤维组织浸润、包绕和压迫周围脏器，如血管、气管、食管、心包、心脏、神经和胸膜，甚至肺组织等。除纵隔纤维细胞增生外，支气管管壁、血管壁、肺泡间隔也可存在明显纤维化反应，伴淋巴细胞的灶状聚集，提示机体免疫系统的"过度"纤维化反应。

有研究结果表明，特异性免疫反应参与了组织胞浆菌纤维性纵隔炎的发病机制，纤维化组织中以 $CD20^+$ B 细胞聚集为主；结核相关的纤维性纵隔炎个案报道的病理以干酪样坏死肉芽肿为中心，周围纤维化反应为特点；其他个案报道则以纤维化反应伴淋巴细胞浸润为主要特点，不伴肉芽肿病变。

3. 治疗和预后　目前，特发性纤维性纵隔炎的治疗方法尚存争议。有 3 种可能的诊疗方案：应用抗真菌药（明确有荚膜组织胞浆菌感染者）或皮质类固醇治疗、手术（部分）切除或支架置入、对症支持治疗及治疗其并发症。

目前激素治疗特发性纤维性纵隔炎效果得到越来越多学者的肯定。有个案报道 CD20 单克隆抗体利妥昔单抗用于进展期的组织胞浆菌病所致的纤维性纵隔炎患者，取得良好效果。他莫昔芬对于特发性纤维性纵隔炎、木料燃烧长期暴露相关的纤维性纵隔炎有治疗有效的个案报道。抗真菌治疗效果不佳。外科手术治疗被用于严重的气管、肺血管、主动脉受累的患者，虽然术后症状改善，但弥漫的纤维化、钙化、侧支血管形成使得手术难度极大，术后早期的病死率高，因此对于纤维化累及范围广的患者还需要评估手术风险和获益。血管内支架置入被用于治疗上腔静脉、肺血管狭窄患者，治疗后症状和血流动力学明显改善，但术后需要接受抗凝治疗，部分患者发生支架内再狭窄，需要再次接受球囊扩张治疗，因此远期并发症还需要进一步评价。

因缺乏有效的治疗方法，该病预后不佳。长期肺静脉阻塞可继发肺动脉高压及肺源性心脏病，是导致纤维性纵隔炎患者死亡的重要原因之一。

（马　晖　叶　蓁　李月川）

参考文献

1. 尹立杰，刘杰，刘晓建，等．肺 V/Q SPECT 显像在纤维素性纵隔炎中的应用 [J]. 中华核医学与分子影像杂志，2019,39(6):356-359.
2. 余燕武，唐永华，魏鼎泰，等．特发性纵隔纤维化影像学诊断 [J]. 中国中西医结合影像学杂志，2011,9(6):510-512.
3. 潘晶晶，程波，王宪雯，等．纤维性纵隔炎 CT 误诊 1 例 [J]. 中国临床医学影像杂志，2014,25(10):755-756.
4. 廖纪萍，胡艳，邱建星，等．纵隔纤维化患者的临床特点及预后分析 [J]. 中华结核和呼吸杂志，2017,40(3):199-204.
5. 胡艳，廖纪萍，王广发．纵隔纤维化引起肺动脉高压一例 [J]. 中华结核和呼吸杂志，2016,39(3):230-231.
6. WESTERLY B D, JOHNSON G B, MALDONADO F, et al. Targeting B lymphocytes in progressive fibrosing mediastinitis[J]. Am J Respir Crit Care Med, 2014,190(9):1069-1071.

病例 45　纵隔间叶瘤

【主诉】

间断憋气伴左侧胸痛 4 个月余。

【简要病史】

患者女性，55 岁，4 个月余前出现间断憋气伴左侧胸痛，有轻压痛，深呼吸时明显，未诊治。近 10 日就诊于我院门诊，查胸部 CT：左侧后纵隔不规则团块，左侧胸腔积液。为求进一步诊治收住入院。自发病以来，患者精神食欲正常，二便如常。

既往：体健，无吸烟、饮酒史。否认肝炎、结核等传染病病史，无外伤手术史，无毒物、粉尘、放射性物质接触史。家族中无遗传病病史。

【诊治经过】

1. 入院查体　生命体征平稳，神志清楚，全身皮肤及黏膜无黄染、皮疹及出血点，全身浅表淋巴结未触及肿大，口唇无发绀。气管居中，颈静脉无怒张。左肺呼吸音低，心率：87 次 /min，心律齐。左下肺叩诊浊音，肝脾未触及，腹软，无压痛及反跳痛，双下肢无水肿。

2. **辅助检查** 血常规：WBC 5.26×10⁹/L，GR% 57.1%，Hb 142g/L；ESR 19mm/1h。肿瘤标志物：CYFRA21-1 3.75ng/ml，AFP 18.7ng/ml，CA12-5 214.4U/ml，CA19-9 58.76U/ml。胸腔积液：淡黄透明，比重 1.026，pH 7.0，WBC 0.1×10⁹/L，MONO% 100%，多核细胞 0，间皮细胞 1%，ADA 5.1U/L，蛋白 32.8g/L，糖 6.28mmol/L，LDH 69U/L，CEA 0.2ng/ml，CYFRA21-1 1.76ng/ml，NSE 1.891ng/ml。胸腔积液：CHOL 0.42mmol/L，TG 0.04mmol/L。

3. **诊疗过程** B超定位下行胸腔细管引流。胸部增强CT（图 45-1）：①左侧后纵隔不规则团块，考虑神经源性肿瘤合并出血可能，生殖细胞肿瘤不除外；②左侧胸腔积液，左肺下叶部分肺萎陷；③右肺上叶后段小肺气囊；④左肺下叶背段条索影；⑤主动脉硬化；⑥胸椎退行性变；⑦肝内低密度灶。

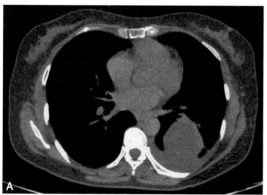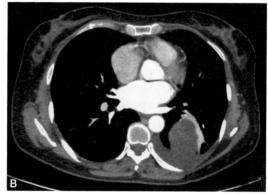

图 45-1 胸部增强CT

A. 左侧后纵隔不规则团块，左侧胸腔积液；B. 增强后可见软组织团块呈明显不均匀强化，周围液体密度影。

患者行胸腔镜左开胸后纵隔肿瘤切除术将肿瘤切除，术中见病变（图 45-2）位于左后纵隔，呈椭圆形，色红，包膜完整，质韧。术中冰冻病理：黏液性肿瘤。为减少胸腔积液产生，胸腔内喷洒滑石粉行胸膜固定。胸腔镜下切除肿瘤，组织病理（图 45-3）：（左后纵隔肿物）为间叶瘤（血管肌肉脂肪瘤为主，8cm×5.5cm×4cm），部分坏死，部分细胞生长活跃，建议临床密切随诊。免疫组化染色（图 45-4）：CD34（+），CD31（+），Actin（+），角蛋白（光谱）（-），P53（-），Ki-67（+<1%），S-100（+）。手术过程顺利，术后伤口恢复良好，出院。

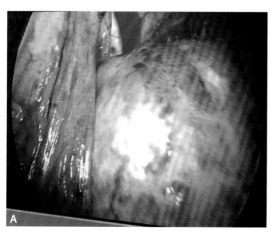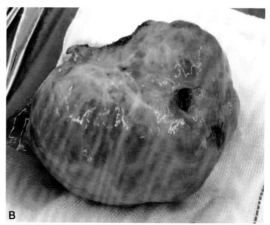

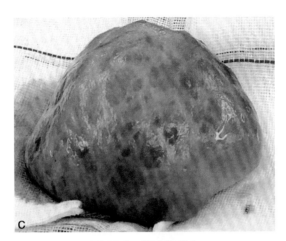

图 45-2　肺肿物形态

A.胸腔镜下见肿物位于左后纵隔，呈椭圆形，表面光滑，色红；B、C.手术切除肿物，肿物大小约 8cm×5.5cm×4cm，包膜完整，质地较韧。

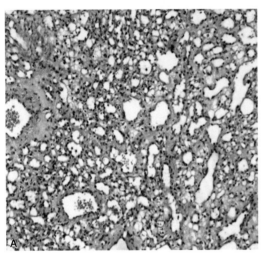
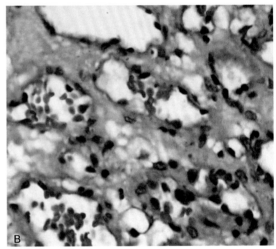

图 45-3　肺组织病理

A.镜下见肿瘤组织包含血管、脂肪、肌肉三种成分（HE 染色，×100 倍）；B.高倍镜下可见血管、脂肪组织，血管腔内散在 RBC（HE 染色，×400 倍）。

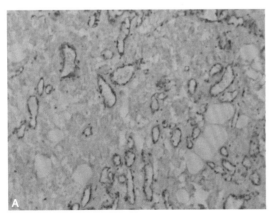
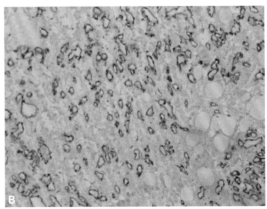

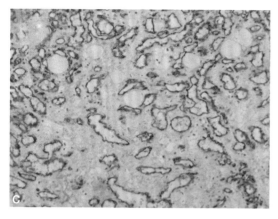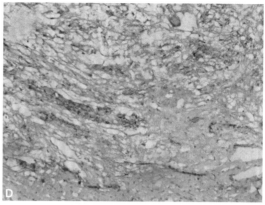

图45-4　肺组织标本免疫组化染色

A. 肌肉细胞呈 Actin 染色阳性强表达；B、C. 血管内皮呈 CD31/CD34 染色阳性表达；D. 脂肪组织呈 S-100 染色阳性表达。

【最后诊断】

左后纵隔间叶瘤。

【治疗及转归】

患者经胸腔镜行左后纵隔肿瘤切除术，术后持续胸腔引流，伤口恢复良好，1 周后复查胸部 X 线片及胸部超声，顺利拔管出院。术后 1 年复查胸部 CT，显示患者预后良好，未见复发倾向。

【评述】

1. **概述**　纵隔间叶瘤是一组存在于纵隔的具有异质性的良性和恶性肿瘤，瘤组织的组成除纤维组织成分外，同时含有两种或两种以上的其他间叶组织成分，可来自结缔组织、脂肪、平滑肌、横纹肌、血管或淋巴管；纵隔间叶瘤可发生在纵隔的任何部位（前、中、后纵隔，上、下纵隔），同时与邻近结构（如肺、食管、胃肠道）相关。纵隔间叶瘤很少见，仅占所有纵隔肿瘤的 2%~6%，其中有 6%~8% 是原发性间叶瘤。纵隔间叶瘤在儿童中更为常见，占青年人纵隔肿瘤的 10% 或更多。总体而言，55% 的纵隔间叶瘤是恶性的，在儿童患者中恶性程度稍高于成人。由于纵隔的解剖结构复杂，导致纵隔间叶瘤有限的手术可切除性和相对高的复发性。

由于结缔组织、脂肪和血管（包括平滑肌）几乎无处不在，因此由这些组织组成的肿瘤似乎在纵隔中更常见，淋巴和血管起源的病例罕见报道；与身体其他部位的同类肿瘤相比，其组织学特点及临床特点并无实质性不同。临床症状因肿瘤的大小、在纵隔的位置及恶性程度不同而存在很大的差异。除非肿瘤特别巨大，否则出现症状就意味着病变为恶性。

2. **临床特征、影像学及病理学表现**

（1）脂肪瘤：脂肪瘤属最常见的纵隔间叶瘤，多见于前纵隔，可以有包膜或者无包膜。脂肪瘤均呈圆形、光滑、边界清楚的包块。CT 扫描脂肪瘤呈现低密度是其特征。若肿块组织结构不均匀，侵犯邻近组织，肿块周边模糊不清，应注意排除恶性肿瘤（脂肪肉瘤或脂肪母细胞瘤）或畸胎瘤。

比脂肪瘤更多见的是纵隔脂肪增生,即纵隔内存在过多的脂肪组织,这些脂肪组织无包膜,组织上完全正常。常规胸部 X 线片上纵隔脂肪增多症表现为纵隔轮廓增宽或膨出,CT 扫描脂肪组织密度低且均匀,可肯定诊断。一般纵隔脂肪组织增生不会压迫、推移其他纵隔结构。多发性对称性脂肪增多症少见,它可产生气管受压,但是通常不影响前纵隔、心膈角或脊柱旁区。

脂肪肉瘤为最常见的恶性纵隔间叶瘤,可发生于纵隔的所有部位;多形性脂肪肉瘤多发生于纵隔,所有亚型均明显可见类胶质区域,最常见的亚型是高度分化的脂肪肉瘤,其次为多形性脂肪肉瘤(在其他器官中最罕见的亚型)和类固醇脂肪肉瘤。大多数脂肪肉瘤发生在成年期,但小儿亦有罕见的侵略性亚型病例发生。多形性类淀粉样肉瘤,主要发生在13 ~ 20 岁的年轻人,并倾向于纵隔。脂肪肉瘤通常长期无临床症状,在诊断时重量已达几公斤。最常见的症状是呼吸窘迫和胸骨后疼痛。多形性和类淀粉样脂肪肉瘤也可以转移到其他器官。由于解剖学的局限性,纵隔脂肪肉瘤的致死率高达30% ~ 50%。

(2)成纤维细胞 / 肌成纤维细胞瘤:纵隔的成纤维细胞瘤和肌成纤维细胞瘤很少见。常见实体瘤包括侵袭性纤维瘤病(类胶质瘤)、孤立性纤维性肿瘤(SFT)和炎性肌成纤维细胞瘤。

侵袭性纤维瘤病特点为局部浸润、细胞学上迟钝的肌成纤维细胞增殖,无转移性。该病在纵隔中罕见,多见于年轻人,可外科手术切除,但术后复发率高。

孤立性纤维性肿瘤为恶性潜能不确定的成纤维细胞肿瘤,几乎可以存在于所有器官,包括纵隔;孤立性纤维性肿瘤是纵隔中较为常见的间叶组织肿瘤,通常见于成年人,男女性均可发生。形态和免疫组化染色(CD34、Bcl-2、CD99 和 STAT6 的表达)与其他器官没有区别。鉴别诊断包括梭形细胞型胸腺瘤(A 型)和其他肉瘤,例如滑膜肉瘤和恶性周围神经鞘瘤。去分化的脂肪肉瘤还可以表达 STAT6,并表现出以 *MDM2* 基因扩增为特征的潜在鉴别诊断。

炎性肌成纤维细胞瘤由(肌)成纤维细胞和伴随浸润的混合细胞、浆细胞及嗜酸性粒细胞组成。纵隔炎性肌成纤维细胞瘤非常少见,可发生在纵隔前后,多见于青少年和年轻人。局部复发常见,但远处转移少见。

(3)肌肉分化肿瘤:纵隔的恶性平滑肌肿瘤(平滑肌肉瘤)比良性肿瘤(平滑肌瘤)更常见。主要发生在成年人,多见于后纵隔,可无症状生长,同时可侵犯邻近的器官,例如心脏、肺、胸椎或椎管。治疗方法可行手术切除、辅助放疗或与化疗相结合。

横纹肌瘤是非常罕见的良性肿瘤,可在患有结节性硬化症的儿童(如心脏错构瘤)中发生。原发性纵隔横纹肌肉瘤也极为罕见。仅有少数报道的横纹肌瘤病例均发生于前纵隔,主要发生在儿童和青少年中,大多数为肺泡型,但也存在胚胎性和多形性横纹肌肉瘤。

(4)血管源性肿瘤:包括淋巴管瘤和血管瘤(良性)、上皮样血管内皮瘤(中度恶性)和血管肉瘤(恶性),累及纵隔。除儿童淋巴管瘤外,其余类型肿瘤在纵隔中很少见。

纵隔淋巴管瘤几乎仅在儿童中发生,少数例外。淋巴结肿大可能引起呼吸困难和其他局部症状。手术完全切除可治愈,但在临床上难以实现,导致局部复发率高。

多数血管瘤(毛细血管瘤和海绵状血管瘤)均位于前纵隔,自胸腺发出,可发生于所有年龄段,年轻人中更为常见。很少引起压迫综合征(如霍纳综合征、上腔静脉综合征)而出现临床症状。

纵隔上皮样血管内皮瘤是成年后罕见的恶性内皮肿瘤，男性发病率为女性的 2 倍。透明或软骨样基质中可见具有表皮样形态和胞质内腔的赘生性内皮细胞(泡状细胞)，破骨细胞可出现巨细胞化和化生骨化。该病预后差，易被误诊为腺癌。

纵隔血管肉瘤几乎只发生在前纵隔，发病率无性别差异，可发生钙化。纵隔生殖细胞肿瘤中的血管肉瘤也可能在躯体恶性肿瘤中发生。

（5）神经源性肿瘤：是最常见的纵隔间叶瘤，占成人后纵隔肿瘤的 20%～75%。70%～80% 的病例是良性的，大约一半的患者无临床症状。神经源性肿瘤可起源于周围神经或交感神经节，少数来自副交感神经节。

纤维瘤和恶性周围神经鞘瘤：主要发生于成年人。神经节衍生的肿瘤主要发生在儿童中，包括神经胶质瘤、神经节神经母细胞瘤和神经母细胞瘤。副交感神经节的肿瘤包括非分泌性神经节瘤和分泌性神经节瘤。

神经鞘瘤：多数神经鞘瘤发生在后纵隔，见于年轻人和中年人。多数病例无症状，影像学检查中偶然发现。少数患者由于压迫症状导致椎间孔扩张，以疼痛为首发症状就诊。在纵隔中，细胞神经鞘瘤比其他区域更常见，可显示为结节性坏死，细胞学异型性和有丝分裂率增加。因此，存在一定程度的恶变倾向。

神经纤维瘤：包括神经纤维的所有元素(施万细胞，有髓和无髓神经及成纤维细胞)，主要发生在后纵隔。

恶性外周神经鞘瘤：多见于后纵隔，可表现出与横纹肌肉瘤(Triton 肿瘤)、骨肉瘤或软骨肉瘤区域不同的分化。恶性外周神经鞘瘤可通过血源性途径转移到肺脏。

神经节细胞瘤：系发生于年龄稍大的儿童和青少年的良性肿瘤，可能与神经纤维瘤病和多发性内分泌肿瘤有关。恶性神经节神经母细胞瘤和神经母细胞癌仅发生在胸腔中约 20% 的病例中，肿瘤几乎均位于后纵隔。由于儿茶酚胺的产生，神经母细胞瘤可导致高血压、低钠血症和眼肌痉挛等症状。纵隔神经母细胞瘤的预后较好，可能是因为儿童年龄较小且肿瘤更加局限，5 年生存率是 90%。

副神经节瘤：自主神经系统的纵隔神经节瘤可发生在所有年龄段，肿瘤可位于前纵隔和后纵隔。在前纵隔中，它们与肺、迷走神经、颈动脉或支气管旁神经节相关，通常在激素方面是沉默的("造模术")。另外，产生儿茶酚胺的神经节瘤通常始于交感性交界神经节，因此主要位于纵隔后部(肾上腺嗜铬细胞瘤)，与神经纤维瘤病和 von Hippel-Lindau 病相关。前副神经节瘤的预后较后副神经节瘤差，约有 25% 的病例发生转移。

（6）其他罕见的纵隔软组织肿瘤：包括未分化的多形性肉瘤、增生性小圆形细胞瘤、骨肉瘤、室管膜瘤、血管周围上皮样肿瘤(PEComa)、低度纤维黏液肉瘤、软骨肉瘤、透明细胞肉瘤、肾外横纹肌瘤、肺泡软组织肉瘤和脊索瘤等。

3. **治疗和预后** 手术切除为纵隔间叶瘤的主要治疗方式，除非肿瘤体积巨大；由于纵隔的解剖结构复杂、肿瘤的良恶性程度及其与邻近组织器官的关系等，往往导致手术无法根治；手术不能完全切除者可行新辅助放疗或与化学疗法相结合。由于肿瘤组织来源不同，导致纵隔间叶瘤预后、局部复发及转移存在较大的差异。

（李广生 马 晖 李月川）

参考文献

1. MARCHEVSKY A M, WICK M R. Pathology of the mediastinum[M]. Cambridge: Cambridge University Press, 2014.
2. WOOD D E, THOMAS C R Jr. Mediastinal Tumor[M]. Berlin Heidelberg: Springer-Verlag, 1995.
3. RIEKER R J, MARX A, AGAIMY A, et al. Mesenchymal tumors of the mediastinum[J]. Pathologe, 2016,37(5):449-456.
4. HASHIMOTO H, TSUGENO Y, SUGITA K, et al. Mesenchymal tumors of the lung: diagnostic pathology, molecular pathogenesis, and identified biomarkers[J]. J Thorac Dis, 2019,11(Suppl 1):S9-S24.
5. XIANG Y, TU S, ZHANG F. Rapid metastasis of mediastinal solitary fibrous tumor: report a case[J]. Medicine (Baltimore), 2017,96(51):e9307.

病例 46　纵隔淋巴瘤

【主诉】

发现颈部肿物 2 个月余，喘憋 20 日，加重 3 日。

【简要病史】

患者男性，20 岁。2018 年 8 月患者自行发现左侧颈部可触及一条形肿物，约 3cm×2cm 大小，触痛明显，移动度差，表面无破溃，无发热、咯血及喘憋，无声嘶、吞咽困难，于当地县医院静脉滴注消炎药物 1 周后，颈部肿物较前无缩小，2018 年 8 月底患者诉左侧颈部疼痛较前加重，不能耐受，于当地县医院行胸部 CT 检查示左侧颈部淋巴结肿大，考虑恶性肿瘤淋巴结转移可能性大。针对颈部肿物行经皮穿刺活检术（2018-09-12），术后病理：左锁骨上淋巴结未见明确淋巴滤泡结构，可见大小细胞混合性增生，不能完全除外肿瘤性病变。

2018 年 10 月初无诱因诉活动后喘憋，无发热、咯血。胸部 X 线片检查（2018-10-08）：两肺继发性肺结核；右肺下野不张。胸部 CT：两肺继发性肺结核（部分硬结、钙化）；右肺门占位性病变并右肺下叶部分不张。

转诊至上级市医院行胸部增强 CT：右主支气管内占位，其内见软组织密度影，大小约 1.5cm×1.2cm，强化明显，纵隔、右肺门及肝胃间隙见多发肿大淋巴结影，考虑转移，最大者约 3.9cm×2.9cm。右肺下叶肺不张、胸腔少量积液；双肺上叶继发性肺结核。支气管镜检查（2018-10-11）：右主支气管可见一新生物完全堵塞管腔，堵塞达隆突水平，肿物表面覆盖红色胶冻样物，少量黏痰附着，已吸出，针对病变行圈套器切除、二氧化碳冷冻、氩气刀电凝等治疗，右主支气管完整显露约 1.5cm。术后病理：右主支气管小细胞性恶性肿瘤，因神经内分泌肿瘤标记阴性，目前考虑淋巴造血系统肿瘤。于上海病理会诊中心行病理会诊（2018-10-17）：右主支气管占位，小蓝细胞恶性肿瘤。再次行支气管镜下治疗（2018-10-19），镜下示右主支气管可见一新生物完全堵塞管腔，肿物表面覆盖红褐色坏死物，行活检钳钳取、负压吸引，予以取出，可见肿物表面凹凸不平、血供较为丰富，再次针对右主支气管病变行病理学检查，病理结果未归。

2018 年 10 月 22 日夜间患者喘憋进行性加重，被迫卧位，伴口唇发绀，意识尚可，伴吞咽困难，消瘦明显，无发热、咯血及声嘶，立即转诊于我院，予静脉吸氧、解痉平喘及消炎等对症治疗后,喘憋症状有所缓解。胸部 CT 示右主支气管堵塞,右肺不张;纵隔、右肺多发淋巴结肿大;双肺上叶继发性肺结核。为进一步诊治转至我科。自患病以来患者饮食、睡眠尚可,大小便正常,体重较前减轻 10 余斤。

既往:体健。无吸烟、饮酒史,无手术外伤史。

【诊治经过】

1. **入院查体** 体温:36.9℃,呼吸频率:22 次 /min,脉搏:96 次 /min,血压:129/78mmHg;KPS:40 分,气促评级:4 级。神志清楚,体型消瘦,喘息貌,不能平卧,全身皮肤黏膜无黄染、苍白、发绀、出血点、水肿、肝掌、溃疡、蜘蛛痣。左侧颈部可触及肿物,直径约 10cm×15cm,质硬,边界不清,移动度差,无触痛,余浅表淋巴结未触及肿大。气管右偏,右侧胸廓塌陷,双侧呼吸运动不对称,双侧触觉语颤不对称,未触及胸膜摩擦感,右肺叩诊实音,左肺叩诊清音,肺下界位于左锁骨中线第 6 肋间、腋中线第 8 肋间、肩胛下角第 10 肋间,肺底移动度 7cm,右肺呼吸音消失,左肺呼吸音粗,可闻及少量痰鸣音,未闻及胸膜摩擦音。心率 96 次 /min,律齐,心音正常,P2 < A2,各瓣膜听诊区未闻及杂音及心包摩擦音,腹平软,无压痛、反跳痛,肝脾肋下未触及,移动性浊音(-)。肠鸣音 4 次 /min。双下肢无水肿。

2. **辅助检查**

血常规:WBC 12.5×10^9/L,GR% 95.4%,RBC 5.17×10^{12}/L,Hb 165 g/L,PLT 280×10^9/L,RH 血型 D 抗原(+),血型 A 型。生化检查:ALT 46 U/L,AST 14U/L,Cr 48.5μmol/L,K^+ 5.38mmol/L,Cl^- 100.30mmol/L,Na^+ 144.90mmol/L,BUN 3.56mmol/L,尿酸(UA)446μmol/L,TP 66.8g/L,ALB 42.2g/L。凝血功能:APTT 35.0 秒,凝血酶原活动度 87%,FIB 389mg/dl,PT 14.0 秒;D- 二聚体 1.22μg/ml。CA12-5 61.70U/ml,CA15-3 35.20U/ml,NSE 48.4ng/ml,CYFRA21-1 4.0ng/ml。

外院支气管镜检查(2018-10-11):右主支气管可见一新生物完全堵塞管腔,堵塞达隆突水平,肿物表面覆盖红色胶冻样物,少量黏痰附着,已予吸出,针对病变行圈套器切除、二氧化碳冷冻、氩气刀电凝等治疗,右主支气管完整显露约 1.5cm。

术后病理:右主支气管小细胞性恶性肿瘤。

外院支气管镜下治疗(2018-10-19):右主支气管可见一新生物完全堵塞管腔,肿物表面覆盖红褐色坏死物,行活检钳钳取、负压吸引,予以取出,可见肿物表面凹凸不平、血供较为丰富。

3. **诊疗过程** 入院后紧急行支气管镜下治疗(2018-10-26),术中全麻下经口插入硬质支气管镜,然后进电子支气管镜,气管(中央气道Ⅰ～Ⅲ区)管腔通畅,黏膜充血,未见新生物,隆突明显增宽,右主支气管开口处(Ⅴ区)可见少量血性分泌物,管腔内可见新生物,见管腔完全堵塞(图 46-1),镜身不能通过,触之易出血,质韧,呈管外、管壁、管内型,左主支气管(Ⅶ、Ⅷ区)呈外压性狭窄约 70%,黏膜充血,膜部有数个突起,镜身外径 5.9mm 可挤过,病变长约 2cm,左上下叶管腔通畅,未见新生物。应用圈套器套取、二氧化碳冻取肿物,削瘤后见右上叶、管腔口处黏膜受累,各段支气管未见新生物,右中间段开口仍被肿物堵塞,镜身勉强挤过,可见右下叶基底段开口,自其内吸出多量痰栓,清除后管腔通畅,未见新生物,右下叶背段及中叶开口未见,术中有出血 3 级,予冰盐水、血凝酶局部喷洒及氩气刀烧灼后血止,术后无活动性出血。

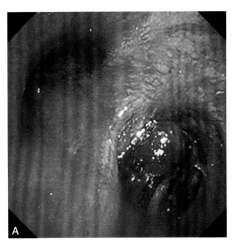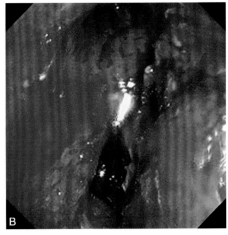

图 46-1　电子支气管镜下表现

A. 隆突增宽，双侧主支气管均明显狭窄，管腔内可见新生物；B. 右中间段支气管内新生物，将管腔几乎完全堵塞。

术后患者喘憋症状有所好转，仍咳嗽、咳痰费力，伴发热，体温达 37.5℃。KPS：50 分，气促评级：3 级。肺部听诊：右肺呼吸音低，可闻及少量痰鸣音，左肺呼吸音粗，可闻及少许痰鸣音。予静脉滴注莫西沙星抗感染、氨溴索止咳化痰等对症治疗。复查胸部 CT（图 46-2）：纵隔多发肿大融合淋巴结，病变与食管分界欠清，双侧主支气管受压狭窄，右中间段支气管闭塞，双肺上叶支气管扩张，其内见多发结节，另双肺结节，考虑转移不除外；右肺渗出；较既往 CT 相比纵隔内肿物明显增大，其内可见坏死空洞形成。病理回报为间变性大细胞淋巴瘤。

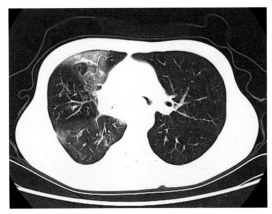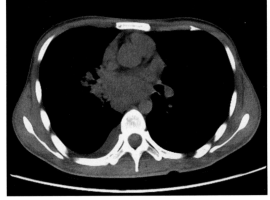

图 46-2　胸部 CT：纵隔多发肿大融合淋巴结，病变与食管分界欠清，双侧主支气管受压狭窄

术后出现持续发热，体温最高达 39.5℃，进食有哽噎感，喘憋逐步加重。再次行支气管镜下治疗（2018-11-01），术中全麻下经口插入硬镜，经硬镜进软镜，气管（中央气道Ⅰ~Ⅲ区）管腔通畅，黏膜充血，未见新生物。隆突明显增宽，右主支气管开口处可见少量血性分泌物，管腔内可见新生物，见管腔部分堵塞，狭窄约 30%，触之易出血，质韧，呈管外、管壁、管内型，右上叶可见开口处黏膜受累。左主支气管呈外压性狭窄（约 70% 狭窄），黏膜充血，

膜部黏膜有数个突起，镜身外径 5.9mm 可挤过，病变长约 2cm，左上下叶管腔通畅，未见新生物。右中间段开口可见，可见右下叶基底段开口，无法入镜；气管及左主支气管置入 L 形金属覆膜支架以保证健侧通气，过程顺利，支架位置及释放良好。后予电圈套套取及二氧化碳冻取削除右中间段支气管肿物，肿物部分削除，狭窄约 70%，于右中间段支气管至基底段开口置入直筒硅酮支架（规格：10～30mm），右中叶开口处予开窗处理，对位良好，取出 L 形金属覆膜支架，置入 Y 形硅酮支架（规格：14～30mm 主 /10～30mm 左 /10～30mm 右，右上叶予开窗处理）过程顺利，支架位置及释放良好，术中有出血 1 级，术后无活动性出血（图 46-3）。

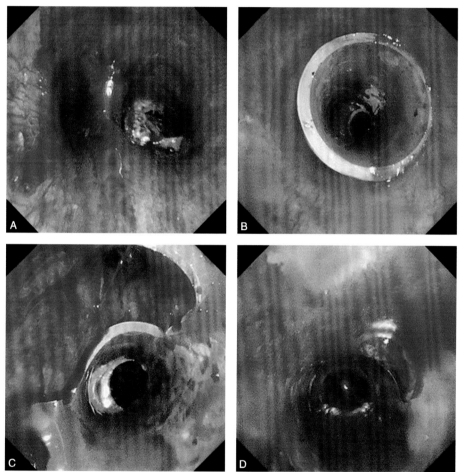

图 46-3　电子支气管镜下表现：双侧主支气管狭窄，放置气管 Y 形硅酮支架后各管腔通畅
A. 隆突（治疗前）；B. 气管；C. 右上叶及中间段支气管开口；D. 左主支气管远端。

复查胸部 CT（2018-11-02）：气管内支架位置及膨胀良好，与气管壁贴合良好；双侧新发气胸，右肺受压约 70%，左肺受压 20%；右侧胸腔积液较前减少，左侧胸腔积液较前增多。立即床旁行右侧经皮穿刺胸腔闭式引流术。抽气后患者气短、胸闷症状明显减轻。持续胸腔闭式引流，复查胸部 X 线片（2018-11-05）：右侧气胸基本吸收，左侧气胸完全吸收。治疗后患者咳嗽、喘憋完全缓解，KPS：60 分，气促评级：1 级。双肺呼吸音粗，可闻及少许痰鸣音。患者转至外院行放化疗。

患者起病急,发现颈部肿物,且肿物增长迅速,在外院行颈部淋巴结活检病理考虑恶性肿瘤可能,但不能除外淋巴结转移。此时行胸部增强 CT 示右主支气管内占位,其内见软组织密度影,强化明显,纵隔、右肺门及肝胃间隙见多发肿大淋巴结影,考虑转移,最大者约3.9cm×2.9cm。右肺下叶肺不张、胸腔少量积液。支气管镜检查:右主支气管可见一新生物完全堵塞管腔,堵塞达隆突水平,肿物表面覆盖红色胶冻样物。支气管镜下活检病理:右主支气管小细胞性恶性肿瘤。此时诊断在肺癌与淋巴瘤间待明确。

入我院后再行支气管镜下治疗,隆突明显增宽,右主支气管内新生物,将管腔完全堵塞,镜身不能通过,触之易出血,质韧,呈管外、管壁、管内型,左主支气管(Ⅶ、Ⅷ区)呈外压性狭窄(约 70%),黏膜充血,膜部有数个突起,镜身外径 5.9mm 可挤过,病变长约 2cm,左上下叶管腔通畅,未见新生物。削瘤后见右上叶黏膜受累,右中间段开口仍被肿物堵塞,镜身勉强挤过,可见右下叶基底段开口,右下叶背段及中叶开口未见。首先,经支气管镜下削瘤获得了比以往更多的组织标本,利于明确病理。此次支气管镜所见右中间段支气管及左主支气管均以外压性狭窄为主,且患者仍有明显的喘憋,故予放置气管内金属覆膜支架,支撑管腔,改善通气。

治疗后患者喘憋减轻。支气管镜下病理为间变性大细胞淋巴瘤。故诊断明确。

【最后诊断】

非霍奇金淋巴瘤　间变大细胞淋巴瘤　Ⅳ期
　　气管及右侧支气管侵犯伴重度狭窄
　　继发性气胸
　　肿瘤溶解综合征

【治疗及转归】

患者明确诊断后转至外院针对原发病继续治疗。

【评述】

1. 概述　间变性大细胞淋巴瘤(anaplastic large cell lymphoma,ALCL)是一种临床少见且异质性明显的恶性肿瘤,占成人非霍奇金淋巴瘤的 1%～3% 和儿童及青少年淋巴瘤的10%~20%。在欧美位居外周 T 细胞淋巴瘤的第 2～3 位。男性多于女性,来诊时往往已为Ⅲ～Ⅳ期,且 ALK 阳性多于 ALK 阴性,预后 ALK 阳性也优于 ALK 阴性,治疗上以多药联合化疗为主。

2. 临床特征、影像学及病理学表现

(1)临床特征:ALCL 是一类临床少见、恶性程度较高的侵袭性淋巴瘤,目前国内没有大型的前瞻性研究。国外报道 ALK 阳性的 ALCL 多见于 10 岁左右男童及 30 岁以内的青年人,男女比例为 6.5∶1;而 ALK 阴性的 ALCL 以 40～65 岁的中老年男性为多见。40.4%患者发现时已为疾病晚期。典型症状为出现外周和/或腹腔淋巴结肿大,且常有全身症状,尤其是高热,结外最常侵及的部位是皮肤、骨、软组织、肺、肝和胃肠道。亦有报道累及乳房的 ALK 阴性的 ALCL 通常与乳房填充有关,此类患者预后相对较好。

(2)影像学表现:常无特异性改变,ALCL 有浸润性的特点,因而这类患者的淋巴结在CT 图像上会呈现出相互浸润和融合的特点,形成团块状。当病变位于纵隔内,累及气管支气管时,可表现为肿瘤细胞沿支气管、血管外周淋巴道浸润扩散,引起支气管、血管周围组织结构增厚,或在局部形成结节或肿块,其内可有含气支气管征。

（3）病理学表现:ALCL 是一种 T 细胞淋巴瘤,主要是由形态上类似于霍奇金细胞、CD30 弥漫阳性的大型淋巴细胞单一性增生构成的肿瘤。

1）组织学特点:ALCL 肿瘤细胞弥漫分布,排列疏密不一,形态多样。肿瘤细胞体积较大,异型性明显,细胞界限尚清,呈圆形或多边形,胞质丰富、透明、嗜酸性或嗜碱性,可见核周空晕和淡染的高尔基体区。细胞核大、多形性,常呈马蹄形、圆形、卵圆形、胚胎样、分叶状或不规则形。可有双核、多核、胚胎样和镜影样细胞核,少数肿瘤细胞可变异,与成纤维细胞形态类似。染色质呈粗颗粒状或为弥漫细颗粒状,有多个小的嗜碱性核仁,由大细胞组成的病例核仁更明显,但嗜酸性核仁很少见。核分裂象较多。肿瘤细胞有成巢和淋巴窦内生长的特点,倾向于 T 区分布,常有滤泡残留,并可混有不同比例的中性粒细胞、嗜酸性粒细胞、淋巴细胞及组织细胞等。肿瘤细胞间含有多量网状纤维和小血管。依据组织形态不同,ALCL 可分为普通型、淋巴组织细胞型、小细胞型及霍奇金样型等。

2）免疫组化特点:在 ALCL 的病理诊断中,肿瘤细胞一般表达 T 细胞标记及 ALK、TIA-1、EMA、CD68,其中 ALK 和 CD30 起着决定性的作用。ALK 阴性时 CD30 弥漫强阳性是诊断的要点。ALK 蛋白为 t(2;5)基因易位产生的名为 NPM-ALK(或 p80)的 80kD 的嵌合蛋白,可引起细胞恶性转化,在 ALCL 中阳性率为 60%~85%,是 ALCL 发病的重要分子机制。

3. 治疗和预后　ALCL 是中至高度恶性的淋巴瘤,呈侵袭性经过,常为高度恶性,治疗方面以多药联合化疗为主,目前研究已证实抗 CD30 单克隆抗体对 ALCL 有效,体内外实验证实使用小分子化合物抑制 ALK 的活性或小发夹结构 RNA 沉默 ALK 基因的表达,均能显著抑制肿瘤细胞。有些患者对化疗的反应率较高,儿童患者的完全缓解率常可达 93%~100%。对于有不良预后因素的患者,大剂量治疗可能获益。ALK 阴性及复发难治的 ALK 阳性患者,可考虑采用造血干细胞支持下的超大剂量化疗,争取治愈。

在本病例中,患者病情进展迅速,颈部及纵隔内肿瘤迅速增大,伴有呼吸困难。初期患者以颈部淋巴结增大为主要表现,行颈部淋巴结活检病理未能明确诊断。此后呼吸道症状进行性加重,纵隔巨大肿物累及右侧支气管及左主支气管,呈混合型。患者多次活检后未能明确诊断,经支气管镜下削瘤后我们获得更多的组织标本,可大大提高病理的准确性。且患者呼吸困难明显,虽为混合型,但是以腔外为主,故经支气管镜下削瘤将管腔内病变去除后,症状改善不明显。此时应首选气管内支架治疗。因患者纵隔内巨大肿瘤压迫并侵及支气管,存在肺不张,经气管内支架置入后右侧支气管管腔通畅,肺不张改善。呼吸困难明显减轻。术后出现气胸,为支架置入的并发症,经对症治疗后复查胸部 X 线片提示气胸完全吸收。

基于本病例我们总结了以下经验:①尽可能多地获取组织标本可明显提高病理的诊断率;②对于以管外型为主的混合型支气管狭窄,首选气管内支架置入治疗;③对于纵隔肿物压迫气管,导致气管、支气管狭窄者,行支气管镜下介入治疗,可迅速缓解症状,为后续治疗赢取时间;④早期诊断,早期治疗,患者可以获得良好的预后。

（邹　珩　王洪武）

参考文献

1. AL-HAMADANI M, HABERMANN T M, CERHAN J R, et al. Non-Hodgkin lymphoma subtype distribution, geodemographic patterns, and survival in the US: a longitudinal analysis of the National Cancer Data Base from 1998 to 2011[J]. Am J Hematol, 2015,90(9):790-795.

2. SWERDLOW S H, CAMPO E, HARRIS N L, et al. WHO classification of tumours of haematopoietic and lymphoid tissues[M]. Lyon: IARC Press, 2008.

3. FERRERI A J, GOVI S, PILERI S A, et al. Anaplastic large cell lymphoma, ALK-negative [J]. Crit Rev Oncol Hematol, 2013,85(2):206-215.

4. VASE M Ø, FRIIS S, BAUTZ A, et al. Breast implants and anaplastic large-cell lymphoma: a danish population-based cohort study[J]. Cancer Epidemiol Biomarkers Prev, 2013,22(11):2126-2129.

5. 吴永芳, 许春伟, 崔淼, 等. 间变性大细胞淋巴瘤的临床病理特征合并文献复习 [J]. 实用癌症杂志, 2016,31(1):151-155.

6. 董菲, 刘彦, 李其辉, 等. 间变大细胞淋巴瘤临床特点及预后分析 [J]. 中南大学学报 (医学版), 2018,43(6):631-637.

第七章 综 合 征

病例47 埃德海姆-切斯特（Erdheim-Chester）病

【主诉】

多饮、多尿2年，双眼球突出近1年，背痛4个月。

【简要病史】

患者男性，29岁，2年前无明显诱因出现多饮、多尿，尿量4 000ml/d左右，当地医院查肝肾功能、泌尿系超声未见异常。1年前出现双眼球突出，右侧为著，伴双眼干涩、迎风流泪，不伴视物模糊、畏光等不适，未予特殊处理。4个月前出现背痛，间断服用洛索洛芬控制疼痛，为进一步诊治来我院。患病以来精神、食欲可，二便正常，平素无发热、盗汗。

既往史、家族史无特殊。

【诊治经过】

1. 入院查体 体温：36.4℃，脉搏：95次/min，呼吸频率：18次/min，血压：120/65mmHg，SaO$_2$（吸氧流量2L/min）：97%。体型肥胖、双眼突出，右眼为著，浅表淋巴结（−），双肺呼吸音清，未闻及啰音。心脏及腹部查体无异常，双下肢可见少许紫癜样皮疹，轻度可凹性水肿。

2. 辅助检查

血常规：WBC 17.54×10^9/L，中性粒细胞11.42×10^9/L；CRP 14.08mg/L，ESR 13.5mm/1h。肝肾功能、甲状腺功能正常。ANA、抗ENA抗体、糖基抗原系列（−）。血清IgG亚类：IgG4 339mg/L。细胞因子：TNF-α 20.7pg/ml（↑）、IL-6 5.2pg/ml、IL-8 121pg/ml（↑）、IL-10 55.8pg/ml（↑）。

颅脑MRI（图47-1）：双侧眼球后肌锥内、蝶鞍内及双侧海绵窦、双侧上颌窦底部多发异常信号影。

全身骨扫描：左侧颧骨、双侧上颌骨、左侧锁骨近胸锁关节局灶见摄取增高灶，左第9后肋摄取增高，四肢骨骼见对称性放射性增高，近干骺端为著。

胸椎增强MRI：T$_2$~T$_7$水平椎管内硬膜处弥漫性增厚，T$_6$、T$_8$、T$_9$椎体内血管瘤。

胸部CT（图47-2）：双肺多发弥漫性斑片状、条索状密度增高影，小叶间隔及叶间裂增厚，胸膜局部增厚。

腹部CT：双肾上腺增大饱满，双肾饱满、积液并周围炎性渗出可能性大，大网膜、肠系膜、肾前后筋膜增厚。

动脉CTA：冠脉各分支管壁欠光滑，管腔未见明显狭窄，升主动脉及冠脉各分支走行区弥漫软组织密度灶，符合Erdheim-Chester病受累改变。

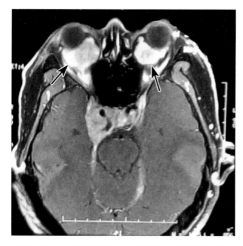

图 47-1　颅脑 MRI：双侧眼球后异常信号影（箭头）

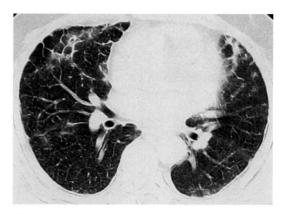

图 47-2　胸部 CT：双肺多发弥漫性斑片状、条索状密度增高影，小叶间隔不规则增厚，胸膜局部增厚

PET/CT：双侧眼球后肌锥内多个软组织密度肿块、结节，代谢增高；左肺下叶后基底段胸膜下不规则软组织密度肿块，代谢轻度增高；邻近胸膜轻度增高，代谢略高；双肺分布微小结节，双肺多发不规则线状影，双侧叶间胸膜轻度增厚，弥漫性不均匀代谢增高；少量心包积液，心包结节样增厚，代谢略高；双侧肾周筋膜增厚，肾周脂肪囊多发条索影，代谢增高；椎管、骶管及双侧椎间孔内多发局灶性代谢增高灶；双侧肱骨近段髓腔内弥漫性轻度代谢增高。

支气管镜检查：镜下大致正常。右中叶肺泡灌洗液细胞分类：巨噬细胞比例 72%，GR% 22%，LY% 6%，EOS% 0。肺泡灌洗液病原学（－）。经支气管镜肺活检病理免疫组化染色：CD1α（－），CD68（＋），Langerin（－），S-100（－），BRAF（－），AAE1/AE3（上皮＋）。

3. **诊疗过程**　多个部位行活检：（肾上腺）少许横纹肌及增生的纤维结缔组织呈慢性炎症，部分区域伴出血，可见少量中性粒细胞浸润。（眶内肿物）纤维组织增生及呈慢性炎症，其中有大量的吞噬脂质的泡沫细胞，以淋巴细胞浸润为主，有部分浆细胞，浆细胞 IgG 阳性，部分区域内 IgG4 阳性细胞数目＞10 个 /HPF。免疫组化染色：CD138（＋）、CD38（＋）、CD68（＋＋）、IgG（＋）、IgG4（＋）、S-100（＋），CD1α（－），BRAF V600E 突变（＋）。（下直肌周围）增生的脂肪及纤维结缔组织免疫组化染色：CD20（＋）、CD3（＋）、LCA（＋）。

【最后诊断】

埃德海姆 - 切斯特（Erdheim-Chester）病。

【治疗及转归】

重组人干扰素 α-2a 逐渐加量至 6MU/d，半年后随诊示肺内间质病变较前吸收，尿量较前减少，眼球突出较前好转。

【评述】

1. **概述**　Erdheim-Chester 病（Erdheim-Chester disease, ECD）是一种罕见的、非遗传性的非朗格汉斯细胞组织细胞增生症，病因不明。最常见的特征是多发的长骨骨质硬化性病变,活检可见大量泡沫样组织细胞,伴或不伴骨外组织细胞浸润。Erdheim 和 Chester 两人于 1930 年首次报道了 ECD,医学文献中目前仅有数百例的病例报道。

2. 临床特征、影像学及病理学表现 大多数 ECD 患者会有骨受累和心脏受累。长骨骨干的双侧对称性骨硬化几乎普遍存在。心血管受累程度可以表现为瓣膜病变或心脏传导异常,以及沿整个血管的主动脉周围纤维化。

1/4 ~ 1/2 的患者会有肺受累,可累及肺实质或胸膜。肺受累时,临床可以无症状,也可以表现为气短或干咳。由于 ECD 沿淋巴管分布,胸部 CT 上通常表现为小叶间隔增厚和叶间裂增厚,以及胸膜下实变影、小叶中心微结节影和磨玻璃影。此外还可表现为胸膜增厚、胸腔积液和纵隔浸润。

ECD 典型的病理表现为大量泡沫样组织细胞浸润组织,间杂炎症细胞和多核巨细胞浸润,并有纤维化混合其中或包绕在外。ECD 细胞表达组织细胞标志物 CD68,也表达 CD163 和因子ⅩⅢa,但与朗格汉斯细胞组织细胞增生症不同,不表达 CD1α 和 S-100。ECD 患者中有经常检测到 *BRAF* V600E 突变阳性,而 Rosai-Dorfman 病患者均为阴性,因此可在一定程度上区分两者。

3. 治疗和预后 目前尚无可治愈 ECD 的办法,因此对于无症状且无中枢神经系统受累或器官功能障碍的患者,可暂时观察。对于大多数需要治疗的 ECD 患者,首选 α 干扰素治疗,通常需持续至疾病进展或产生不可耐受的副作用时。如果 *BRAF* 突变阳性,BRAF 抑制剂可作为 α 干扰素治疗失败或不耐受时的二线治疗选择。使用干扰素治疗的患者 5 年总生存率为 70%,可以预期,BRAF 抑制剂的使用将进一步改善患者预后。

(孙雪峰)

参考文献

1. CAVALLI G, GUGLIELMI B, BERTI A, et al. The multifaceted clinical presentations and manifestations of Erdheim-Chester disease: comprehensive review of the literature and of 10 new cases[J]. Ann Rheum Dis, 2013,72(10):1691-1695.

2. ARNAUD L, GOROCHOV G, CHARLOTTE F, et al. Systemic perturbation of cytokine and chemokine networks in Erdheim-Chester disease: a single-center series of 37 patients[J]. Blood, 2011,117(10):2783-2790.

3. BRUN A L, TOUITOU-GOTTENBERG D, HAROCHE J, et al. Erdheim-Chester disease: CT findings of thoracic involvement[J]. Eur Radiol, 2010,20(11):2579-2587.

4. ARNAUD L, PIERRE I, BEIGELMAN-AUBRY C, et al. Pulmonary involvement in Erdheim-Chester disease: a single-center study of thirty-four patients and a review of the literature[J]. Arthritis Rheum, 2010, 62(11):3504-3512.

5. BRAITEH F, BOXRUD C, ESMAELI B, et al. Successful treatment of Erdheim-Chester disease, a non-Langerhans-cell histiocytosis, with interferon-alpha[J]. Blood, 2005,106(9):2992-2994.

6. HAROCHE J, COHEN-AUBART F, EMILE J F, et al. Dramatic efficacy of vemurafenib in both multisystemic and refractory Erdheim-Chester disease and Langerhans cell histiocytosis harboring the BRAF V600E mutation[J]. Blood, 2013,121(9):1495-1500.

病例48　COPA综合征

【主诉】

反复蛋白尿1年2个月,间断咳嗽伴发热1个月。

【简要病史】

患儿男性,14岁,1年2个月前因皮疹及蛋白尿于当地就诊。诊断"过敏性紫癜、紫癜性肾炎",予糖皮质激素及中药治疗,好转出院,出院后患儿皮疹反复发作3次,间断出现蛋白尿,糖皮质激素反复减量,一直服用糖皮质激素至本次入院。1个月前因咳嗽及发热,诊断为"肺炎",当地医院给予多种抗生素治疗,患儿发热和咳嗽好转后再反复,胸部影像改善不明显,并出现运动耐力下降。为进一步诊治来我院,以"肺部病变及蛋白尿待查"收入院。

既往:体健,无吸烟、饮酒史,家族史无特殊。

【诊治经过】

1. 入院查体　体温:36.4℃,心率:92次/min,呼吸频率:26次/min,血压:108/65mmHg。精神一般,体重38 kg;神志清楚,精神反应可,营养发育欠佳,全身未见皮疹、出血点、瘀斑,浅表淋巴结未触及肿大。双肺呼吸音粗,未闻及干湿啰音。心脏及腹部查体未见异常。全身关节无活动受限,四肢肌力Ⅴ级。

2. 辅助检查

血常规:WBC $13.98×10^9$/L,RBC $4.87×10^{12}$/L,Hb 130g/L,PLT $610×10^9$/L,GR% 61.7%,LY% 24.4%,MONO% 7.6%,CRP 36mg/L;ESR 59mm/1h。RF(−);ANA(±),抗双链DNA抗体(±),ANCA(−),抗ENA抗体(−)。补体C3 1.37g/L,补体C4 0.29g/L,Ig系列无异常。淋巴细胞亚群:T淋巴细胞亚群总数、B淋巴细胞亚群、CD4/CD8比值基本正常。尿常规:尿比重1.019,尿蛋白(+),尿潜血(+++);离心镜检RBC 8~12个/HP、WBC:1~3个/HP。24小时尿蛋白定量196mg/24h(正常应≤150mg/24h)。尿IgG 23.8mg/L,尿微量白蛋白410mg/L,尿转铁蛋白24.5mg/L,尿 $α_1$-微球蛋白40.7mg/L。

肺功能检查:中度混合性通气功能障碍。

心脏彩超:各房室内径正常,左室收缩功能减低。

腹部B超未见异常。

肺活检病理:送检肺穿刺组织,肺泡Ⅱ型上皮细胞增生,部分区域内肺泡腔内见粉染纤维素样坏死并在肺泡间连通,少量肺泡腔内可见真菌菌丝样结构,少量多核巨细胞形成,肺泡间隔内可见增生的成纤维细胞,有淋巴细胞聚集,少量浆细胞及嗜酸性粒细胞浸润,局部支气管管壁可见散在中性粒细胞浸润,有肺气肿表现。免疫组化染色:CD20(淋巴细胞+),CD3(淋巴细胞+),CD68(组织细胞+),CD163(组织细胞+),Ki-67(局灶炎细胞25%+),TTF1(上皮+),CK(AE1/AE3)(上皮+),ALK(−),CD30(−),S-100(−),Langerin(−),CD1α(−)。原位杂交结果:EBER(−)。

胸部CT(图48-1):两肺多发团片状、结节致密影,部分融合,以两肺胸膜下为主,双肺磨玻璃阴影,双侧少量胸腔积液。

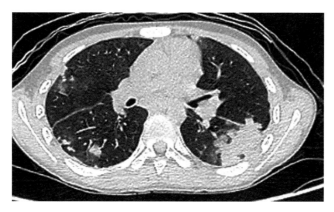

图 48-1　胸部 CT：两肺广泛多发团片状、结节致密影，部分融合，以两肺胸膜下为主

3. 诊疗过程　基因检测：利用全外显子基因检测，结果提示 *COPA* 基因 17 号外显子区 c.1684G＞A（p.V562I）杂合突变，遗传自母亲，该突变正常人频率 0.000 01，根据美国医学遗传学与基因组学学会指南提示，该变异位点为可能致病性变异（PM1+PM2+PP1+PP4）。

【最后诊断】

COPA 综合征（肺间质病变，肾脏病变）；肺部真菌感染。

【治疗及转归】

入院后予伏立康唑抗真菌治疗，并继予泼尼松口服抗炎、百令胶囊口服护肾等治疗。患儿发热、咳嗽缓解，蛋白尿转阴，胸部影像学检查示肺部病变基本吸收，糖皮质激素逐渐减量，已近 1 年，近 3 个月服用 2.5mg/d。但近 2 周出现髋关节、腕关节、指间关节疼痛，糖皮质激素再次加量至 30mg/d，目前仍在随访中。

【评述】

1. 概述　COPA 综合征是一种由于 *COPA* 基因杂合突变引起的罕见常染色体显性遗传病。临床以自身免疫性肺病、关节及肾脏疾病为特征。该病由 Watkin 等人于 2015 年首次报道，目前共报道 36 例，女性外显率高于男性，在白种人、亚洲人、非洲裔美国人及北欧人等种族人群中均有报道。*COPA* 基因编码衣被蛋白复合物 I 的 α 亚基，后者介导囊泡由高尔基体向内质网的逆向转运。目前报道的该基因六个突变，均位于 8 号和 9 号外显子区，编码 COPA 蛋白高度保守的 WD40 结构域。*COPA* 突变后导致逆向转运障碍，进而引起内质网应激和细胞异常自噬。内质网应激引起促炎症细胞因子（IL-1β、IL-6 等）释放，而这些因子可使 Th17 细胞反应性增多。患者体内 Th17 细胞及其细胞刺激因子 IL-1β、IL-6、IL-23 显著升高，而 Th1 减少，表明细胞免疫及自身炎症在发病机制中发挥重要作用。研究显示，I 型干扰素信号通路亦参与本病的发生。

本例患者有 *COPA* 突变，结合典型临床表现，诊断本病。该基因突变来自母亲，其母除偶尔活动性肌肉无力外，尚无其他表现。本病外显率变化较大，考虑本例与母亲症状不符是由于外显率不同造成。

2. 临床特征、影像学及病理学表现　患者通常在儿童早期发病，最小发病年龄 6 个月，平均起病年龄 3.5 岁，多数患者在 5 岁前出现临床症状，如咳嗽、气促、咯血、关节疼痛、活动耐力下降等。所有患者均有肺部受累，其次为关节（95%）及肾脏（20%），少见表型包括自身免疫性神经系统疾病、肺外囊肿及恶性肿瘤等。

本病肺部表现主要为弥漫性肺泡出血和间质性肺炎。病理特征为毛细血管壁坏死（如毛细血管炎），可见 RBC 和含铁血黄素细胞。多数有肺血管炎的表现，血管壁有坏死，血管周围中性粒细胞浸润，与免疫介导的出血一致。间质性肺疾病表现为非特异性淋巴间质性肺炎和滤泡性细支气管炎，淋巴细胞浸润到肺间质和小气道，伴有生发中心，免疫组化分析显示 $CD20^+$ 细胞和 $CD4^+$、$CD8^+$ T 细胞的存在。

肺泡出血通常发生于早期，多数患者在 5 岁前出现一些症状，出血可以隐匿，也可以严重到威胁生命，但并非所有患者都有出血表现。间质性肺疾病发生较晚，早期往往被诊断为过敏性肺炎，随疾病进展，逐渐出现肺纤维化，最终需要肺移植。

肺部影像学表现为弥漫性肺泡出血（50%）、囊泡形成及滤泡性细支气管炎。胸部 X 线检查通常显示弥漫性肺泡影，特有的胸部 CT 表现为弥漫性磨玻璃阴影、多发性小结节、小叶间隔增厚和胸膜下囊泡，随着病程进展，磨玻璃阴影减少，囊泡影增加。

骨骼肌肉系统异常为本病的常见表现，据报道 95% 患者有非侵袭性关节炎，常发生于青少年早期，关节疼痛为常见症状，常伴有活动受限，为多关节炎或少关节炎，大小关节均可受累，其中膝关节及手指间关节最常受累。关节炎可伴有骨质破坏，这可能与疾病本身或糖皮质激素应用有关。80% 患者 ANA 阳性，43%～75% 患者类风湿因子阳性。关节 X 线检查可见广泛的骨质减少伴或不伴病理性骨折，可见骨坏死、关节松弛及关节软骨破坏。

肾脏疾病风险随发病年龄的增加而增加，发病年龄为中晚期青少年。肾脏表现无特异性，患者可有蛋白尿、血尿，水肿报道罕见。44% 患者有肾小球疾病特征，常见病理类型包括：坏死性病变或新月体形成、免疫复合物沉积、局灶性节段性肾小球肾炎、IgA 肾病伴坏死性病变，系膜增生性病变及硬化性肾小球肾炎。尚未有病例报道以肾脏表现为首发症状者。透明细胞肾癌、肾囊肿、肾结石和肾盂肾炎亦是该病的重要临床表现。

实验室检查血常规无特异性，WBC 可正常或增加，中性和嗜酸性粒细胞可增高，少数患者血常规检查可见轻中度贫血。CRP 升高，ESR 增快等，约 80% 的患者 ANA 阳性（其滴度高达 1∶1 280），均质、斑点和弥散型均有报道。其他可能存在的自身抗体包括抗中性粒细胞胞质抗体和类风湿因子抗体等，HLAB27 阳性。免疫球蛋白水平及淋巴细胞亚群数量和百分比一般正常。尿常规可有 RBC、蛋白。肺功能可见阻塞性、限制性及混合性通气功能障碍，弥散功能减低。

本例患者以肾脏起病，随后出现肺部间质性病变（本次病理提示有淋巴细胞和浆细胞浸润，肺泡间隔增厚和肺气肿），最后出现关节表现。本次入院根据肺部影像学出现团块和多发结节阴影，病理发现真菌菌丝，诊断肺部真菌感染，考虑与长期使用糖皮质激素有关。

3. 治疗和预后 目前关于本病的治疗尚无公认有效的治疗方案。治疗原则以控制症状、缓解疾病进展、提高生活质量为主。急性期采用糖皮质激素冲击治疗，可有效缓解气促、改善关节疼痛及肺出血等症状。维持期核心治疗为单用或联合应用免疫抑制剂，可口服糖皮质激素、羟氯喹、甲氨蝶呤、硫唑嘌呤、依那西普等，但这些药物并不能完全抑制疾病进展，即使联合治疗，仍有一部分人需要肺移植或肾脏移植治疗。新进研究表明，JAK1/2 激酶抑制剂 ruxolitinib & baricitinib 可有效缓解临床症状，但其远期预后仍需进一步研究。

本例患者抗真菌治疗后肺部感染控制，长期使用糖皮质激素治疗，蛋白尿得到控制，肺部磨玻璃阴影和小叶间隔增厚消失，但在维持治疗时出现关节症状，进一步随访中。

（关育红 刘 辉 赵顺英）

参考文献

1. WATKIN L B, JESSEN B, WISZNIEWSKI W, et al. COPA mutations impair ER-Golgi transport and cause hereditary autoimmune-mediated lung disease and arthritis[J]. Nat Genet, 2015,47(6): 654-660.

2. KUMRAH R, MATHEW B, VIGNESH P, et al. Genetics of COPA syndrome[J]. Appl Clin Genet, 2019,12: 11-18.

3. VOLPI S, TSUI J, MARIANI M, et al. Type I interferon pathway activation in COPA syndrome[J]. Clin Immunol, 2018, 187:33-36.

4. TAVEIRA-DASILVA A M, MARKELLO T C, KLEINER D E, et al. Expanding the phenotype of COPA syndrome: a kindred with typical and atypical features[J]. J Med Genet, 2018,56(11): 778-782.

5. VECE T J, WATKIN L B, NICHOLAS S, et al. COPA syndrome: a novel autosomal dominant immune dysregulatory disease[J]. J Clin Immunol, 2016, 36(4): 377-387.

6. TSUI J L, ESTRADA O A, DENG Z, et al. Analysis of pulmonary features and treatment approaches in the COPA syndrome[J]. ERJ Open Res, 2018,4(2): 17.

7. JENSSON B O, HANSDOTTIR S, ARNADOTTIR G A, et al. COPA syndrome in an Icelandic family caused by a recurrent missense mutation in COPA[J]. BMC Med Genet, 2017,18(1):129.

8. BOULISFANE-EL KHALIFI S, VIEL S, LAHOCHE A, et al. COPA syndrome as a cause of lupus nephritis[J]. Kidney Int Rep, 2019,4(8):1187-1189.

9. FRÉMOND M L, LEGENDRE M, FAYON M, et al. Use of ruxolitinib in COPA syndrome manifesting as life-threatening alveolar haemorrhage[J]. Thorax, 2020,75(1):92-95.

10. KRUTZKE S, RIETSCHEL C, HORNEFF G. Baricitinib in therapy of COPA syndrome in a 15-year-old girl[J]. Eur J Rheumatol, 2019,7(Suppl 1):1-4.

病例 49 伯特-霍格-迪贝(Birt-Hogg-Dubé)综合征

【主诉】

胸痛 4 个月。

【简要病史】

患者女性,61 岁,4 个月前开始出现胸痛症状,未在意。2 个月前再次出现胸部隐痛,持续时间数分钟到数小时,检查心电图未发现异常。外院胸部 CT 报告提示双肺多发肺大疱及囊性改变。腹部 B 超提示右肾囊肿可能。当地医院怀疑淋巴管肌瘤病(LAM),为进一步诊治来我院就诊。起病以来精神可,食欲可,大小便无异常。

既往:体健,无吸烟史,无饮酒嗜好。否认肝炎、结核等传染病病史,无外伤手术史,无毒物、粉尘、放射性物质接触史,未发生过气胸。家族史:女儿有面部多发皮疹(图 49-1)。

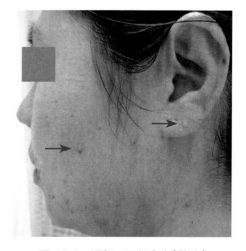

图 49-1 面部及耳部皮疹(箭头)

【诊疗经过】

1. 入院查体 患者一般情况可,面部及颈部多发皮疹,皮疹突出平面,麦粒大小,颜色为淡黄色(图 49-2)。胸部未闻及干湿啰音,胸部无呼吸音减低,心脏:(-),腹部:(-),双下肢无水肿。

2. 辅助检查

ANA、抗 ENA 抗体谱、ANCA、血清蛋白电泳、血轻链:(-)。VEGF-D:294pg/ml。

腹部 B 超:右肾囊肿。

肺功能:通气以及弥散功能正常。

胸部 HRCT(图 49-3):双肺多发囊性改变,主要以双下肺、纵隔旁为主。

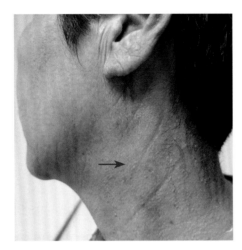

图 49-2　颈部皮疹(箭头)

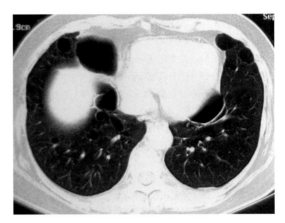

图 49-3　胸部 HRCT:双下肺及纵隔旁多发囊性改变

3. 诊疗过程　弥漫性囊性疾病相关基因筛查:患者存在 *FLCN* 基因 Exon11 杂合突变,c.1273C>T,p.Gln425Ter。女儿和外孙女基因检查:存在 *FLCN* 基因突变,且突变位点与患者一致。

【最终诊断】

伯特-霍格-迪贝(Birt-Hogg-Dubé)综合征。

【治疗及转归】

患者确诊 Birt-Hogg-Dubé 综合征,考虑患者无呼吸困难、无气胸史且肺通气功能正常,暂不予特殊处理,定期复查胸部 CT 及肺功能。嘱定期复查肾脏 MRI,警惕肾脏肿瘤的发生。并建议对家族成员评估 Birt-Hogg-Dubé(BHD)综合征的发生情况。

【评述】

1. 概述　BHD 综合征是一种罕见的以肺部囊状改变、皮肤良性肿瘤及多种类型的肾脏肿瘤为特征的常染色体显性遗传病。第 17 号染色体的 *FLCN* 基因突变与 BHD 综合征的发生相关。1977 年加拿大医生 Birt、Hogg 和 Dubé 报道了 1 个具有纤维毛囊瘤、毛盘瘤、软垂疣为特征的家系,故命名为 BHD 综合征。肺脏是 BHD 综合征患者常见的受累脏器,大多数肺部囊状改变为双侧、多发,通常无临床症状,但具有自发性、复发性气胸的风险,目前尚无有效的治疗及预防方法。

根据 BHD 基金会的数据,截至 2016 年 2 月全球注册的 BHD 综合征家系共有 600 多个。北京协和医院报道了含有 *FLCN* 基因突变的 39 例 BHD 综合征患者。随着对 BHD 综合征认识的不断提高,越来越多的病例被发现,但 BHD 综合征的漏诊和误诊并不少见,需要引起警惕。对于胸部弥漫性囊性改变的患者,需要警惕 BHD 综合征的可能。

2. 临床特征、影像学及病理学表现

(1)临床特征

1)肺部表现:BHD 综合征患者肺部病变主要表现为囊状改变,常为双侧、多发性。肺部囊状改变为薄壁,形状不规则,大小不一,多位于双下肺及邻近纵隔。尽管肺部存在多发囊状改变,但对肺功能的影响轻微。患者有自发性气胸的风险,24%~30% 的患者有自发性气胸病史,气胸多发生在 40 岁前。BHD 综合征患者发生气胸的风险是无 BHD 综合征家族成员的 50 倍。本例患者以胸痛起病,虽然不符合 BHD 综合征常见的发病方式,但患者胸部 CT 囊状改变的特征符合典型 BHD 综合征患者的特点;此外患者肺功能大致正常,也符合 BHD 综合征患者肺功能特点,这又区别于 LAM 患者不同程度的通气或弥散功能障碍。

2)皮肤表现:BHD 综合征患者皮肤损害主要表现为纤维毛囊瘤;可伴有毛盘瘤和软垂疣。纤维毛囊瘤为特异性表现,90% 的患者出现纤维毛囊瘤。纤维毛囊瘤表现为多发、淡黄色或白色、突出平面、圆形、平滑且直径为 1~5mm 的丘疹。皮肤组织病理:表皮大致正常,真皮可见含有成层角质及角质碎屑的囊状扩张的毛囊样结构,其周围结缔组织增生;可见 2~4 层细胞构成的上皮细胞条索相互吻合成类似脚手架样外观。皮肤损害主要分布于面部、颈部及上躯干。典型的皮肤损害出现在 30~40 岁,随年龄的增大,皮损增大且变多。本例患者面部皮疹符合典型 BHD 综合征患者的皮肤表现。但根据我们的研究,中国 BHD 综合征患者皮疹的发生率相对较少,仅为 47%,远远低于白种人的 90%,所以在中国不能根据患者无面部皮疹,而轻易排除 BHD 综合征。

3)肾脏表现:BHD 综合征患者肾脏肿瘤的发生率为 34%,其中 50% 为混合性嗜酸细胞瘤(嗜酸细胞和嫌色细胞混合类型),34% 为嫌色细胞瘤。典型的肾脏肿瘤表现为双侧、多发,通常缓慢生长,偶尔也会出现转移。肾脏肿瘤的中位诊断年龄为 50 岁左右,BHD 综合征患者发生肾脏肿瘤的风险是正常人的 7 倍。北京协和医院报道的 39 例 BHD 综合征患者未发现肾脏恶性肿瘤,8 例有肾脏囊肿,1 例有肾错构瘤。日本 BHD 综合征患者中肾脏恶性肿瘤的发生率也不高,可能与东西方人群的基因突变类型不同有关。本例患者有肾脏囊肿,符合 BHD 综合征的肾脏受累表现。

4)BHD 综合征少见的临床表现:主要包括大肠癌、腮腺嗜酸细胞瘤、黑色素瘤、口腔丘疹及甲状腺癌等的临床表现。结肠癌的发生与基因、饮食、环境等多种因素有关,*FLCN* 基因可能参与结肠癌的发生。

(2)诊断:BHD 综合征作为遗传性疾病,最具有意义的诊断手段是 *FLCN* 基因检测。皮肤病理活检诊断的纤维毛囊瘤或毛盘瘤(病理表现为血管纤维瘤,出现在 BHD 综合征时,命名为毛盘瘤)对 BHD 综合征的诊断具有重要意义。BHD 综合征的诊断标准如下:

1)主要标准:①5 个以上的纤维毛囊瘤或毛盘瘤,其中至少有 1 个经过病理证实,成年发病;②存在 *FLCN* 基因突变;

2)次要标准:①多发肺部囊性改变,双侧病变,无其他明确病因;有或者无原发性自发性气胸病史。②肾脏肿瘤:早期发病(<50 岁),双侧或者多发肾脏肿瘤,病理类型为混合性嗜酸细胞瘤或嫌色细胞瘤。③1 级亲属确诊 BHD 综合征。

符合1条主要标准或2条次要标准即可诊断BHD综合征。

（3）鉴别诊断：弥漫性肺囊性病变见于多种肺实质疾病，包括BHD综合征、淋巴管肌瘤病（LAM）、肺朗格汉斯细胞组织细胞增生症（PLCH）、淋巴细胞性间质性肺炎（LIP）及淀粉样变性等，需要与BHD综合征进行鉴别诊断。

BHD综合征与LAM相比肺部病变有以下特点：①1级或2级亲属有气胸家族史；②肺部囊状改变多位于双下肺靠近纵隔处；③弥散功能大致正常或轻度异常；④肺部囊状病灶面积大，但数量少。VEGF-D可作为BHD综合征和LAM鉴别诊断的参考依据，当VEGF-D＞800ng/L时，可考虑诊断LAM。此外，出现皮肤改变的患者还需要与结节性硬化症（TSC）相鉴别，因为TSC皮肤亦可出现血管纤维瘤，肺部表现为LAM，但其皮肤改变多在儿童时发病，且伴有*TSC1/TSC2*基因突变。

（4）遗传特征：家族性肾脏嗜酸细胞瘤的患者可出现*FLCN*基因突变，该基因位于第17常染色体长臂1区1带（17p11.2），具有14个外显子。目前报道的*FLCN*基因突变有100余种，几乎均发生在11号外显子上，但我们发现BHD综合征也存在第8外显子的缺失突变。*FLCN*基因参与FNIP-1及FNIP-2的合成，其中FNIP-1参与AMPK通路，后者作用于mTOR通路并调节细胞的生长及繁殖；此外，*FLCN*基因可能参与AKT-mTOR信号通路。

3. 治疗和预后

（1）皮肤损害的治疗：BHD综合征患者皮肤损害常表现为良性肿瘤，无需处理及定期随访。但出于美容角度，激光治疗可获得满意的效果，但有复发的可能。

（2）肺脏病变的治疗：大多数BHD综合征患者肺功能正常，目前无进行性加重的BHD综合征病例报道，所以无须频繁复查肺功能及胸部CT。患者有自发性气胸的风险，当患者出现胸痛、呼吸困难时，需要警惕气胸的发生。气胸的治疗与普通气胸患者无异，对于反复气胸的患者，可考虑胸膜粘连以减少再次发生气胸的风险。根据2010年英国胸科协会指南，没有气胸的BHD综合征患者可乘坐飞机、潜水及进行剧烈运动。但近期文献报道BHD综合征患者乘坐飞机时的气胸发生率高于健康人。

（3）肾脏病变的治疗：诊断BHD综合征后均需要进行腹部MRI检查，以排除肾脏肿瘤。如果未发现肾脏肿瘤，建议患者从25岁开始，每2年行腹部MRI随诊。肿瘤直径＜1cm，建议每年行腹部MRI检查；肿瘤直径1~3cm，建议每6个月行腹部MRI检查，或者行消融手术；直径＞3cm的肾脏肿瘤，建议保留肾脏，行局部切除术；肾脏肿瘤切除后，建议每年行腹部MRI检查直至5年，此后每2年行腹部MRI检查，如果不能进行MRI，可行腹部增强CT。本例患者肾脏无肿瘤，建议每2年复查腹部MRI。

（4）新型治疗方法：文献报道mTOR抑制剂依维莫司可作为转移性肾乳头状癌的二线治疗。针对19例BHD综合征患者的随机对照双盲试验结果显示，BHD综合征患者服用西罗莫司6个月未能改善皮肤纤维毛囊瘤，但是需要更多研究结果的支持。随着对BHD综合征认识和研究的深入，希望尽量避免BHD综合征的漏诊及误诊，并期待有更多新的治疗手段出现。

（徐文帅　徐凯峰）

参考文献

1. LIU K, XU W, TIAN X, et al. Genotypic characteristics of Chinese patients with BHD syndrome and functional analysis of FLCN variants[J]. Orphanet J Rare Dis, 2019,14(1):223.

2. 徐文帅，田欣伦，杨燕丽，等 . Birt-Hogg-Dubé 综合征：一种遗传性的肺部囊性疾病 [J]. 中华结核和呼吸杂志，2019,42(4):284-286.

3. XU K F, FENG R, CUI H, et al. Diffuse cystic lung diseases: diagnostic considerations[J]. Semin Respir Crit Care Med, 2016,37(3):457-467.

4. SCHMIDT L S, WARREN M B, NICKERSON M L, et al. Birt-Hogg-Dubé syndrome, a genodermatosis associated with spontaneous pneumothorax and kidney neoplasia, maps to chromosome 17p11.2[J]. Am J Hum genet, 2001,69(4):876-882.

5. LIU Y, XU Z, FENG R, et al. Clinical and genetic characteristics of chinese patients with Birt-Hogg-Dubé syndrome[J]. Orphanet J Rare Dis, 2017,12(1):104.

6. JOHANNESMA P C, VAN DE BEEK I, VAN DER WEL J W, et al. Risk of spontaneous pneumothorax due to air travel and diving in patients with Birt-Hogg-Dubé syndrome[J]. Springerplus, 2016,5(1):1506.

7. JENSEN D K, VILLUMSEN A, SKYTTE A B, et al. Birt-Hogg-Dubé syndrome: a case report and a review of the literature[J]. Eur Clin Respir J, 2017,4(1):1292378.

8. STAMATAKIS L, METWALLI A R, MIDDELTON L A, et al. Diagnosis and management of BHD-associated kidney cancer[J]. Fam cancer, 2013,12(3):397-402.

9. NAKAMURA M, YAO M, SANO F, et al. A case of metastatic renal cell carcinoma associated with Birt-Hogg-Dubé syndrome treated with molecular-targeting agents[J]. Hinyokika Kiyo, 2013,59(8):503-506.

10. GIJEZEN L M, VERNOOIJ M, MARTENS H, et al. Topical rapamycin as a treatment for fibrofolliculomas in Birt-Hogg-Dubé syndrome: a double-blind placebo-controlled randomized split-face trial[J]. PLoS One, 2014,9(6):e99071.

病例 50 肺出血 - 肾炎综合征（Goodpasture 综合征）

【主诉】

泡沫状尿 2 个月，气短、痰中带血 2 周，水肿 1 周。

【简要病史】

患者男性，56 岁，2 个月前无明显诱因出现尿中泡沫增多，不伴排尿习惯改变，未予重视。1 个月前出现间断发热，体温最高 39℃，伴乏力、右侧膝关节疼痛，当地医院予静脉应用抗生素、制动，症状无好转。

2 周前出现活动后气短、咳嗽、咳痰，痰中可见血丝，双下肢可凹性水肿。查血 WBC 不高，血 ALB 22.6g/L，血肌酐 117.2μmol/L。血气分析：PO$_2$ 52mmHg，尿蛋白、潜血（++）。血清抗肾小球基膜抗体（-）。外院予吸氧，先后予静脉应用头孢吡肟、莫西沙星、美罗培南治疗，症状无缓解。1 周前出现腹胀伴恶心，偶有呕吐，水肿加重。为求进一步诊治来我院。起病来，精神、睡眠、食欲差，体重增加 5kg。

既往：高血压 4 年，血压控制可。10 个月前因左肺下叶浸润性腺癌（T$_{1a}$N$_0$M$_0$ Ⅰ A$_1$）行左肺下叶切除及淋巴结清扫术。吸烟 10 包 / 年，社交性饮酒。家中无类似疾病或遗传病病史。

【诊疗经过】

1. 入院查体 体温：37.9℃，脉搏：96 次 /min，呼吸频率：20 次 /min，血压：166/96mmHg，SpO$_2$：97%，身高：175cm，体重：80kg，BMI：26.12kg/m^2，腹围：92cm。患者对答流利，急性面容，呼吸稍快，心率 96 次 /min，心脏听诊未闻及杂音，双下肺呼吸音减低，未闻及干湿啰音或胸膜摩擦音,腹膨隆,肠鸣音活跃,移动性浊音阳性,双侧小腿对称性、可凹性水肿。

2. 辅助检查

血常规:WBC 7.93×10⁹/L, GR% 86%, Hb 84g/L, PLT 230×10⁹/L。肝肾功能:ALB 25g/L, ALT 56U/L, TB 15.8μmol/L, DB 10.3μmol/L, Cr 315μmol/L(住院第 1 日)→554μmol/L (住院第 3 日)→649μmol/L(住院第 5 日)。炎症指标:ESR 81mm/1h;超敏 CRP 102.47mg/L;铁蛋白 654.5μg/L。血气分析:pH 7.38, PCO₂ 37mmHg, PO₂ 41mmHg, HCO₃⁻ 20.5mmol/L。

心电图:窦性心动过速,心率 100 次 /min,余无特殊。

胸部 HRCT:双肺多发磨玻璃影、斑片条索影,右肺上、中叶为著,少量心包积液,双侧胸腔积液(图 50-1)。

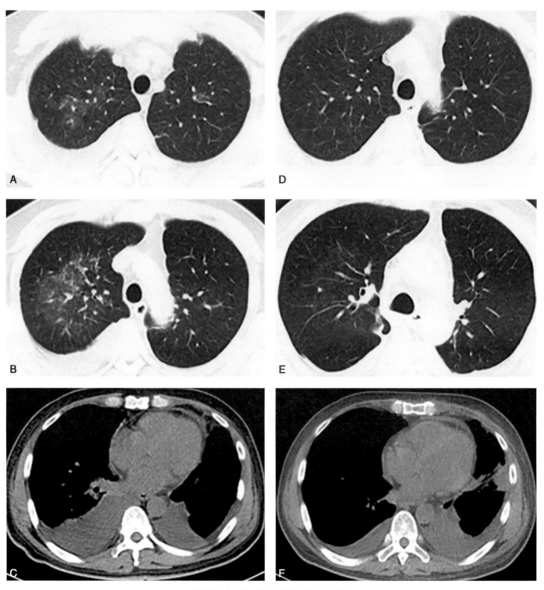

图 50-1　治疗前后胸部 HRCT

A～C. 入院时胸部 HRCT,显示双肺多发磨玻璃影和双侧胸腔积液,少量心包积液;D～F. 经血浆置换、激素和环磷酰胺治疗 2 周后复查的胸部 HRCT,显示肺内磨玻璃影明显改善。

支气管镜检查：双侧各级支气管黏膜充血，稍显水肿，右上叶前段行支气管肺泡灌洗，见灌洗液呈淡血性，且逐渐加深，考虑肺泡出血。支气管活检病理见炎性改变。BALF病原学结果：细菌、真菌、抗酸、墨汁染色、奴卡菌、PCP-DNA均阴性。

3. 诊疗过程　患者经支气管镜肺泡灌洗诊断肺泡出血，近期肌酐快速升高，尿常规提示血尿，复查抗肾小球基膜抗体（+），181EU/ml。

【最后诊断】

肺出血-肾炎综合征（即Goodpasture综合征）。

【治疗及转归】

予血浆置换（共9次），甲泼尼龙1g/d静脉滴注3日→甲泼尼龙40mg 2次/d静脉滴注，环磷酰胺0.1g/2d静脉滴注。半个月后复查血抗肾小球基膜抗体滴度明显下降，体温降至正常，气短症状缓解，复查胸部HRCT可见双肺磨玻璃影较前明显缩小。肌酐无明显下降，维持在600～700μmol/L，予每周3次血液透析治疗。

【评述】

1. 概述　1919年Ernest Goodpasture医生首次报道了一个以发热、咳嗽起病，随后出现咯血和急进性肾衰竭的病例。后续的研究发现在许多这类患者中存在抗肾小球基膜（glomerular basement membrane，GBM）抗体，因此学者将同时具有肺泡出血、肾小球肾炎及抗GBM抗体阳性的综合征称为"Goodpasture综合征"。这一疾病还有其他名称，如肺出血-肾炎综合征、Goodpasture病、抗肾小球基膜（GBM）抗体病。

Goodpasture综合征是一种少见的、由血液循环中的抗GBM抗体介导的疾病，发生率为每年1～2例/100万。本病具体的发病原因并不完全清楚。Goodpasture综合征具有遗传易感性，可能与感染及吸烟有关，亦有报道发现阿仑单抗（Alemtuzumab）的使用可能与疾病的发生有关。动物实验发现将该抗体输入实验小鼠体内可导致受体出现类似的疾病表现，证实了抗GBM抗体具有直接的致病性。抗GBM抗体的靶向抗原是Ⅳ型胶原蛋白α_3链的非胶原域 $[\alpha_3(Ⅳ)NC1]$。肺泡基膜和肾小球基膜中的$\alpha_3(Ⅳ)NC1$受到抗体攻击，分别导致了弥漫性肺泡出血、肾小球肾炎的临床表现。

2. 临床特征、影像学及病理学表现　Goodpasture综合征可能表现为急性起病，也可能隐匿起病，缓慢进展，逐渐累及肺脏和肾脏。肺部表现包括呼吸急促、咳嗽等，伴或不伴明显的咯血。有时肺泡出血可仅表现为偶发的痰中带血。由于肺泡内存在Hb，肺功能检查可发现D_LCO升高。初始的胸部影像学评估（胸部CT或胸部X线检查）可见双侧对称的多发片状实变影，通常以基底段、近肺门处为著。随着病程延长和反复发生的肺泡出血，肺部影像上实变影可在最初几日逐渐消退，逐步出现肺间质受累的表现。胸腔积液较为少见。大多数患者有肾脏受累，临床表现与其他类型的肾小球肾炎类似，如水肿、血压升高、肌酐升高，尿液检查可见蛋白尿、异形红细胞或潜血阳性等。

在疾病初始阶段，表现可能很隐匿，仅表现为乏力、疲劳、恶心、呕吐、面色苍白等全身症状。60%～80%的患者具有显著的肺部及肾脏表现，20%～40%仅具有肾脏受累表现，表现为孤立的肺部症状者仅占10%。若患者出现体重减轻、发热或关节痛等体征，则提示合并系统血管炎。

（1）诊断：Goodpasture 综合征诊断的确立主要依赖于从血清或肾脏中发现抗 GBM 抗体，更确切地说是发现抗 α₃(Ⅳ)NC1 抗体。然而由于血清学检查的不准确性，故对于怀疑本病的患者，在存在肾脏受累且没有禁忌证的情况下，应尽可能获取肾脏活检。肾脏活检往往可提供确定性诊断。在光镜下，早期病变为局部增生性肾小球肾炎，之后可快速进展为新月体肾炎。特征性病理表现为免疫荧光染色见 IgG 沿肾小球基膜线样沉积，偶见远端小管基膜处沉积。

值得注意的是，疑诊患者需同时检测 ANCA。10%～50% 的 Goodpasture 综合征患者中出现 ANCA 阳性。ANCA 可比抗 GBM 抗体更早出现，其阳性提示合并系统性血管炎。有研究表明抗 GBM 抗体及 ANCA 双阳性与更好的治疗反应及肾脏预后相关。抗 GBM 抗体与 ANCA 双阳性较单纯抗 GBM 抗体阳性患者更易复发，复发率约 50%，中位复发时间 4.8 年。

（2）鉴别诊断：许多疾病可同时累及肺脏与肾脏，应与 Goodpasture 综合征相鉴别，包括系统性血管炎（如肉芽肿性血管炎、显微镜下多血管炎、变应性肉芽肿性血管炎、冷凝蛋白血症等）、结缔组织病（如系统性红斑狼疮、类风湿关节炎、未分化结缔组织病等）、某些肺部感染（如耶氏肺孢子菌感染）。由于 10%～50% 患者可合并 ANCA 阳性，因此与肉芽肿性多血管炎的鉴别尤为重要。IgA 肾病或过敏性紫癜（Henoch-Schonlein 紫癜），和一些免疫复合物介导的肾病可导致肺出血 - 肾炎综合征。原发性新月体性肾小球肾炎也可通过肾衰竭、容量过载、肺水肿而造成类似 Goodpasture 综合征的症状。

3. 治疗和预后　若 Goodpasture 综合征患者没有得到治疗，死亡或进展为透析依赖的肾衰竭的患者占 90% 以上。

Goodpasture 综合征的首选治疗是血浆置换联合泼尼松和环磷酰胺。血浆置换能清除循环中抗 GBM 抗体和其他炎性介质，激素和免疫抑制剂能减少新抗体的产生。对于因弥漫性肺泡出血而危及正常呼吸的患者，应考虑是否需要辅助呼吸治疗。

初始血浆置换可采用每日或隔日 5ml/kg（最大 4L，持续 2～3 周，或直到抗 GBM 抗体转阴）。血浆置换必须联合糖皮质激素和环磷酰胺治疗。通常采用甲泼尼龙冲击治疗（15～30mg/kg，最大剂量 1g 静脉滴注）持续 3 日，之后改口服泼尼松治疗 [1mg/(kg·d)，最大剂量 60～80mg/d]，后逐渐减量，共持续 6～9 个月。初始环磷酰胺剂量为 2mg/(kg·d)，年龄 >60 岁者剂量不应超过 100mg/d，治疗时间 2～3 个月。治疗期间每周复测一次抗 GBM 抗体滴度。

及时接受血浆置换及免疫抑制治疗的患者有较高的生存率。就诊时需要肾脏替代治疗或肾脏活检提示 >50% 肾小球出现新月体的患者，只有少数可恢复肾功能。

根据 2000 年之后病例数超过 40 例的多项临床研究的数据，Goodpasture 综合征一年患者生存率为 73%～88%，一年肾脏生存率（不依赖透析血肌酐 <500mmol/L）为 16%～53%。在一项中国学者进行的回顾性研究中，共统计了 1998—2008 年单中心共 221 名患者，其中一年患者生存率为 72.7%，一年肾脏生存率为 25%。

若患者进展为终末期肾病，可考虑接受肾脏移植。合适的移植时间应为血清抗体转阴至少 12 个月、不依赖细胞毒性药物取得疾病缓解至少 6 个月。移植肾可能出现抗 GBM 抗体沉积，但因此造成移植肾坏死的风险较低。

（黄健男　徐凯峰）

参考文献

1. GRECO A, RIZZO M I, DE VIRGILIO A, et al. Goodpasture's syndrome: a clinical update[J]. Autoimmun Rev, 2015,14(3):246-253.
2. CANNEY M, O'HARA P V, MCEVOY C M, et al. Spatial and temporal clustering of anti-glomerular basement membrane disease[J]. Clin J Am Soc Nephrol, 2016,11(8):1392-1399.
3. PRENDECKI M, PUSEY C. Plasma exchange in anti-glomerular basement membrane disease[J]. Presse Med, 2019,48(11 Pt 2):328-337.
4. Hellmark T, Segelmark M. Diagnosis and classification of Goodpasture's disease (anti-GBM)[J]. J Autoimmun, 2014, 48-49:108-112.
5. PUSEY C D, SEGELMARK M. Anti-GBM (Goodpasture) disease: pathogenesis, clinical manifestations, and diagnosis[EB/OL].[2021-11-17].https://www.uptodate.com/contents/anti-gbm-goodpasture-disease-pathogenesis-clinical-manifestations-and-diagnosis.
6. ALCHI B, GRIFFITHS M, SIVALINGAM M, et al. Predictors of renal and patient outcomes in anti-GBM disease: clinicopathologic analysis of a two-centre cohort[J]. Nephrol Dial Transplant, 2015,30(5): 814-821.
7. MCADOO S P, TANNA A, HRUŠKOVÁ Z, et al. Patients double-seropositive for ANCA and anti-GBM antibodies have varied renal survival, frequency of relapse, and outcomes compared to single-seropositive patients[J]. Kidney Int, 2017,92(3): 693-702.
8. BOLTON W K. The role of high dose steroids in nephritic syndromes: the case for aggressive use[M]// NARINS R G. Controversies in nephrology and hypertension. New York: Churchill Livingstone, 1984:421.
9. CUI Z, ZHAO J, JIA X Y, et al. Anti-glomerular basement membrane disease: outcomes of different therapeutic regimens in a large single-center chinese cohort study[J]. Medicine (Baltimore), 2011,90(5): 303-311.